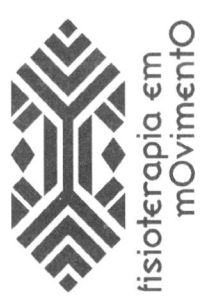

Dados Internacionais de Catalogação na Publicação (CIP)
(Câmara Brasileira do Livro, SP, Brasil)

Siler, Brooke
  O corpo Pilates : um guia para o fortalecimento, alongamento e tonificação sem o uso de máquinas / Brooke Siler ; [tradução Angela Santos]. — São Paulo : Summus, 2008.

  Título original: The Pilates body.
  ISBN 978-85-323-0422-3

  1. Aptidão física 2. Exercícios físicos 3. Mente e corpo 4. Pilates (Método de exercícios físicos) 5. Saúde – Promoção I. Título.

07-10217   CDD-613.71

Índice para catálogo sistemático:

1. Pilates : Manutenção do corpo : Método de exercícios físicos : Promoção da saúde   613.78

Compre em lugar de fotocopiar.
Cada real que você dá por um livro recompensa seus autores
e os convida a produzir mais sobre o tema;
incentiva seus editores a encomendar, traduzir e publicar
outras obras sobre o assunto;
e paga aos livreiros por estocar e levar até você livros
para a sua informação e o seu entretenimento.
Cada real que você dá pela fotocópia não autorizada de um livro
financia um crime
e ajuda a matar a produção intelectual em todo o mundo.

*Um guia para o fortalecimento,
alongamento e tonificação sem o uso de máquinas*

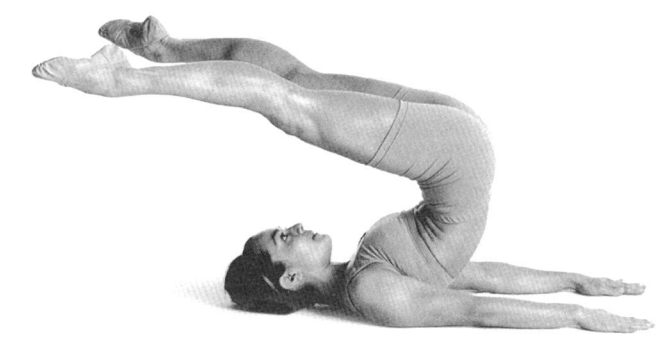

O corpo Pilates®

BROOKE SILER

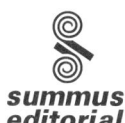

summus
editorial

Do original em língua inglesa
THE PILATES BODY
The ultimate at-home guide to strengthening, lengthening, and toning your body – Without machines
Copyright © 2000 by Brooke Siler
Direitos para a língua portuguesa adquiridos por Summus Editorial

Editora executiva: **Soraia Bini Cury**
Assistentes editoriais: **Bibiana Leme e Martha Lopes**
Tradução: **Angela Santos**
Capa: **Nelson Mielnik e Sylvia Mielnik**
Diagramação: **Acqua Estúdio Gráfico**

1ª reimpressão

Como qualquer prática física, os exercícios de Pilates devem ser acompanhados por um profissional do método. Para ter acesso à lista de professores credenciados, visite o site www.pilates-studio.com.

Summus Editorial
Departamento editorial:
Rua Itapicuru, 613 – 7º andar
05006-000 – São Paulo – SP
Fone: (11) 3872-3322
Fax: (11) 3872-7476
http://www.summus.com.br
e-mail: summus@summus.com.br

Atendimento ao consumidor:
Summus Editorial
Fone: (11) 3865-9890

Vendas por atacado:
Fone: (11) 3873-8638
Fax: (11) 3873-7085
e-mail: vendas@summus.com.br

Impresso no Brasil

Dedico este livro à memória de meu pai, Bern Siler,
que me mostrou o incrível poder criativo da mente, a complexidade
do corpo e a imensa importância do pensamento positivo.

Também gostaria de dedicar esta obra a Romana Kryzanowska
e seu incansável esforço por manter vivo
o trabalho e o pensamento de Joseph Pilates.
Devido à dedicação de Romana, todos nós nos beneficiamos
do método Pilates. Ela é o exemplo inspirador da força
da devoção, e é uma honra continuar estudando sob sua orientação.
Obrigada, Romana!

Agradecimentos

A autora gostaria de agradecer às seguintes pessoas que participaram deste livro:

Fotógrafo extraordinário: Marc Royce.

Cabelo, maquiagem e figurino: Bryan Marryshow.

Modelos-dínamos: Julianna Womble, Caitlin Cook e Dana Eisenstein.

Romana Kryzanowska, Sari Pace, Sean Gallagher, Elyssa Rosenberg e o Estúdio Pilates, por seu treinamento fantástico.

Por fornecerem as roupas: Capezio, Baryshnikov, Danskin e Norma Kamali.

Pela ajuda profissional e pelo incentivo: Charles Bergau, Michele Hicks, Kevin Jennings, Erika Morrell, Bruce Lederman, Lauren Marino e a equipe da Broadway. E, a toda a equipe do re:AB, obrigada!

Um agradecimento especial a Debra Goldstein, por seu entusiasmo e seu apoio sem fim! Você alçou o papel do agente literário a um novo patamar!

E a minha mãe... por me ensinar que é possível fazer o que quisermos se nos esforçarmos de verdade. Amo você.

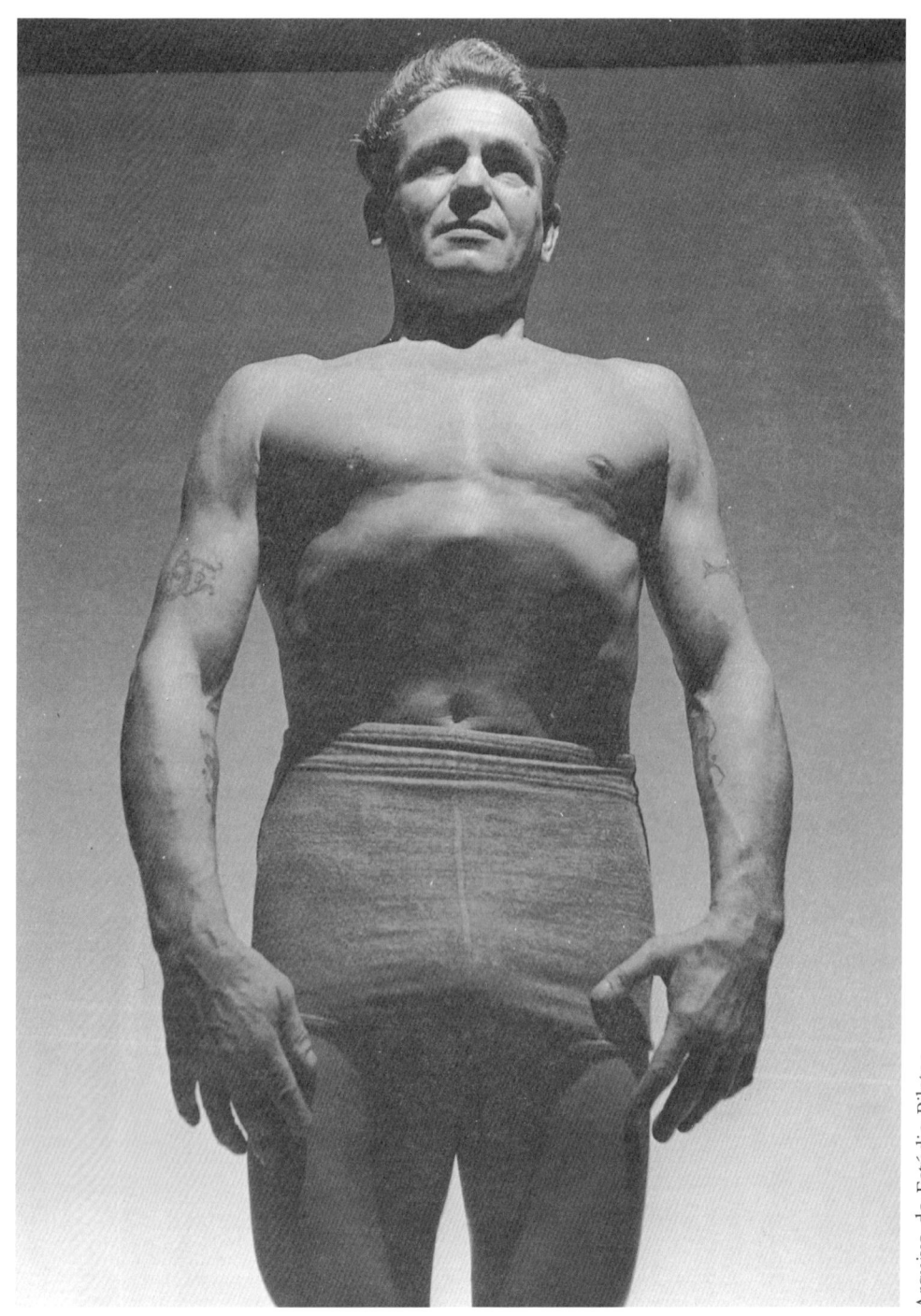

Joseph Pilates, fundador do método Pilates de condicionamento físico.

A boa forma física não pode ser alcançada por mero desejo ou simples compra.

—JOSEPH PILATES

Sumário

Origens e evolução do método 13
O que é Pilates? 17
Filosofias em que se baseia o método Pilates de condicionamento físico 23
Os princípios do trabalho no solo 31
Elementos-chave para dominar os exercícios de solo 35
Dúvidas freqüentes 41
Os exercícios de solo 49
    O início – Exercícios básicos de solo modificados 51
    Pilates no solo – Programa completo 66
    Exercícios avançados extras 161
    Série de braços na posição em pé 175
    A parede (desaquecimento) 186
Glossário 191
Pequeno guia de nomes dos exercícios 193

Origens e evolução do método

Joseph H. Pilates (1880–1967) criou um método de atividade física que combina arte e ciência e visa promover o desenvolvimento equilibrado de mente e corpo. Os princípios de seu método estão enraizados nas filosofias e técnicas de movimento orientais, como a ioga e as artes marciais, e nas filosofias e métodos de educação corporal ocidentais, em que podemos rastrear a presença da ginástica médica de P. H. Ling, o fisiculturismo de Eugen Sandow e a pedagogia da dança de Rudolph Laban.

O método em questão, originalmente denominado "contrologia" por seu criador, mas hoje conhecido por seu sobrenome – "Pilates" –, distingue-se por trabalhar de forma intensa a musculatura abdominal – a "casa de força" – enquanto procura fortalecer e alongar as outras partes do corpo por meio de exercícios de baixo impacto e com poucas repetições.

Pilates acreditava que o objetivo de uma pessoa saudável era ter uma mente forte e com ela obter o controle total do próprio corpo. Para isso criou mais de quinhentos exercícios, caracterizados por alongar e fortalecer global e simultaneamente a musculatura, que podem ser feitos no solo, sobre um colchonete (os *mat exercises*), utilizando a resistência do próprio corpo, ou realizados em aparelhos de sua invenção, dotados de molas e polias para prover resistência.

Homem de permanente capacidade inventiva, Pilates estava sempre pensando em novos exercícios e equipamentos. No entanto, parte do que é conhecido hoje como método Pilates provém de sua esposa, Clara Pilates. Enfermeira profissional, ela foi aperfeiçoando, ao longo do tempo, os conceitos e exercícios idealizados pelo marido, de maneira a beneficiar efetivamente os clientes com lesões físicas ou em condições de saúde mais precária.

Pilates, que começara a desenvolver seus ensinamentos na Alemanha do começo do século XX, sempre acreditou que eles atingiriam as massas e seriam adotados no mundo todo. Inicialmente, porém, a partir da década de 1930, seu método foi reconhecido apenas por dançarinos e atores americanos. Somente por volta de 1990 – mais de meio século depois – esses ensinamentos se difundiram como prática entre os profissionais de saúde da área de reabilitação. Progressivamente, o método atingiu as pessoas que procuravam melhor qualidade de vida por meio da prática de exercícios físicos; hoje, é praticado por milhões de indivíduos, tornando realidade o desejo-profecia de seu criador.

Assim, boa parte dos primeiros seguidores do método Pilates, que veio a ensinar, difundir e formar novos professores, pertencia à comunidade da dança e havia procurado Joseph Pilates para a reabilitação de lesões vinculadas à profissão. Percebendo que a prática dos exercícios lhes garantia não só melhor saúde física, como também melhor desempenho técnico em dança, estabeleciam contato prolongado e entusiasmado com o método. Na primeira geração dos divulgadores do Pilates encontramos Eve Gentry, Carola Trier, Bruce King, Romana Kryzanowska, Ron Fletcher, Mary Bowen, Kathy Grant e Lolita San Miguel. Com exceção de Mary Bowen, que foi inicialmente atriz e depois se tornou psicoterapeuta junguiana e professora de Pilates, todos trabalhavam com dança.

O contato com essa comunidade possibilitou o intercâmbio entre a dança e o trabalho de Pilates. Diversos elementos da dança clássica e moderna contribuíram para a formatação do que viria a ser o método Pilates, da mesma forma que elementos deste influenciaram as técnicas de dança moderna, como as de Martha Graham e de Hanya Holm. A bailarina Allegra Kent inspirou-se em alguns dos exercícios do *mat* para criar uma seqüência de dança que George Balanchine incorporou em sua coreografia *Seven deadly sins* (Os sete pecados capitais).

Os discípulos diretos do mestre anteriormente mencionados assumiram a missão de manter a técnica pura, mas muitas vezes divergiram sobre o que seria "autêntico" e quanto se poderia interpretar e expandir com base no método Pilates. É importante lembrar que a tradição oral dos que praticam o método há varias décadas, na cidade de Nova York e em outros centros americanos, indica que o próprio Pilates modificava seus exercícios de um dia para o outro, de pessoa para pessoa, gerando concepções diferentes para seus ensinamentos.

Uma breve visão da trajetória de alguns dos primeiros discípulos ajuda a compreender certas características da variedade de abordagens na divulgação do método Pilates.

Em 1941, a bailarina Romana Kryzanowska, que tentava curar uma lesão no tornozelo, conheceu Pilates, tendo sido treinada por ele até 1944. Após a morte de Joseph, em 1967, passou a auxiliar a viúva Clara Pilates na direção do estúdio pertencente ao casal; após a morte de Clara, em 1976, assumiu o comando geral do estúdio. Romana defendia uma intransigente fidelidade ao método, tal como ela o havia aprendido com Clara e Joseph Pilates, tornando-se grande porta-voz da tradição. Com admirável entusiasmo e inspiradora energia, viaja pelo mundo, inclusive pelo Brasil, partilhando seus conhecimentos e formando novos instrutores, dos quais ela espera fidelidade à tradição.

Eve Gentry (1909–1994) procurou Joseph Pilates quando dançava em Nova York no final da década de 1930, queixando-se de "uma série de problemas nos joelhos e nas costas" provenientes do trabalho de até dez horas por dia. Tornou-se, anos depois, sua professora auxiliar. E foi com a ajuda de Joseph que, em 1953, se recuperou, de modo pioneiro, de uma mastectomia radical. Segundo Eve, sua maneira de ensinar o método Pilates se desenvolveu sob a influência das pedagogias de dança de Rudolf Laban e de Hanya Holm, assim como de seus estudos do método de Feldenkrais.

Carola Trier (1913–2000) combinava seu trabalho de dança com acrobacia e contorcionismo. Por volta de 1950, sofreu uma lesão no joelho e foi encaminhada para um trabalho de reabilitação com Joseph Pilates. Passou os dez anos seguintes estudando com ele no Lenox Hill Hospital. Evoluiu de aluna e paciente a professora, estabelecendo protocolos de exercícios de reabilitação. Embora tenha se mantido fiel aos princípios do método, criou também abordagens pessoais.

Kathy Grant e Lolita San Miguel foram as únicas a receber treinamento e certificação formal de Joseph Pilates. Kathy afirma combinar seu trabalho de Pilates com alguns elementos de Feldenkrais, além de utilizar a voz – cantos e rimas – durante a execução de certos exercícios do *mat*. Ensina atualmente na New York University Tisch School of the Arts, aplicando o Pilates para condicionar e reabilitar estudantes de dança.

Ron Fletcher começou seu estudo com Joseph e Clara Pilates em 1948, depois de uma lesão de joelho. Impressionado com a eficiência do método, prosseguiu seu contato com o casal ao longo da carreira em dança. De acordo com Fletcher, que continua a ensinar, seu atual trabalho, embora respeitando o que aprendeu com Joseph e Clara, também incorpora elementos de seu aprendizado com grandes personalidades do mundo da dança, como Martha Graham, Yeichi Nimura e Alma Hawkins. Colaborou, ainda, com o Sports Medicine Department and Dance Rehabilitation Division at St. Francis Hospital, em São Francisco, estabelecendo uma abordagem terapêutica com a técnica Pilates.

A transformação dos exercícios criados por Joseph Pilates se tornou mais acentuada com sua expansão. Passou a sofrer ainda mais influência de diversos campos, como a fisioterapia e diversas práticas somáticas (a exemplo de Feldenkrais, Alexander e Laban-Bartenieff), mostrando clara tendência à individualização de novas abordagens e à introdução de novos princípios.

Outras preocupações foram se incorporando ao ensino, como o respeito às curvas fisiológicas da coluna vertebral, ausente no método original. Também se ampliou o conceito de "casa de força", o centro do corpo, que, além da musculatura abdominal e lombar, hoje tende a incorporar o diafragma, o assoalho pélvico e a musculatura adutora e abdutora do quadril. No Brasil, as diversas concepções de cadeias musculares, métodos como a ginástica holística e outros abrem novas maneiras de compreensão e utilização desses ensinamentos.

Brooke Siler traz aqui muito da "dicção" original de Romana Kryzanowska, que, por sua vez, ecoa com precisão a voz de Clara e Joseph Pilates. É um livro coloquial, direto e sem termos técnicos. Destina-se à prática. Vale observar que os leitores, naturalmente, não devem hesitar em procurar o auxílio de professores certificados no método e de especialistas da área de saúde se algum incômodo corporal se manifestar ou se julgarem necessário.

Brooke Siler dá, neste livro, sua contribuição pessoal ao trabalho de Pilates. Deixa o exemplo, porém, de que um novo caminho deve ser tomado, preservando o conhecimento da precisão e da riqueza do vocabulário do método, tal como transmitido pelos primeiros seguidores de Clara e Joseph Pilates.

Bergson Queiroz

Certificado no método Pilates (The Pilates Guild, Nova York), fisioterapeuta e mestrando em Ciências da Reabilitação pela Faculdade de Medicina da Universidade de São Paulo (FMUSP)

O que é Pilates?

O método Pilates de condicionamento físico é um sistema único de exercícios de alongamento e fortalecimento desenvolvido há cerca de noventa anos por Joseph H. Pilates. Ele fortalece e tonifica os músculos, melhora a postura, dá flexibilidade e equilíbrio, une corpo e mente e resulta em um corpo mais delineado.

Em uma época na qual a indústria da boa forma tenta superar a si mesma para criar tendências inovadoras, o método Pilates, com mais de nove décadas de sucesso, destaca-se como uma fórmula testada e aprovada que traz resultados seguros. Desenvolvido para obter corpo, mente e vida saudáveis, agora encontra as pessoas prontas a prestar atenção em sua mensagem de equilíbrio.

Seja por causa de uma nova consciência, seja pela insatisfação com os resultados de programas de exercícios da moda, nos últimos cinco anos houve uma imensa onda de movimentos focados na mente-corpo. Talvez as pessoas tenham entendido que sem esforço não há recompensa, mas isso implica muito tempo dentro de academias. Agora, no entanto, elas começam a perceber que, embora o exercício deva ser parte da vida, tem de sê-lo de modo prazeroso. Com o Pilates, especificamente com o trabalho no solo, pode-se minimizar o tempo gasto na academia ou em frente a um vídeo de exercícios e maximizar os resultados conseguidos com o treino do corpo todo. O trabalho no solo nos ensina que o corpo é a única e mais fina ferramenta necessária para alcançar a boa forma física.

As séries antigas de exercícios não funcionam por uma razão: baseiam-se em músculos isolados, trabalhando cada área individualmente, em vez de tratar o corpo como o todo integrado que ele é. A péssima condição física na qual muitos se encontram atualmente resulta de um desequilíbrio causado pela prática de exercícios complicados e ineficientes, que isolam certas partes do corpo, ignorando outras. Se o objetivo de se exercitar é equilibrar o corpo, aumentar a circulação sanguínea e a resistência, diminuir o estresse, melhorar a aparência e se sentir bem, então jamais se pode deixar de lado o único método que provou sua habilidade em conseguir todas essas coisas.

A filosofia do método Pilates concentra-se em treinar mente e corpo para trabalharem juntos visando a boa forma. Embora tenha nascido em outros tempos, Joseph Pilates entendeu as pressões físicas e mentais provocadas por uma agenda cheia. Tentou reeducar-nos para trabalhar o corpo tendo em mente a eficiência no desempenho das tarefas diárias; acreditava que seu método tornaria as pessoas mais produtivas tanto mental quanto fisicamente. Por essa razão, o trabalho de Pilates no solo é concebido para adaptar-se às exigências físicas e de tempo do indivíduo, sem prejuízo da totalidade de seus elementos.

Pilates começou a desenvolver seu sistema na Alemanha, no início dos anos 1900. Sofrendo de asma e raquitismo quando criança, seu método originou-se de sua determinação em fortalecer seu corpo frágil e doente. Denominou-o "A arte da contrologia", ou controle muscular, chamando a atenção para sua abordagem única de utilizar a mente para dominar os músculos. Preso na Primeira Guerra Mundial, ensinou seu método aos companheiros e conseguiu que se mantivessem saudáveis durante a mortal epidemia de gripe de 1918. Nos últimos anos da guerra, Joseph serviu como enfermeiro em um hospital na Ilha de Man (na Grã-Bretanha), onde passou a trabalhar com pacientes acamados; prendia molas nos leitos a fim de sustentar os membros lesados enquanto trabalhava com eles. Tanto Pilates quanto os médicos notaram que os pacientes recuperavam-se mais rapidamente.

Esses exercícios baseados em molas tornaram-se a base da aparelhagem que Pilates mais tarde desenhou para ser usada em conjunto com o trabalho no solo. Embora, por esse motivo, seu nome seja freqüentemente associado a máquinas de aparência antiquada, o trabalho no solo é o sistema de movimento original criado por ele – e tão eficiente quanto o realizado nas máquinas. Este livro mostra toda a seqüência de trabalho no solo e tem a vantagem de ser completamente "portátil". Os movimentos do Pilates não necessitam de acessórios e podem ser realizados em qualquer lugar em que se fique confortável quando completamente alongado.

Depois de imigrar para os Estados Unidos, em 1926, Joseph montou em Nova York o primeiro "estúdio de Pilates" oficial. Desde sua introdução na cultura americana, o método mantém adeptos constantes e devotados; tem sido o segredo de bailarinos e intérpretes desde o final dos anos 1920, com entusiastas como Martha Graham e George Balanchine. Mais recentemente, foi descoberto por atletas, modelos e atores que creditam o corpo flexível e forte ao método Pilates.

Em 1945, Joseph Pilates escreveu o livro *Return to life* [Volta à vida], cujo título sintetiza a própria natureza do método. Com um esforço concentrado e criativo, você também colherá os muitos benefícios que esse método único de condicionamento muscular tem a oferecer, despertando novamente seu corpo, por meio do movimento, e sua mente, por meio de um pensamento consciente. A combinação resulta em ganho extra: a revitalização do espírito, que é fator crucial na manutenção da boa saúde e de mente e corpo sadios.

"Idealmente, nossos músculos deveriam obedecer a nossa vontade. Nossa vontade não deveria ser dominada pelas ações reflexas dos músculos." Joseph Pilates acreditava no poder da mente para controlar o corpo. Provou suas teorias reiteradas vezes ao longo dos anos de pesquisa e treinamento, cujo legado tem sido transmitido por seus alunos.

Freqüentei academias de ginástica desde os 15 anos e tentei tudo que elas ofereciam. Trabalhei anos como *personal trainer* usando pesos e equipamentos, acreditando sinceramente que havia adquirido o máximo possível de força corporal. Estava errada. Criara, sim, uma musculatura volumosa e rígida em um corpo jovem e ativo. Passava horas na academia diariamente, procurando obter uma sensação de bem-estar que me escapava a cada tentativa. Continuei sentindo dores que nenhum exercício aliviava. E o pior de tudo: era muito chato!

Então, descobri o método Pilates de condicionamento físico. Em algumas semanas comecei a sentir a força interna que tanto desejara. Meus movimentos tornaram-se mais controlados e responsivos, eu ficava mais ereta e sentia-me mais cheia de energia do que nunca. Após poucos meses, meus músculos volumosos passaram a alongar-se e minha flexibilidade aumentou dez vezes. Senti-me tão graciosa e flexível quanto uma bailarina. As dores desapareceram e comecei a ter mais prazer em minhas atividades. O mais importante: sentia-me poderosa com meus recentes conhecimentos. Estava interessada. Dominava a situação. Estava envolvida.

Dois meses e meio após a descoberta do método, iniciei um curso de formação e, nos anos que se seguiram, envolvi-me no mundo de Pilates não apenas como estudante, mas também como professora. Em meus milhares de

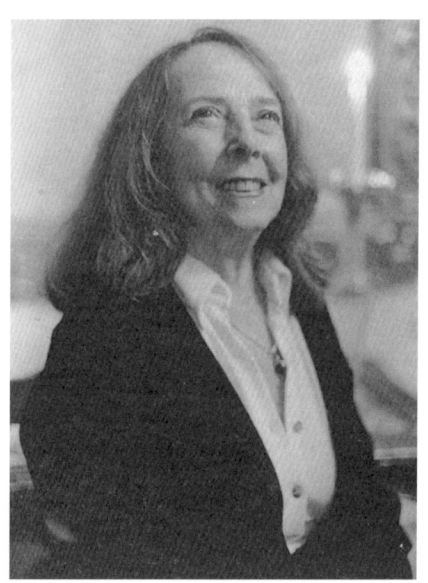

Romana Kryzanowska

horas de treino, pude observar a magia do método desdobrar-se diante de meus olhos, tanto no trabalho pessoal quanto no de meus clientes.

Continuo estudando sob supervisão de Romana Kryzanowska, que foi escolhida por Pilates e sua esposa, Clara, para dar continuidade a seu trabalho. Trago a você este livro em um esforço de descrever a inteligência desse método de maneira completa, clara, concisa e criativa. Para cada movimento, imagens e frases estimularão sua mente a agir. Com paciência e perseverança, seu corpo o seguirá, permitindo-lhe experimentar a eficiência do método.

A beleza do Pilates encontra-se no fato de que, uma vez entendido o núcleo de sua filosofia, seus movimentos podem ser traduzidos para qualquer formato. Cada exercício é um importante movimento e pode ser utilizado como forma de alongar-se e mover-se corretamente ao longo do dia, mas não se trata de um regime de exercícios limitado. Muitas pessoas utilizam os exercícios para complementar outras atividades. Atletas, por exemplo, empregam os movimentos e a filosofia do Pilates nos esportes. Contudo, independentemente de você ser atleta ou viciado em TV, jovem e flexível ou velho e rígido, o método Pilates pode mudar o modo pelo qual você se relaciona com o próprio corpo.

O poder que detemos para controlar nosso bem-estar é impressionante. Começa por tomar consciência do corpo como parte integrante da mente criativa. Todos nascemos com esse poder; todos fomos crianças com uma imaginação ativa que continua viva dentro de nós. Às vezes é preciso apenas recordar. Este livro se propõe isso. Em vez de desperdiçar sua força, você aprenderá a explorá-la e usá-la em benefício próprio. Aprenderá, com os movimentos do

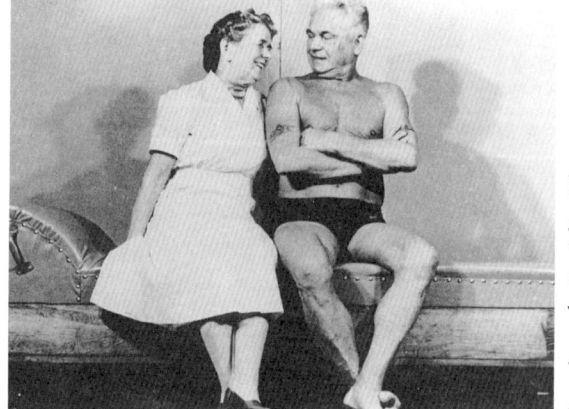

Joseph Pilates e sua esposa, Clara, em um dos aparelhos criados por ele.

corpo, a integrá-lo com a mente de maneira criativa, eficiente e muito prazerosa. É importante entender seu papel nisso tudo, pois tudo se refere a você. O que você der será o que receberá, nem mais nem menos.

Lembre que, com o poder da mente, você pode trazer qualquer coisa à luz, enxergar seu objetivo e então trabalhar para atingi-lo. Este livro servirá de ferramenta ao longo do caminho, mas só sua dedicação a si mesmo tornará tudo possível.

Boa sorte e, sobretudo, divirta-se!

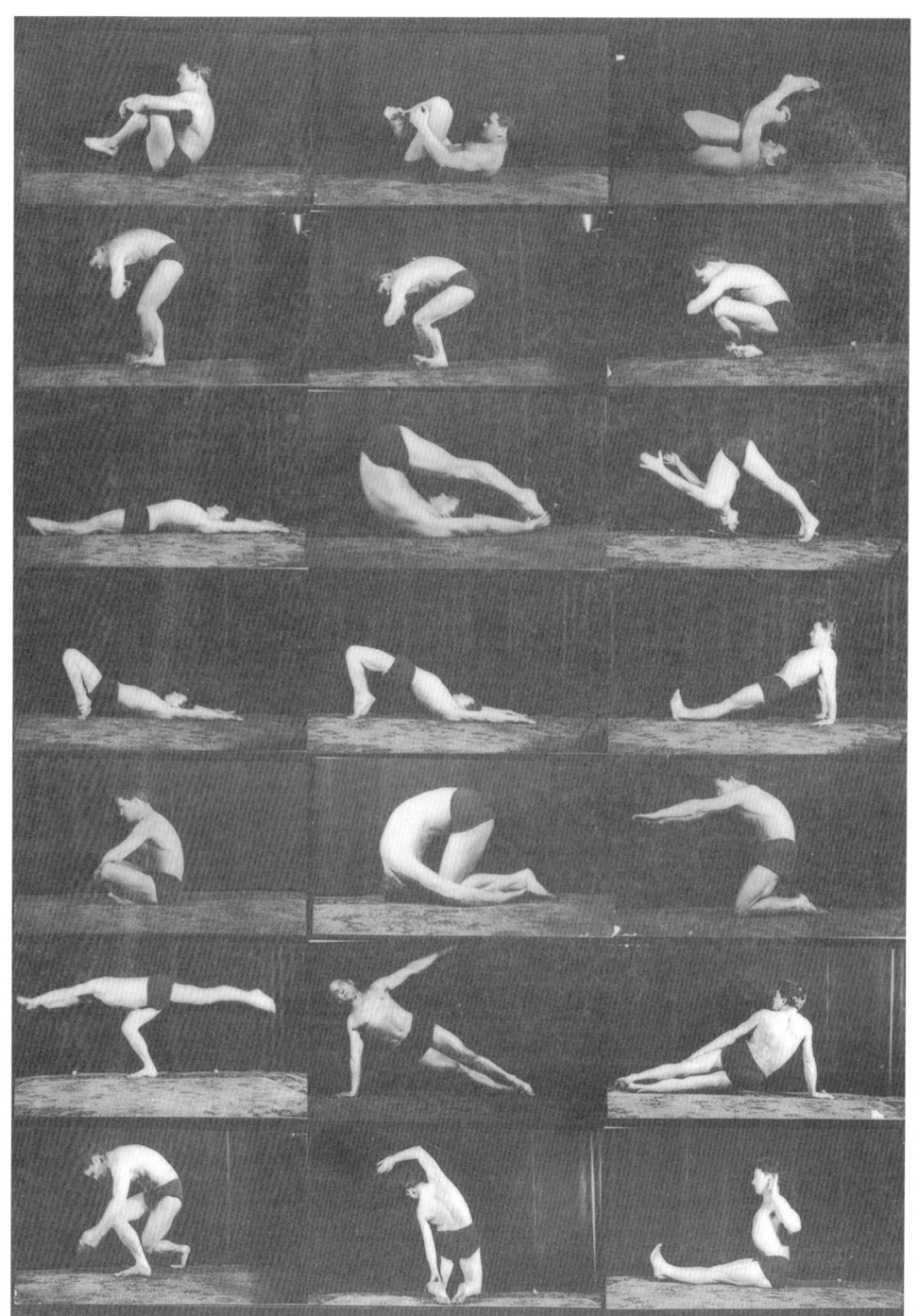

Joseph Pilates demonstra "O rejuvenescimento natural do corpo humano por meio do equilíbrio 'contrológico' entre corpo e mente".

Filosofias em que se baseia o método Pilates de condicionamento físico

"CONDICIONAMENTO FÍSICO É O PRIMEIRO REQUISITO PARA A FELICIDADE"

Segundo a teoria de Joseph Pilates, para ser feliz é imperativo dominar o próprio corpo. Se com 30 anos você não tem flexibilidade e está fora de forma, é "velho". Se com 60 é flexível e forte, é "jovem".

O desenvolvimento por Pilates do próprio método deriva da visão de um estilo de vida ideal, obtido apenas com o equilíbrio físico, mental e espiritual. Por meio da visualização, da força física e do alongamento corporal, o vigor mental e melhor circulação sanguínea chegam às células cerebrais inativas. Esse espírito renovado de pensamento e movimento é o primeiro passo para a redução do estresse, para a elegância de movimentos, para a alegria e para a maior capacidade de aproveitar a vida.

Um dos melhores exemplos dessa teoria é ver uma criança brincado. A flexibilidade e a vitalidade de uma criança são freqüentemente invejadas, como se fossem traços que não mais possuíssemos. Quem disse? Com paciência, perseverança e força de vontade, tudo é possível.

REDUZA O ESTRESSE E A FADIGA

Na vida corrida de hoje em dia, o estresse físico e o mental são perigosas ameaças tanto para a saúde quanto para a felicidade. Passamos incontáveis horas na frente do computador, ou inclinados sobre a escrivaninha, ou correndo para cima e para baixo erguendo, arrastando, devastando o corpo e a mente. Sem cuidar de forma adequada do corpo, é impossível sentir-se bem. A maior parte do estresse e da fadiga provém de postura ruim, desequilíbrios corporais e respiração incorreta. Precisamos aprender a fortalecer e controlar os músculos de maneira adequada, antes de submetê-los ao rigor da vida diária.

Atualmente, ao que parece, apenas atividades de lazer e passatempos nos mantêm relaxados e revigorados. Mas por que deveria ser assim, se podemos tão facilmente utilizar a força e a flexibilidade inerentes ao corpo?

O método Pilates de condicionamento físico não é uma técnica árdua, que deixa o corpo exausto e dolorido; na realidade, é exatamente o oposto. Permitindo movimentos que alongam, enquanto se trabalha simultaneamente a força, cria para o corpo um hábito de esforço adequado. Estamos acostumados a fazer esforço excessivo com o intuito de fortalecer os músculos, quando deveríamos apenas usufruir os movimentos em si.

UTILIZE IMAGENS PARA ENVOLVER MENTE E CORPO

A maioria dos que desistem de exercícios físicos invoca a monotonia como desculpa número um, o que não é difícil de acreditar, visto que muitos se exercitam apenas por achar que "devem", e não porque se sentem bem ou mais estimulados mentalmente.

Pense em quantas horas você já passou fazendo ginástica, deixando sua mente desligar-se do momento. Em vez de assistir à televisão ou preocupar-se com problemas, concentre-se naquilo que você almeja conseguir. Quando você exercita o corpo sem empregar a mente, está executando apenas metade do trabalho. É o meio menos eficiente de alcançar os objetivos que você fixou para si mesmo. O contrário também é verdade no que diz respeito ao estilo de vida que escolhemos. Utilizando a mente nas tarefas sem levar em conta o desgaste físico que os trabalhos atuais impõem ao corpo, encaminhamo-nos para o fracasso. "Mente sã em corpo são" – um conselho sensato!

A visualização de imagens é um recurso relativamente novo no reino do condicionamento físico, mas é de longe o melhor. Usar imagens para envolver a mente é a maneira mais rápida de atingir o complexo sistema anatômico humano. Aplicando metáforas visuais, você consegue a cooperação do subconsciente para utilizar os músculos sem precisar de conhecimentos técnicos sobre eles ou suas funções. Se eu lhe pedir "Sente-se bem alongado, como se sua cabeça chegasse ao teto", você empregará não apenas os olhos da mente para visualizar a sensação, mas também uma quantidade de músculos que talvez nem saiba que existem. Você estará presenteando o corpo e a mente com um desafio que reúne esforços para atingir aquele objetivo.

Quando você imagina uma situação familiar, o corpo está apto a responder instintivamente. Criar essa situação envolve a mente no processo e o torna mais agradável. Na verdade, é sua habilidade criativa que controla as ações corporais.

DESENCADEIE REAÇÕES MUSCULARES INSTINTIVAS PELA VISUALIZAÇÃO DE IMAGENS

A visualização de imagens cria referências para o corpo seguir. Ao invocar imagens mentais, desencadeia-se o sistema inato de sinalização do corpo. As imagens são orientadas pelo cérebro e transferidas para movimentos instintivos. Imagine como seu corpo reagiria se você levasse um soco no estômago. Não seria nada bom, e apenas o pensamento é suficiente para desencadear uma reação física. Da mesma forma, expressões como "andar nas nuvens" ou "pisando em ovos" podem manifestar-se fisicamente.

Os movimentos de solo do Pilates se tornarão tão familiares quanto pular, girar, estender o braço ou inclinar-se para apanhar uma caneta que caiu. Só que você não precisará mais pensar no movimento apenas como parte de uma aula de ginástica: começará a aplicar a mesma consciência das aulas aos movimentos da vida diária.

Pilates acreditava que movimentos apropriados deveriam tornar-se tão naturais à pessoa quanto o são para os animais. Quando se erguem, os animais se alongam da cabeça para as patas, indo até a cauda. Nada escapa. Quando nós, humanos, nos movimentamos, tendemos a focar uma ou outra área, ignorando o resto. A ironia é que poderíamos – e deveríamos – usar todos os músculos na maior parte dos movimentos que fazemos.

O ritmo inconsciente é inerente a todos nós. Ao andarmos, corrermos, gesticularmos ou realizarmos qualquer movimento, o fazemos sem pensar. Assim deve ser, e assim o método Pilates foi concebido para funcionar. Fluindo de um movimento para o seguinte, você recriará o ritmo natural do corpo. Certifiquei-me de incluir instruções de transição em cada exercício de forma que, à medida que progredir, você saberá como movimentar-se suavemente de um exercício para o próximo.

O objetivo da seqüência de solo, em qualquer nível, é criar uma fluidez de movimentos e então aumentar a dinâmica, ou energia, com a qual se realizam os movimentos, sem deixar de lado o controle. Com a prática, o tempo necessário para completar a seqüência diminuirá, e você poderá então escolher fazer alguns ou todos os movimentos sem perder a eficiência de cada um.

INCLUA O PILATES EM ATIVIDADES DA VIDA DIÁRIA

De início, os movimentos de solo podem parecer desconectados de sua rotina. No entanto, com paciência e persistência, você compreenderá que os movimentos são meras ferramentas para entender o corpo. Uma vez aprendido, o controle muscular pode ser aplicado a qualquer função de movimento corporal, de andar e correr a elevar e carregar.

Estruturados em torno da região do estômago, quadris, lombar e glúteos – o centro do corpo, ou sua casa de força –, os movimentos do método Pilates compõem o instrumental necessário à manutenção da boa postura e alinhamento. Esses são os elementos-chave para a utilização muscular adequada. Eles fazem parecer fáceis até as tarefas diárias mais difíceis.

"NUNCA FAÇA DEZ QUILOS DE EXERCÍCIO PARA CINCO QUILOS DE MOVIMENTO"

Se existe algo errado na concepção de ginástica é a crença de que quanto mais melhor. Uma atitude como "Isso parece funcionar, vamos fazer mais uma série" é inútil. É como dobrar a medicação para melhorar mais rápido. Você causará mais prejuízo que benefício por estar fatigando os músculos. Em certo sentido, o método Pilates está para o exercício assim como o treino intervalado está para a aeróbica: um meio mais consciente de trabalhar o corpo dentro dos limites da resistência física.

O conceito de trabalhar todos os músculos simultânea e continuamente, desencadeando movimentos, é a forma mais eficiente de construir a capacidade de resistência. Não há necessidade de sobrecarregar uma área, pois todos os músculos são utilizados ao mesmo tempo durante cada exercício.

QUALIDADE *VERSUS* QUANTIDADE

Não é porque não está "queimando" que não está "funcionando". Se eu ganhasse um centavo cada vez que provo que exercício funciona sem causar dor, seria uma mulher muito rica.

Conheço muita gente que cresceu associando dor a eficiência. Dor, porém, não é indicação de que o trabalho é realmente eficiente. A dor muscular resulta diretamente do acúmulo de ácido láctico, alongamento inadequado ou ruptura do tecido muscular. A energia que o músculo despende para reparar danos ou recuperar-se da fadiga é retirada precisamente da eficiência do trabalho.

O Pilates foi concebido para trabalhar diretamente com os músculos mais profundos do corpo, criando um núcleo forte, sem a dor associada a exercícios convencionais. Exatamente porque você alonga os músculos enquanto os fortalece, por meio da seqüência do trabalho de Pilates, sem o risco de fazer o aquecimento inadequado, não há rompimento de fibras musculares, impacto articular inadequado ou exaustão. Cada movimento tem um número máximo de repetições. A razão para tanto, presumindo que você esteja executando os exercícios corretamente, é o fato de o trabalho muscular ser realizado de forma tão precisa e eficiente que torna qualquer outra ação adicional completamente desnecessária.

A maioria das técnicas se concentra nos músculos superficiais do corpo, aumentando seu volume para causar impacto. Não há nada de errado com isso, desde que seu objetivo seja esse; músculos volumosos e rígidos, no entanto, não são necessariamente um ideal. Por exemplo, os imensos músculos de Arnold Schwarzenegger podem ser considerados atraentes por alguns, mas somente massa inibe a habilidade muscular de mover-se livremente. Em comparação, os músculos delgados e flexíveis de Bruce Lee são a prova de que é possível intensificar a eficiência muscular combinando graça de movimentos e força.

RECUPERE SUA ENERGIA
ACREDITANDO QUE É POSSÍVEL

A primeira e maior barreira no exercício é combater a autodepreciação mental. Muitos chegam a meu estúdio e instintivamente começam a recitar suas deficiências: "Sou fraco", "Sou descoordenado", "Sou preguiçoso". Procuram-me para equilibrar o corpo, mas a verdade é que, ao dedicarem-se e tornarem-se bem-sucedidos no condicionamento físico, eles já têm o controle. O simples fato de ir a um estúdio de ginástica ou mesmo de comprar este livro já coloca algo maravilhoso em movimento dentro de você. Compense seu novo desejo de mudanças com pensamentos positivos, em vez de repisar as deficiências que o trouxeram até aqui. Acreditar em sua habilidade inata de realizar é a chave para alterar o corpo.

Tenho muita sorte de observar pequenos milagres diários. Vejo o fatigado tornar-se forte; o rígido, flexível; e aqueles que sofrem com dores livrar-se delas. Existe uma única razão para que isso ocorra: conseguiram acreditar que podem. Não há nada que não possamos realizar se direcionarmos a mente para tanto – o que é especialmente verdadeiro no que se refere ao corpo. Passamos a maior parte da vida tentando agir sobre forças externas sobre as quais temos pouco ou nenhum controle, quando a única coisa sobre a qual temos total controle está literalmente debaixo de nosso nariz.

Os muitos clientes que treino diariamente têm uma coisa em comum: meu constante "bombardeamento" positivo. O sucesso chega quando começam a acreditar que podem estimular-se positivamente. A força real começa na mente. Pare de desperdiçar força. Ninguém deveria importar-se mais com seu sucesso do que você mesmo!

COMPROMETA-SE FÍSICA E MENTALMENTE COM O AUTO-APERFEIÇOAMENTO

No método Pilates, assim como na vida, nada trabalhará em seu benefício se você não se esforçar. A fada madrinha não virá transformar seu corpo no meio da noite. O compromisso físico e mental que você deve assumir para alcançar seu objetivo constitui o passo mais importante no processo de mudança.

Acreditar na filosofia do Pilates e segui-la será o caminho mais adequado para realizar essa mudança miraculosa de sua aparência e sensação. Gaste o tempo necessário para entender a essência de cada exercício, desfrute a liberdade de movimento e, em seu tempo, obterá os resultados que procura.

FUJA DA ARMADILHA DO INSTRUTOR

Pode parecer estranho vindo de uma *personal trainer*, mas faço o máximo possível para promover a auto-suficiência no que diz respeito aos exercícios. O método Pilates consiste em educação em consciência corporal e se propõe muni-lo com as ferramentas necessárias para que você cuide de si próprio. Se sua academia fecha cedo ou seu instrutor não está disponível, isso não é desculpa para ficar sentado em casa fazendo nada.

A autonomia é uma poderosa ferramenta contra os riscos de fracasso nos exercícios. Por essa razão, o trabalho de Pilates no solo é concebido com o intuito de fazê-lo dominar seu destino em condicionamento físico. Não importa se você realiza 5 ou 55 minutos diários de exercício; comprometer-se com o próprio corpo é o segredo.

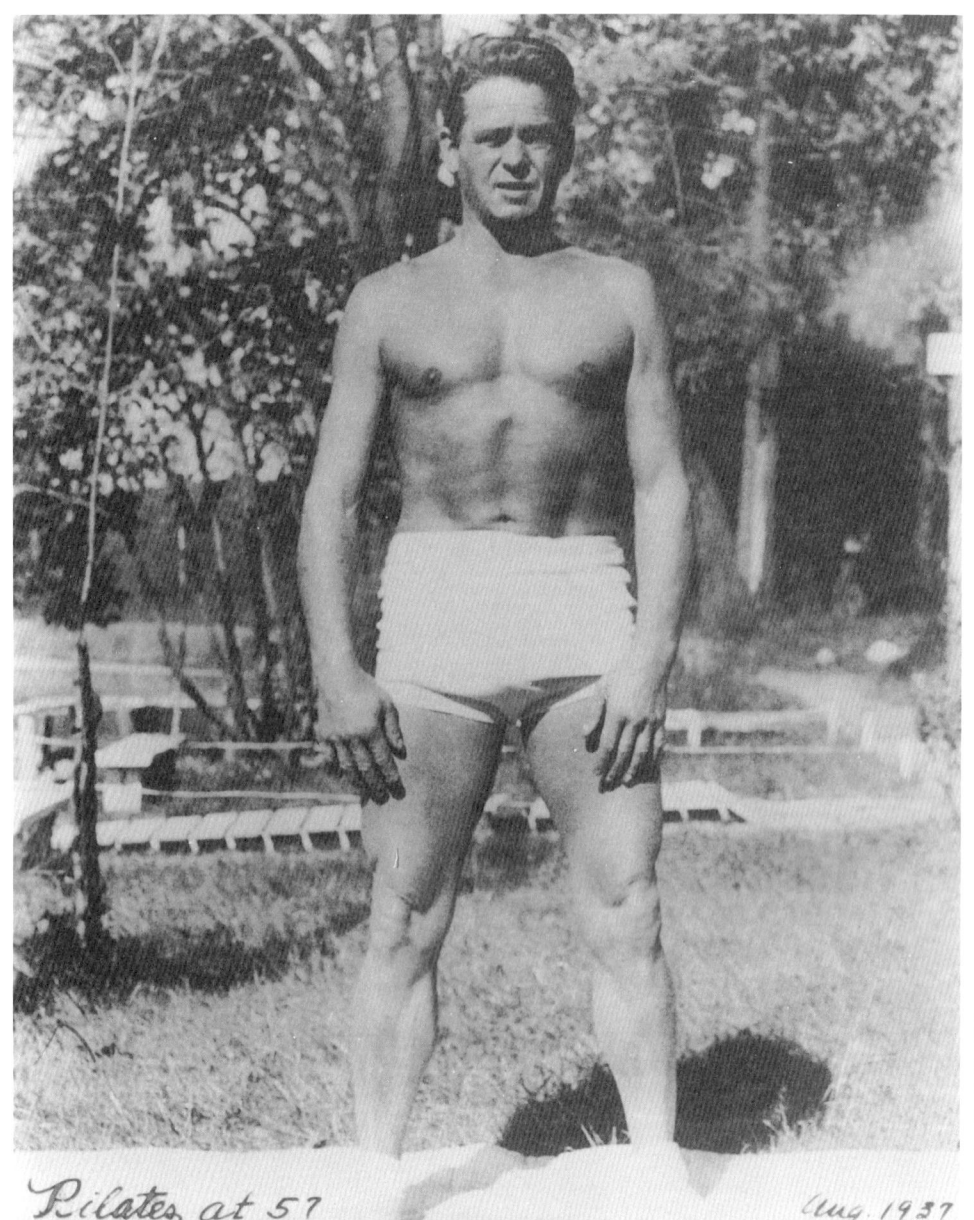

Joseph Pilates aos 57 anos

Os princípios do trabalho no solo

Embora Joseph Pilates tenha se inspirado em diversos estilos de exercícios, percorrendo da série de acrobacia chinesa à ioga, há certos princípios intrínsecos prevalentes que agrupam todos esses elementos sob o nome Pilates.

CONCENTRAÇÃO

Concentração é o elemento-chave para conectar mente e corpo. A fim de trabalhar o corpo, é necessário estar presente com a mente – é ela que comanda a ação física. Preste atenção nos movimentos que realiza e observe como os músculos respondem a essa atenção. Quando focalizar uma área, observe como sente mais aquela área trabalhando. Esse é o poder da mente. Utilize-o!

CONTROLE

Joseph Pilates construiu seu método com base na idéia do controle muscular. Isso significa ausência de movimentos descuidados ou casuais – primeira razão pela qual lesões ocorrem em outros métodos de exercício. Imagine ginastas, acrobatas ou bailarinos exercendo suas habilidades sem controle. Temerário! Os movimentos do trabalho no solo não são diferentes. Devem ser executados com o máximo de controle a fim de evitar lesões e gerar resultados positivos. Nenhum exercício no Pilates é feito simplesmente por fazer. Cada movimento tem uma função, e o controle é sua essência.

CENTRO

Pense nos músculos que você utiliza para realizar suas tarefas diárias. Muitos acreditam que utilizamos mais os braços e as pernas, mas o que dizer sobre o centro? Temos um grande grupo de músculos no centro – abdome, lombar, quadris e glúteos – que estão implorando atenção. Pilates denominou esse centro "casa de força". Toda a energia necessária à realização dos exercícios se inicia na casa de força e flui externamente para as extremidades. A energia física é, portanto, exercida a partir do centro a fim de coordenar os movimentos. Desse modo, constrói-se uma sólida fundação na qual se pode confiar durante as atividades diárias.

FLUIDEZ

Parte da originalidade do método Pilates advém da fluidez com a qual os exercícios devem ser realizados. Não há movimentos estáticos, isolados, porque o corpo não funciona naturalmente dessa maneira. A energia dinâmica substitui os movimentos rápidos e abruptos de outras técnicas; a graça predomina sobre a velocidade. Fundamentalmente, é importante sentir os movimentos como fluidos, como um longo passo ou uma valsa.

PRECISÃO

Todo movimento no método Pilates tem um propósito. Cada instrução é essencial para o sucesso do todo. Deixar de fora qualquer detalhe é abandonar o valor intrínseco do exercício. Por isso, procure concentrar-se em fazer um movimento preciso e perfeito em vez de muitos sem vontade. Essa precisão acabará se tornando sua segunda natureza e nada menos que isso o satisfará.

RESPIRAÇÃO

Respirar é o primeiro e último ato da vida; assim, é imperativo aprender a respirar corretamente. Para atingir o ideal de condicionamento físico total, Joseph Pilates concebeu seu método visando purificar a corrente sanguínea por meio da oxigenação. Ao empregar inspirações e expirações completas, você expele ar viciado e gases nocivos das profundezas dos pulmões e preenche o corpo com ar fresco, trazendo mais energia e vitalizando seu sistema.

Você sentirá que a respiração adequada o ajudará no controle dos movimentos durante os exercícios, assim como na vida diária.

A maioria dos livros sobre o método Pilates contenta-se em discutir apenas os seis princípios citados anteriormente, que de fato constituem o fundamento dos exercícios. No entanto, outros três princípios cruciais compõem a prática. Embora sejam raramente mencionados, praticantes devotados do Pilates e todos os realmente dedicados à busca da conexão mente–corpo entendem que o emprego desses princípios é a diferença entre simplesmente fazer exercícios e experimentá-los em sua totalidade.

IMAGINAÇÃO

A mente opera de formas misteriosas, entre as quais está a habilidade de criar uma estrutura visual para que o corpo siga. A mente funciona como um painel de controle por meio do qual é possível sinalizar respostas físicas instintivas; podemos literalmente estimular o corpo a agir usando o pensamento criativo subliminar. Neste livro, você utilizará os olhos da mente com a finalidade de melhorar seu movimento. Incluí metáforas visuais e verbais para reforçar a essência desses movimentos. Seja criativo!

INTUIÇÃO

Raramente ouvimos nosso corpo. Tendemos a valorizar pouco a intuição. A maioria de nós causa ao próprio corpo dor, doença e exaustão, que freqüentemente resultam em desconforto e lesões. O método Pilates baseia-se no ideal de bem-estar; não é mais uma solução chata e inadequada para fazer você entrar num biquíni no próximo verão. Não force o que não é natural. Se doer, pare! Por atuar como seu guardião e treinador, é vital que você confie no que parece correto e no que não. No devido tempo, sentirá a adequação dos exercícios à medida que os realiza, obtendo os resultados desejados.

INTEGRAÇÃO

Integração é a habilidade de ver o corpo como um todo. Cada exercício no solo emprega todos os músculos, da ponta dos dedos da mão à dos dedos do pé. No método Pilates, nunca se isolam certos músculos, negligenciando outros. A simples idéia de isolamento cria um corpo desequilibrado, que impede flexibilidade, coordenação e equilíbrio. Músculos uniformemente desenvolvidos são a chave para a boa postura, a flexibilidade e a graça natural. Integrando-os, você aprenderá a utilizá-los simultaneamente para conseguir seus objetivos. Sua mente é o treinador e os músculos do corpo, o time. Ninguém senta no banco de reservas!

Elementos-chave para dominar os exercícios de solo

Para obter o máximo dos exercícios de solo, é importante entender os elementos-chave que estão em jogo. Há muitos conceitos adquiridos que você precisa mudar.

Lembre que abrir a mente a novas informações é o primeiro passo para alcançar seus objetivos.

1. REDEFININDO O CORPO

Normalmente pensamos que o corpo tem dois braços, duas pernas, um tronco e uma cabeça. No trabalho de solo, a chave para o entendimento dos movimentos está em imaginar a forma mais simples do corpo: o tronco. O tronco (veja fig. 1) inclui o espaço que começa abaixo da nuca e continua até a região inferior dos glúteos, incluindo a coluna vertebral e todos os órgãos mais importantes. A casa de força, a partir da qual os exercícios começam, também está contida nele. Visualizando a forma corporal, é mais fácil entender a essência dos exercícios. Pernas e braços certamente trabalharão; contudo, é importante concentrar-se menos nas regiões mais externas do corpo e mais nos músculos que irradiam do núcleo corporal – a casa de força.

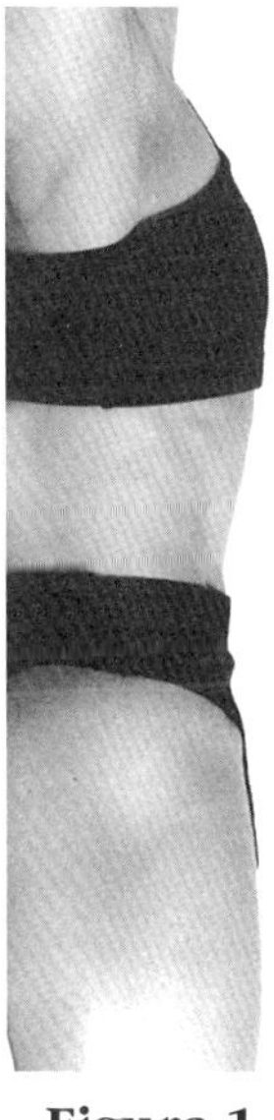

2. SUA CASA DE FORÇA

Todos os exercícios do Pilates começam pelos músculos do abdome, lombar, quadris e glúteos (veja fig. 2). A faixa muscular que circunda o corpo abaixo da linha da cintura é denominada "casa de força". Se você pensar em como senta e anda, provavelmente perceberá que concentra a maior parte

Figura 1

do peso nessa região. Isso não apenas causa estresse indevido na musculatura lombar inferior, resultando em dor e postura incorreta, como também ajuda a criar os "pneus" que todos tentamos combater tão arduamente.

Ao realizar os exercícios de solo, lembre-se de trabalhar constantemente usando a casa de força, elevando-se para cima e para fora dessa área. Imagine que estica a parte superior do corpo para longe dos quadris, como se estivesse sendo firmemente apertado dentro de um espartilho. Essa ação de puxar-se para cima e para fora ao mesmo tempo automaticamente aciona os músculos da casa de força e ajuda a proteger a lombar.

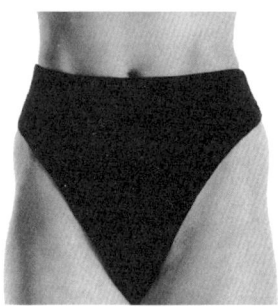

Figura 2

3. "ESCAVAR A BARRIGA" OU O UMBIGO PARA A COLUNA

Geralmente, aprendemos a exercitar os músculos abdominais empurrando-os para fora, formando uma pequena saliência. Essa técnica molda músculos salientes, tendendo a distanciá-los da coluna. Em conseqüência, a lombar inclina-se levemente para a frente, o que dificulta seu controle, ou aumenta o volume e a retração da massa muscular em torno da cintura, com a qual se sustenta a lombar, tornando impossível delinear adequadamente a linha da cintura. Os exercícios de solo utilizam uma técnica muito diferente. Você aprende a "escavar" a barriga, ou pressionar o umbigo para a coluna, usando assim os músculos abdominais para reforçar os paravertebrais (músculos que correm ao longo da coluna). Essa ação não apenas fortalece e alonga consideravelmente os músculos da lombar, como também permite obter uma parede abdominal plana. Pressionar o umbigo para a coluna é freqüentemente confundido com sugar o estômago, mas esse não é o caso. Ao sugar o estômago, você automaticamente prende a respiração – a antítese do efeito desejado. Em vez disso, pense em um peso pressionando sua barriga para baixo, para a coluna, ou em uma âncora presa à região interna do umbigo puxando-o para o chão (veja fig. 3). Aprenda a manter

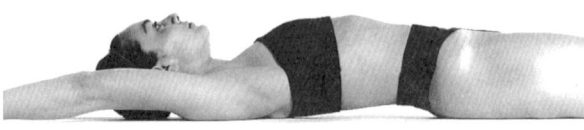

Figura 3

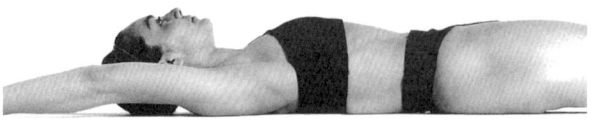

essas sensações enquanto respira normalmente, o que significa inspirar e expelir o ar dos pulmões, e não a partir da barriga, como apregoam muitas técnicas.

4. ACHATAR *VERSUS* ALONGAR

Em Pilates, é fundamental alongar os músculos enquanto os fortalece; por isso, uma orientação como "Contraia os glúteos fortemente" não quer dizer que você deve prender os glúteos para dentro ou contrai-los tão intensamente que as nádegas enrolem-se para cima, afastando-se do solo. Idealmente, a pelve e a base da coluna deveriam permanecer pressionadas contra o chão ou mantidas firmemente estáticas pelos músculos em torno da casa de força.

Se você é novato em Pilates, pode parecer difícil começar os movimentos sem uma leve retroversão de quadril, e não há problema algum nisso. Apenas se conscientize de que seu objetivo é adquirir força e controle para ganhar comprimento em oposição à pelve; em outras palavras, alongar-se para longe dela e mantê-la estabilizada durante todo o movimento.

5. ISOLAMENTO INTEGRADO

Um elemento importante e único do trabalho no solo é aprender a reavaliar o ponto a ser focado durante a realização dos movimentos. Muitos acreditam que se deve focar a mente nas áreas do corpo que se movimentam durante o exercício; isso é conhecido como "isolamento" de um grupo de músculos específico. O problema dessa idéia é ignorar as outras áreas do corpo que não estão em movimento, criando um corpo desequilibrado. Ao realizar o trabalho de solo, no entanto, é importante que todos os músculos trabalhem simultaneamente – uma vez que se trata da tendência natural do corpo –, a fim de manter o equilíbrio corporal. Para alcançar tal objetivo durante o trabalho de solo, o ideal é concentrar-se na estabilização ou ancoramento da área do corpo que *não* está em movimento. No *Roll-up* (veja fig. 4), por exemplo, concentrando-se em estabilizar a região inferior do corpo enquanto a região superior movimenta-se, colocam-se todos os músculos do corpo em ação de forma simbiótica e muito eficaz. Em

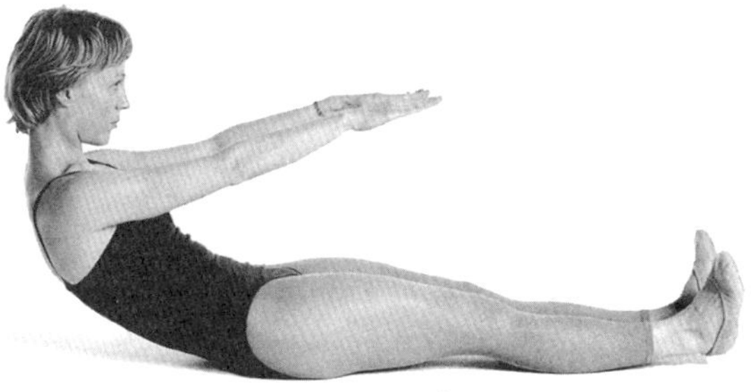

Figura 4

geral, se você focar apenas o movimento para cima e para a frente da região superior do corpo, sem primeiro concentrar-se em firmar a região inferior, o exercício resultará muito solto, ineficiente, podendo causar lesão.

6. ESTABILIZAÇÃO UTILIZANDO A POSTURA PILATES

Com freqüência, na descrição do movimento, você encontrará a frase "Contraia a parte posterior da região superior interna das coxas"; essa ação é empregada para acionar e estabilizar a região inferior do corpo e significa fazer um leve giro das pernas começando na articulação dos quadris. Esse leve movimento libera os quadríceps (músculos das coxas) e aciona as áreas visadas dos quadris, glúteos e regiões interna e externa das coxas. Gire as coxas externamente como se mantivesse uma bola de tênis entre elas (veja fig. 5). Os pés devem manter-se em V, com os calcanhares grudados, e os joelhos "soltos", eretos, mas não bloqueados.

De início, você achará difícil girar as coxas sem girar também os pés; contudo, é importante dominar essa posição a fim de executar corretamente os exercícios. Também descobrirá que, durante a progressão do movimento, as pernas tendem a girar de volta para dentro; esse é o ponto importante no qual você deve concentrar-se para manter a estabilização das pernas. Continue contraindo os glúteos e apertando a parte posterior da região superior interna das coxas uma contra a outra e sinta o esforço que se cria ao longo de todo o tronco.

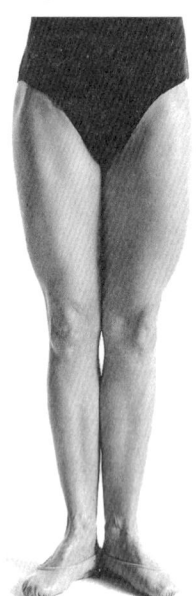

Figura 5

7. CONTROLE MUSCULAR SEM TENSÃO

Para muitos, um dos conceitos mais difíceis do trabalho no solo é a idéia de acionar e controlar os músculos sem tensão. Condicionamo-nos a tensionar a musculatura, prender a respiração e chegar ao limite da capacidade muscular para atingir os objetivos de nossos exercícios. O trabalho de solo servirá para dissipar esses enganos e para você reaprender a utilizar os esforços dos movimentos de forma mais natural.

Pense em um bailarino dançando; sabe-se quanto de resistência e esforço é necessário para realizar os movimentos complicados da dança, mas eles costumam parecer fáceis e naturais. O mesmo princípio deve ser trabalhado durante a execução dos exercícios de solo. Apesar de os movimentos requererem força e concentração, é preciso haver sempre um fluxo natural e rítmico que relaxe os músculos sem desviá-los de sua função. Esse relaxamento tem de começar na mente e circular pela musculatura. A respiração é uma ferramenta eficiente para chegar a tal estado. Embora esse ato deva ocorrer naturalmente, inspirando no início de um movimento e expirando durante sua finalização, por vezes você sentirá que está prendendo a respiração, porque o esforço é grande demais. Isso anula o propósito do exercício. Certifique-se de que (1) você fez as modificações necessárias para assegurar que está trabalhando no nível apropriado para seu corpo e (2) não está tensionando os músculos enquanto realiza os movimentos. Lembre que ninguém o está submetendo a um teste. Se você começar gradualmente, dominando primeiro os elementos importantes dos movimentos, o resto sem dúvida se seguirá.

Seja paciente e desfrute o processo!

8. MODIFICAÇÕES PARA AS DORES E LESÕES MAIS FREQÜENTES

Nenhum exercício do método Pilates deve causar dor. Nunca!

Se você sentir que um exercício lhe causa desconforto em determinada área do corpo, pare, reveja as instruções, certifique-se de estar trabalhando os músculos certos e tente novamente. Se a dor permanecer, não faça o exercício por enquanto. À medida que força e controle aumentarem, você estará apto a retomá-lo. Lembre também que determinados exercícios podem não ser adequados a seu corpo. Use o bom senso e ouça seu corpo!

A *dor lombar* é freqüentemente causada pelo ato de empurrar a barriga para fora, deixando pouco apoio para a coluna. A fim de combater esse hábito, concentre-se em pressionar o umbigo para a coluna, como se o "botão" da barriga estivesse preso a ela. Quanto mais profundamente o estômago "afundar" em direção à coluna, mais segura ela estará. Quando na horizontal, imagine uma placa de metal pesada prendendo a barriga em direção ao solo; na vertical, uma corda passando por seu centro, puxando a barriga para trás.

A *dor no joelho* costuma originar-se da posição incorreta de pés e pernas ou do ato de prender os músculos ou hiperestender a articulação dos joelhos. Tente manter os joelhos "soltos" enquanto executa os movimentos e use os músculos da região interna das coxas e os glúteos para compensar. Durante a maioria dos exercícios e especialmente quando em pé, utilize a postura Pilates para manter seu peso (veja fig. 5).

Já a *dor no pescoço* deve-se em geral a músculos fracos ou a ombros tensos para compensar essa fraqueza. Conforme for realizando os movimentos do trabalho no solo, lembre-se de permanecer erguido usando os músculos da região abdominal, e não do pescoço. Sempre abaixe a cabeça e descanse quando sentir que está fazendo esforço excessivo no pescoço. Se necessário, use um pequeno travesseiro como apoio.

9. ALONGANDO O PESCOÇO

Um erro comum em Pilates é tensionar os ombros para cima durante a realização de alguns movimentos. A fim de evitar esse péssimo hábito, é importante pensar em fazer crescer as vértebras logo abaixo da nuca, levando a região posterior do pescoço para o solo quando deitado ou o topo da cabeça para cima quando sentado, em pé ou alongando-se para a frente. Esse ajuste liberará os músculos do pescoço e dos ombros, permitindo que você se concentre na casa de força. Traga o queixo para mais perto do peito para conseguir essa sensação.

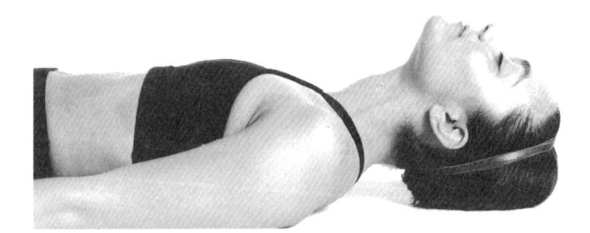

Figura 6

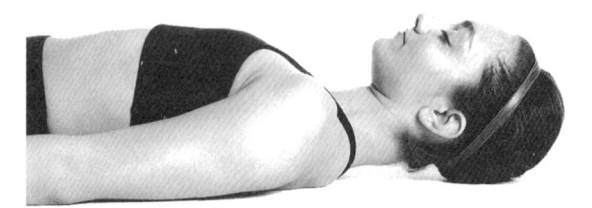

Figura 7

Dúvidas freqüentes

POR QUE ESSE ESTILO DE PILATES?

Ao longo dos anos, à medida que passou de professor para professor, o Pilates assumiu diversas formas. Alguns estilos adotam abordagens genuinamente terapêuticas e são ensinados de maneira mais lenta e deliberada. Outros seguem abordagens mais dinâmicas e atléticas, concentrando-se mais em movimento e ritmo. Em sua essência, o Pilates pretende fortalecer e alongar o corpo mantendo equilíbrio e alinhamento. Postura, alongamento e controle muscular estão no núcleo do método Pilates, e muitos diferentes estilos de ensinar são empregados para atingir tais objetivos.

Tem havido muita controvérsia sobre o que pode ser considerado o verdadeiro Pilates, e em muitos casos precisamos concordar com o fato de que não há consenso. No entanto, Joseph Pilates, em seus livros, deixou claro que seu método visava nos impulsionar para a frente, tornando-nos responsáveis, colocando-nos no controle, além de ensinar uma nova maneira de conectarmos o corpo e a saúde, esclarecendo, revigorando e fortalecendo. Para tanto, você deve procurar o que é melhor para si, seu estilo de vida e seus objetivos.

Antes de detalhar como tirar o melhor proveito deste livro, apresento algumas das questões mais comuns sobre o método Pilates.

Qual deve ser meu objetivo com o trabalho de solo?

Você está trabalhando para recriar sua forma de ver os exercícios. Usando o trabalho de solo e sua filosofia, criará o sistema mais benéfico para seu corpo e seu estilo de vida. Estará ensinando novamente a seu corpo lições que permanecerão consigo pela vida afora. Seu objetivo principal

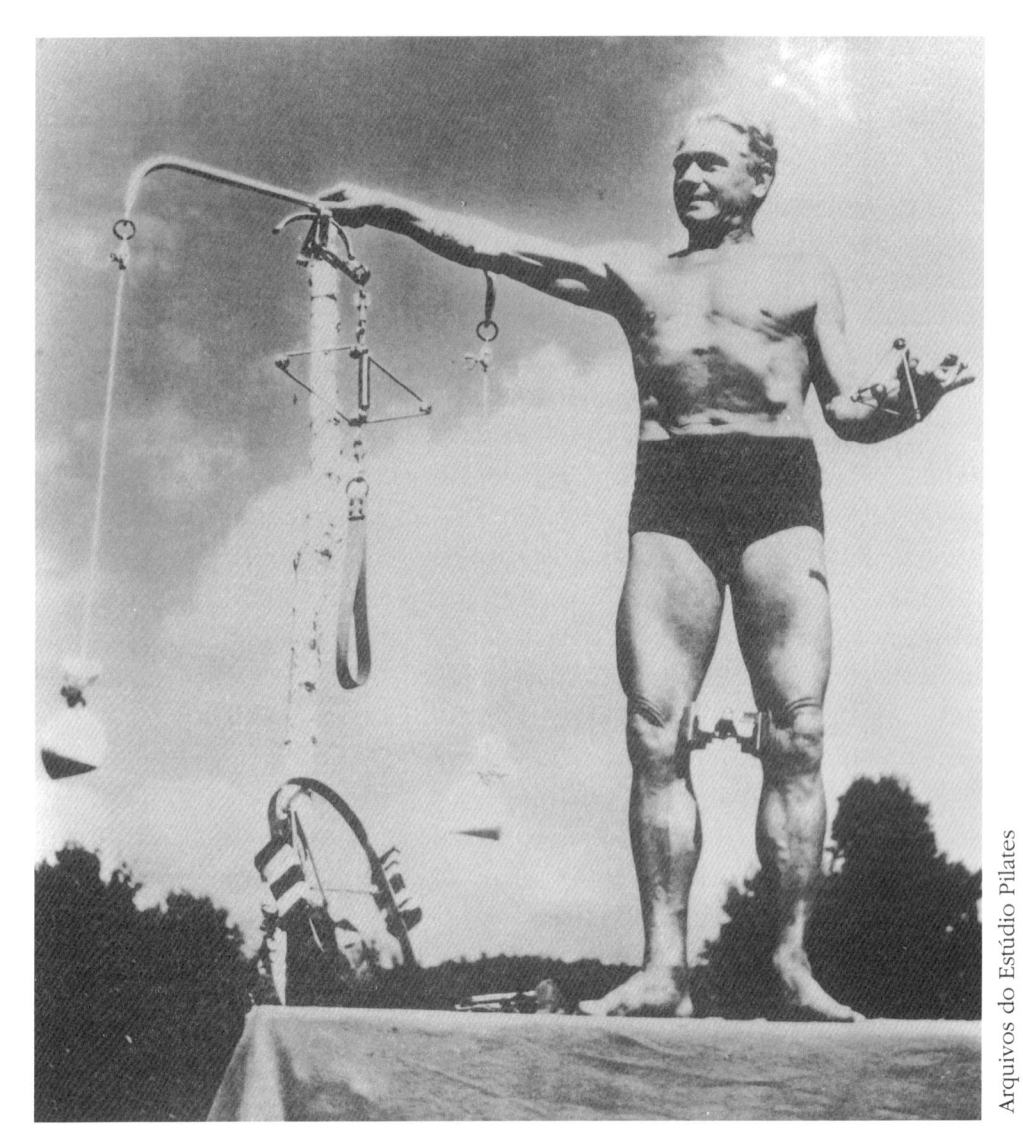

Joseph Pilates, fundador da Contrologia, aos 72 anos, com várias de suas invenções para a reabilitação física.

Arquivos do Estúdio Pilates

é romper com hábitos antigos e estabelecer uma aliança com o corpo. Para muitos, isso quer dizer desfrutar um movimento correto e colher seus benefícios: boa postura, centro mais forte, flexibilidade, alegria e sensação de bem-estar.

Ao exercitar-se, seu objetivo é individual. No começo, você deve aspirar simplesmente a dominar os exercícios iniciais no solo (veja "O início – Exercícios básicos de solo modificados", p. 51), dando ao corpo a oportunidade de executá-los regularmente. Isso requer paciência e persistência. Não desista se não conseguir realizar todos os movimentos de imediato. Você está trabalhando novos músculos e levará algum tempo para que seu corpo se acostume. Mesmo alguns dos atletas com melhor condicionamento físico tiveram dificuldade em realizar adequadamente esses movimentos!

Se você pretende chegar ao nível mais avançado do trabalho de solo, então deve moldar sua rotina de forma a acrescentar novos exercícios sem sacrificar tempo. Isso não significa de maneira alguma passar rapidamente pelo que já aprendeu para conseguir algo novo. Você precisa mover-se com ritmo e dinâmica, sem perder controle. Esforço e suor são seguramente sinais de que você está alcançando seu objetivo, mas tensão e desleixo, não!

Cada exercício é importante para o todo. Alguns dos exercícios avançados podem não ser adequados para seu corpo. Tudo bem. Descubra o que o faz sentir-se melhor e aperfeiçoe o que sabe. Logo não poderá imaginar como conseguiu viver sem isso!

Serei capaz de praticar o método se não me exercito há algum tempo?

Como qualquer outro programa de exercícios, é importante fazer um exame médico antes de começar. Em caso de gravidez, alguma lesão ou incapacidade, é obrigatória a aprovação médica.

No entanto, o trabalho de Pilates no solo é concebido para adequar-se a qualquer nível de condicionamento. Entender que se trata de um sistema corretivo de exercícios no qual se progride em etapas também é essencial.

Você deve começar lentamente, lendo e visualizando os movimentos. Se não tiver a ajuda de um treinador para corrigi-lo, é fundamental conscientizar-se de seu corpo antes de começar e ao longo de sua progressão. Não force além de um movimento confortável. Esses exercícios pretendem ensinar-lhe uma nova maneira de *conectar-se* a seu corpo, não de dominá-lo. Por isso, comece com apenas alguns dos movimentos; os sete exercícios iniciais modificados visam ensinar os fundamentos que serão aplicados não apenas ao resto do programa, mas também à forma como você se movimenta em geral. Aprenda-os e você progredirá rapidamente.

Que tipo de suporte devo usar e onde?

Qualquer tapete suficientemente grosso para acomodar e proteger as vértebras da coluna será suficiente. Um colchonete, um carpete espesso ou um cobertor dobrado também podem servir. Como alguns dos exercícios incluem rolamento para trás ou pressão da coluna contra o apoio, certifique-se de que não trabalhará em uma superfície dura, capaz de ferir suas vértebras. Uma superfície muito mole também não é desejável, por dificultar o equilíbrio.

A beleza desse trabalho está no fato de poder ser realizado em qualquer lugar no qual o corpo possa estender-se por completo. Não são necessários acessórios ou equipamentos especiais para dominar o método.

O que devo vestir?

Roupas de ginástica (*leggings, tops* etc.) são práticas e permitem ver os músculos que estão sendo trabalhados, mas qualquer vestimenta confortável é adequada. Não é necessário calçado. Não use calças com cinto ou qualquer coisa que possa irritar suas costas durante os movimentos no solo.

Qual o melhor horário para realizar o trabalho de solo?

Realizar os exercícios é o mais importante; quando fazê-lo não importa tanto.

Alguns preferem começar o dia com o trabalho de solo para acordar; outros escolhem terminar o dia com ele para aliviar o estresse. Alguns se exercitam antes do almoço; outros fazem pequenas séries no decorrer do dia. O fundamental é assegurar-se de realizar ao menos alguns dos movimentos todos os dias. Integre os princípios do método à sua rotina e você verá que sua força, consciência e flexibilidade aumentarão muito mais rapidamente do que você julgou possível.

Não é recomendável exercitar-se depois de comer ou se estiver doente ou muito cansado. Como os movimentos dependem de extrema concentração para ser realmente efetivos, é importante ter a mente descansada. Lembre que um movimento bem realizado é mais eficaz e menos destrutivo que vinte malfeitos.

Quantas vezes por semana devo realizar o trabalho de solo e por quanto tempo?

Joseph Pilates recomendava quatro vezes por semana, de quinze a trinta minutos por vez. Esse número muda em cada fase. Alguns alunos muito habituados ao trabalho no solo podem realizar toda a seqüência avançada em quinze minutos, sem deixar de lado a precisão de movimentos. Como o mais importante no trabalho com o método Pilates são o controle e a precisão, você deve usar o bom senso para determinar sua estrutura de tempo de exercícios. No início, talvez prefira praticá-los por meia hora. Pode estar com pouco tempo e fazê-los apenas por cinco minutos. Em ambos os casos, limite a quantidade de movimentos para assegurar a qualidade de realização.

COMO UTILIZAR ESTE LIVRO

O corpo Pilates é apresentado em fases, para que você atinja o maior progresso possível praticando em casa.

Comece com o básico de solo modificado (veja "O início – Exercícios básicos de solo modificados", p. 51) e pratique até sentir-se confiante em sua habilidade corporal para realizar o próximo passo. A partir daí, você pode construir seu caminho para o programa completo. Não tente adicionar muitos exercícios de uma vez. É a qualidade com a qual realiza cada movimento que conta!

Lembre-se de ler todas as instruções antes de começar. Visualize o movimento enquanto lê a descrição, e então utilize as fotos e as chaves visuais como referência. Como algumas coisas sempre se perdem na primeira vez, retorne periodicamente às instruções conforme progredir e reavalie sua forma e conhecimento. Peça a um amigo para comparar suas posições com as instruções do livro, ou tente ensinar a ele alguns dos exercícios básicos. Ambas as ações constituem boas maneiras de manter-se em bom nível de aprendizado. Finalmente, tente encontrar um instrutor de Pilates perto de sua casa.

Às instruções passo a passo acrescentei o que denomino "Dicas e sugestões básicas". Trata-se essencialmente de uma lista de dicas resultante do contato com centenas de clientes. Essas sugestões visam ajudar no entendimento do movimento, assim como ser um ponto de verificação para evitar maus hábitos recorrentes. É como ter acesso a um instrutor qualificado; então, utilize essas informações para tornar-se seu próprio instrutor.

O nível de cada exercício está claramente indicado, tanto no texto quanto na utilização de modelos diferentes.

- Acompanhe Caitlin nos exercícios para iniciantes.

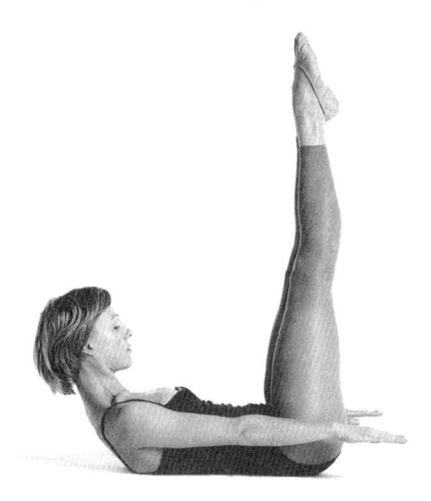

- Comece a acrescentar exercícios com Dana à medida que progredir para o estágio intermediário.

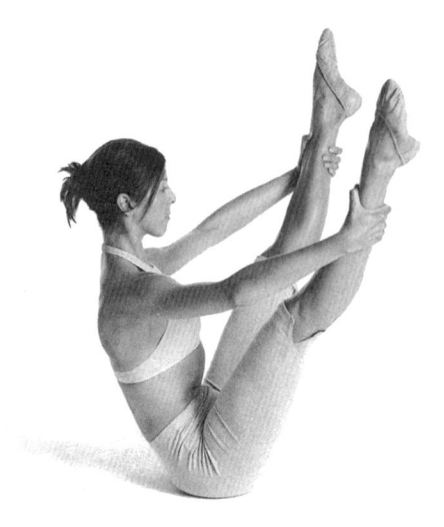

- Acompanhe Julianna à medida que progredir para os exercícios avançados.

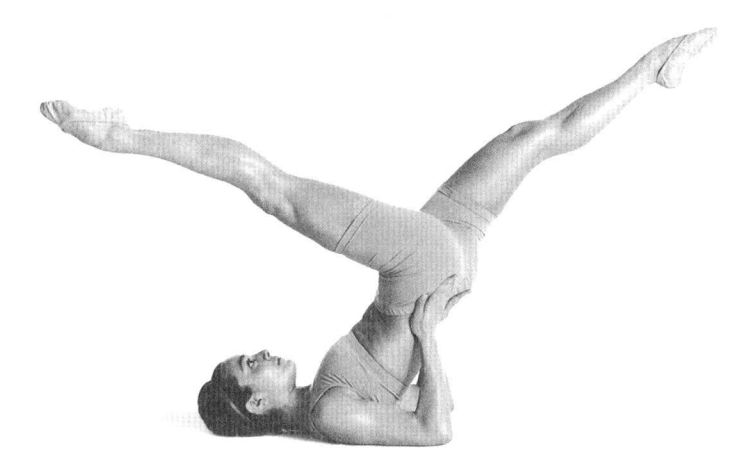

Acrescente um exercício novo por vez. Não acelere sua progressão.

Em cada descrição passo a passo, você encontrará instruções para a transição de um exercício para o próximo, a fim de criar um elemento seqüencial que torne o trabalho no solo fluido e rítmico.

Lembre que variações e dicas estão incluídas ao longo do texto. Assim, volte e releia as instruções quando se sentir pronto para seguir em frente.

Atenção: as modelos que aparecem aqui treinam no método há anos. Apesar de seus corpos representarem um ideal irreal para muitos, elas trabalharam duro para isso. Sobretudo, foram escolhidas pela aptidão em exemplificar os movimentos durante as longas e árduas sessões de fotografia. Espero sinceramente que elas não intimidem, e sim inspirem.

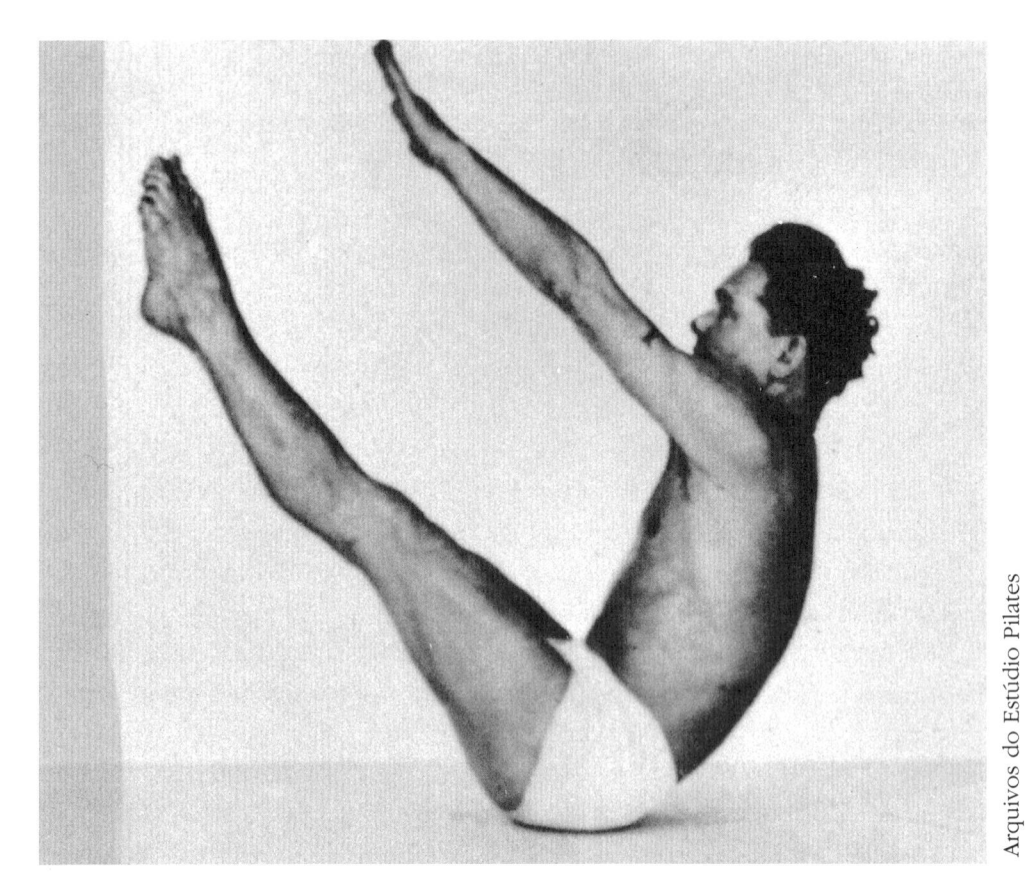

Joseph Pilates demonstra o Teaser.

Arquivos do Estúdio Pilates

Os exercícios de solo

• *O início – Exercícios básicos de solo modificados:* esses sete exercícios devem ser feitos como introdução ao trabalho de solo, durante as primeiras semanas ou por um período maior, de acordo com o limite individual do iniciante. A denominação "exercícios básicos" não significa que sejam fáceis. Então, não se apresse em chegar aos exercícios avançados. Dominar os exercícios básicos do trabalho de solo do Pilates é a parte mais desafiadora do programa, e, uma vez que você tenha conseguido isso, estará pronto para acrescentar novos exercícios.

• *Pilates no solo – Programa completo:* todos os exercícios, dos básicos aos avançados, são acompanhados de instruções passo a passo, com dicas de execução, fotos das seqüências de movimentos e ilustrações que, estimulando sua imaginação, apontam para os pontos-chave de cada exercício. Lembre-se de escutar o corpo quando adicionar novos movimentos a sua rotina. Você não deve sentir dor durante a execução dos exercícios. Use todo o tempo necessário, tenha concentração, controle e prazer ao realizar os movimentos.

• *Exercícios avançados extras:* esses seis exercícios foram adaptados dos exercícios mais comuns, feitos nos aparelhos. Destinam-se aos praticantes avançados, que desejam acrescentar novos movimentos a seu programa. Devem ser executados com o mesmo cuidado e controle aplicados aos outros exercícios de solo. Não é porque você está em um estágio avançado que não vai se machucar. Lembre-se de trabalhar usando a casa de força e de escutar seu corpo.

• *Série de braços na posição em pé:* essa série não precisa ser feita integralmente. Escolha nessa seção exercícios para adicionar, de modo equilibrado, a seu trabalho de solo.

• *A parede (desaquecimento):* os exercícios na parede representam a parte de desaquecimento do programa. Suas seqüências, especialmente o *Rolling down the wall*, podem ser usadas normalmente durante o dia para alongar e relaxar os músculos das costas, do pescoço e dos ombros.

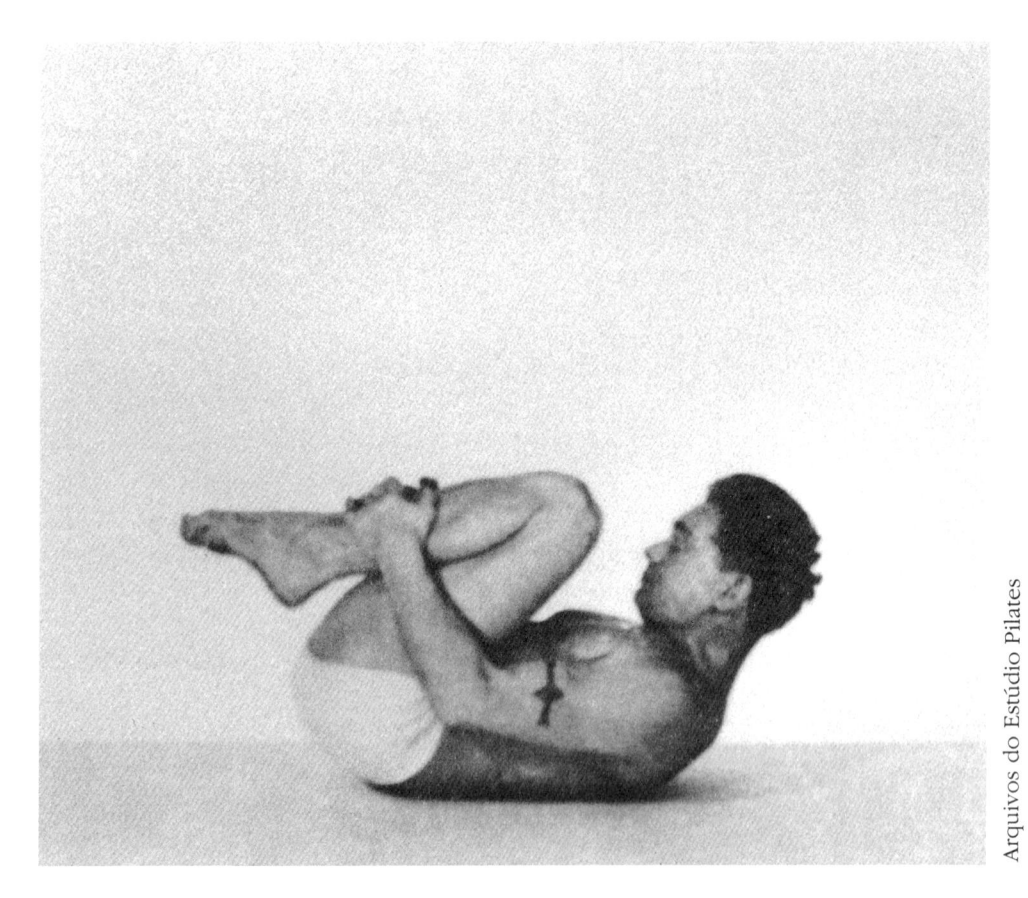

Joseph Pilates demonstra o Double leg stretch.

O início
Exercícios básicos de solo modificados

O objetivo desta seção de exercícios é apresentar seu corpo ao trabalho de solo de maneira segura e efetiva. Os sete exercícios a seguir visam localizar os músculos de sua casa de força – abdominais, glúteos, lombar e quadris – e fortalecê-los, a fim de que você tenha um suporte para os movimentos mais complexos por vir.

Mantenha-se atento a suas sensações à medida que apresenta o corpo a esses movimentos e descobre novos músculos. Os sete exercícios básicos modificados serão a fundação sobre a qual você construirá seu conhecimento, compreensão e força. Portanto, dê o melhor de si para manter a constância e a consciência do trabalho.

Lembre-se de voltar a esses sete exercícios básicos de vez em quando para reavaliar seu progresso e voltar à essência da técnica. Eles também serão de grande utilidade quando você viajar e precisar de um condicionamento físico eficaz, mas de curta duração.

BÁSICO MODIFICADO

THE HUNDRED
(A centena)

Passo a passo

1. Deite-se de costas, com os joelhos dobrados na direção do peito. Inspire profundamente e, ao expirar, sinta o peito e o abdome afundarem no colchonete.
2. Mantenha a *sensação de ter um peso comprimindo o tronco para baixo no colchonete* conforme leva a cabeça para cima, olhando em direção ao umbigo. (Certifique-se de que está flexionando o corpo para a frente a partir da região superior do tronco, e não do pescoço.)
3. Continue a flexionar o corpo para a frente, até sentir a região inferior das escápulas pressionando o colchonete.
4. Alongue os braços ao lado do corpo desde as axilas, *como se estivesse tentando tocar a parede do outro lado da sala com os dedos.*
5. Comece a balançar os braços estendidos, "bombeando" para cima e para baixo, *como se estivesse batendo com as palmas das mãos numa superfície d'água.* (Permaneça com os braços alongados e "bombeie" um pouco acima do colchonete.)
6. Inspire contando cinco oscilações do braço e expire fazendo o mesmo, tentando alcançar ainda mais longe enquanto respira.
7. Mantenha-se nessa posição, "bombeando" os braços e respirando, tentando chegar o mais próximo possível de uma contagem total de cem.
8. Termine abaixando a cabeça e colocando as plantas dos pés apoiadas no colchonete, preparando-se para o *Roll-up*.

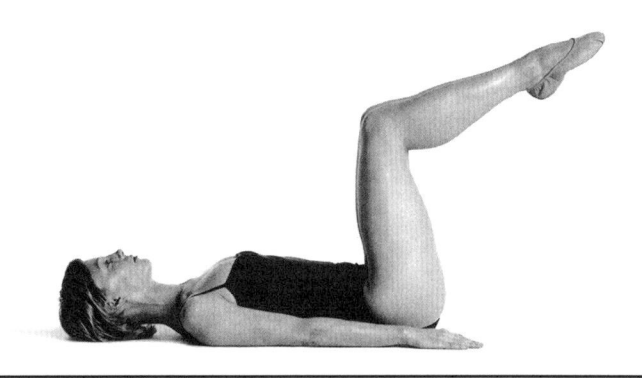

O *Hundred* é um exercício de respiração que visa aumentar a circulação do sangue para o corpo e prepará-lo para os próximos exercícios.

Dicas e sugestões básicas

- Manter erguidas a cabeça e a região do peito durante toda a respiração do *Hundred*. Você deve ser capaz de conservar as costas planas no colchonete e fazer uma "concha" na região do abdome.
- Sempre mantenha o foco no "peso" da região abdominal, sentindo-a "afundar" em direção à coluna.
- Pressione os ombros para longe das orelhas a fim de alongar os músculos do pescoço e aumentar o trabalho abdominal.
- Contrair os glúteos e apertar os joelhos ao mesmo tempo dá estabilidade à lombar.
- Se o pescoço dói, apóie a cabeça. Não se esforce até à exaustão.
- Não empurre a região abdominal para fora nem segure a respiração.
- Não deixe as coxas apoiarem-se no peito enquanto executa os movimentos.
- Você pode colocar um pequeno travesseiro ou uma toalha enrolada embaixo da cabeça para sustentar o pescoço, se for muito difícil manter a cabeça levantada.
- Comece com vinte ou trinta respirações e gradualmente aumente até cem.
- À medida que você progride, permita que a expiração se torne cada vez mais longa. O objetivo é aumentar sua capacidade cardiovascular.
- Comece a tentar estender as pernas para o teto, fazendo um ângulo de noventa graus enquanto continua a "bombear" com os braços.

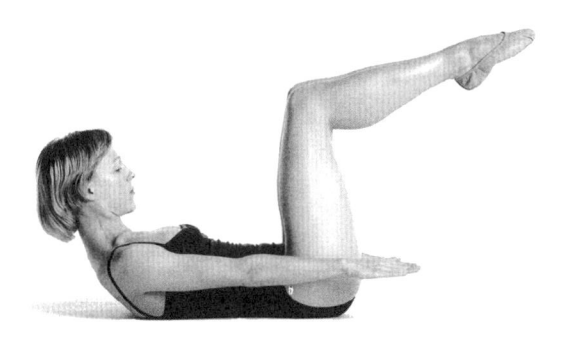

BÁSICO MODIFICADO

THE ROLL-UP
(Rolar para cima)

Passo a passo

1. Deite-se de costas, com os joelhos juntos e dobrados, as plantas dos pés firmemente ancoradas sobre o colchonete e os braços estendidos ao longo do corpo.
2. Apertando um joelho contra o outro e contraindo os glúteos, inspire e role para cima, aproximando o queixo do peito, e continue o movimento para a frente.
3. Expire enquanto estende as pernas e se alonga para a frente. Mantenha o abdome contraído na direção da coluna. É oposição em ação.
4. Para sentir a coluna se articulando, siga esta seqüência: direcione o queixo para o peito, o peito para as costelas, as costelas para o abdome, o abdome para os quadris, e imagine-se tentando levantar-se para fora dos quadris e acima das coxas, alongando-se para a frente.
5. Inicie a volta contraindo os glúteos e deslizando levemente o cóccix para baixo, à medida que dobra os joelhos. Pressione o umbigo ainda mais fortemente para a coluna.
6. Reverta a seqüência do exercício e expire, sentindo cada vértebra pressionar o colchonete. Continue a apertar os joelhos um contra o outro para estabilizar a postura.
7. Quando os ombros tocarem o colchonete, abaixe a cabeça e traga os braços para baixo, ao longo do corpo.
8. Repita a seqüência três a cinco vezes e termine deitado no colchonete, com os braços ao longo do corpo, pronto para o *Single leg circles*.

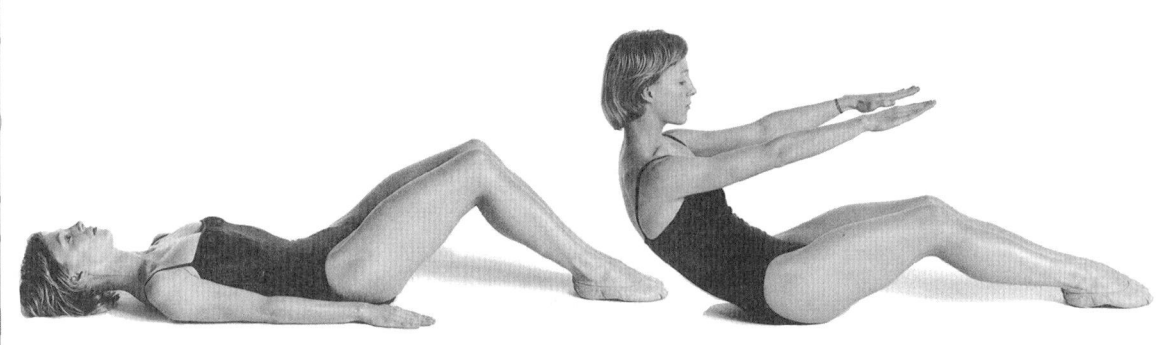

O *Roll-up* trabalha a casa de força e alonga os isquiotibiais.

Dicas e sugestões básicas

OBJETIVO
- Recrutar os músculos da casa de força e realizar movimentos fluidos.

FOCO
- A chave para este exercício é o ritmo. Tente sentir a fluidez da seqüência.
- Utilize a respiração para ajudar a controlar os movimentos.
- Lembre-se de apertar uma perna contra a outra, a fim de conservar o corpo no lugar.
- Conforme rolar para cima, mantenha o queixo próximo ao peito e para baixo, de forma a não forçar o pescoço. Curve-se para a frente, alongue-se e então *lentamente* desenrole-se de volta para o colchonete.
- Lembre-se de usar a força de oposição, puxando o abdome para trás enquanto se alonga para a frente.

PRECAUÇÕES
- Não deixe os pés saírem do colchonete enquanto rola para cima e para baixo.
- Não utilize os ombros para fazer força ao subir.
- Não deixe o corpo cair para a frente enquanto se alonga.

MODIFICAÇÕES PARA O INICIANTE
- Se você tiver dificuldade de rolar para cima, puxe-se colocando as mãos na parte inferior das pernas. Lembre-se de permanecer no lugar, apertando uma perna contra a outra para dar estabilidade, e pressione o umbigo para a coluna. (Certifique-se de que os pés não estejam muito próximos dos quadris, ou você não terá a amplitude de movimento necessária para subir.)
- Apertar uma bola ou um pequeno travesseiro entre os tornozelos ajuda a estabilizar a parte inferior do corpo durante o exercício.

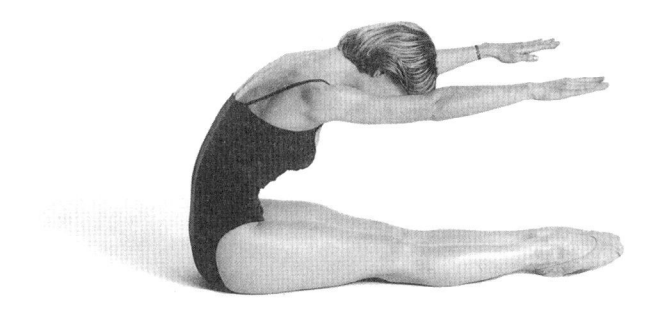

BÁSICO MODIFICADO

SINGLE LEG CIRCLES
(Círculos com uma perna)

Passo a passo

1. Deite-se de costas com os joelhos dobrados, as plantas dos pés firmemente apoiadas e os braços estendidos ao longo do corpo. Sinta a coluna inteira pressionada contra o colchonete.
2. Fazendo um ângulo de noventa graus, estenda uma perna na direção do teto. Gire a perna levemente para fora, na articulação do quadril. (Isso ajudará a manter o contato entre a parte posterior do quadril e o colchonete.)
3. Comece o círculo com a perna *inicialmente cruzando o corpo*, então circle para baixo, para fora e volte à posição inicial. Não deixe que a perna se afaste muito da articulação do quadril.
4. *Imagine que sua perna é um pesado bastão e que, com ela, você está escavando círculos no teto.*
5. A ênfase na execução do exercício está na parte ascendente do movimento. Pressione o umbigo fortemente para a coluna a fim de trazer a perna para cima, sem levantar o quadril do colchonete.
6. Complete três a cinco repetições, inspirando ao iniciar o movimento e expirando ao completar o círculo. Reverta a direção da perna, certificando-se de permanecer estabilizado no quadril durante todo o tempo – quer dizer, tente não deixar o quadril oscilar enquanto faz os círculos com a perna.
7. Repita a seqüência com a outra perna.
8. Termine dobrando ambos os joelhos, com as plantas dos pés apoiadas no colchonete, e role para posição sentada. Levante o quadril levando-o na direção dos calcanhares e se prepare para o *Rolling like a ball*.

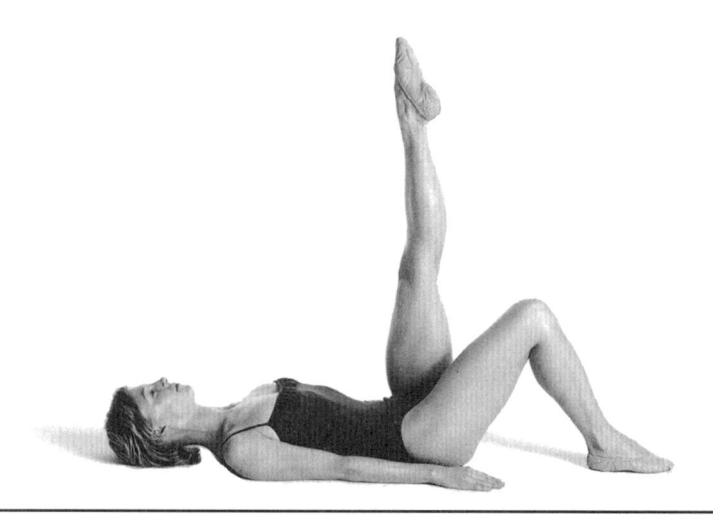

O *Single leg circles* alonga e fortalece a perna a partir da articulação do quadril.

Dicas e sugestões básicas

OBJETIVO
- Permanecer com a parte superior do corpo completamente imóvel e com controle dos movimentos circulares usando a casa de força.

FOCO
- A ênfase na execução do exercício está na parte ascendente do movimento. Tente manter a perna segura firmemente ao final de cada círculo e sinta os abdominais trabalhando.
- Pressione as palmas das mãos no colchonete para aumentar a estabilidade.
- Você deve sentir que o exercício trabalha as partes interna e externa das coxas, bem como a região da casa de força.
- A fim de evitar que o músculo quadríceps (coxa) faça todo o trabalho, gire a perna levemente para fora na articulação do quadril e pense em recrutar os glúteos para ajudar a executar o movimento.

PRECAUÇÕES
- Evite deixar que a perna se dirija muito para baixo, a fim de não arquear as costas, desapoiando-a.
- Certifique-se de que o joelho não gire para dentro enquanto você circula a perna. Pense em conduzir o movimento com a *parte interna* do joelho.

PROGRESSÃO PARA O INICIANTE
- À medida que progride, você pode gradualmente aumentar o tamanho dos círculos. No entanto, tenha certeza de manter o controle nos quadris durante a seqüência.

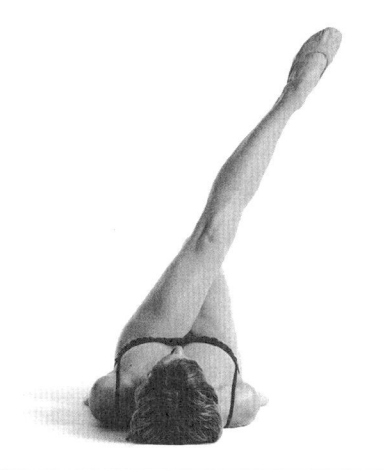

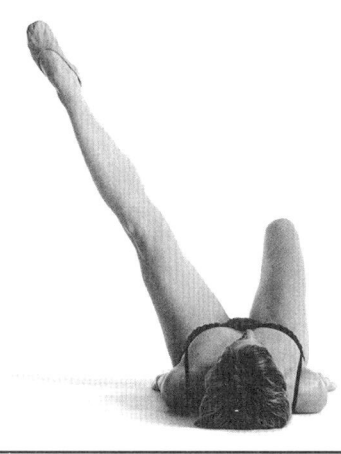

BÁSICO MODIFICADO

ROLLING LIKE A BALL
(Rolando como uma bola)

Passo a passo

1. Sente-se na extremidade do colchonete com os joelhos dobrados na direção do peito e as panturrilhas levemente afastadas das coxas.
2. Coloque uma mão embaixo de cada coxa (mas não atrás dos joelhos) e erga os pés do colchonete até sentir-se equilibrado sobre a região posterior dos ísquios. Mantenha o queixo fixo próximo ao peito e os cotovelos quase estendidos. Você deve sentir que assumiu uma forma redonda, como uma bola.
3. Inicie o rolamento pressionando o umbigo fortemente para a coluna e, caindo para trás, leve as pernas junto com você. Não jogue a cabeça para trás a fim de dar impulso*; em vez disso, trabalhe fortemente usando os abdominais.
4. Inspire ao rolar para trás e expire ao vir para a frente, tentando conservar uma distância uniforme entre o peito e as coxas enquanto se movimenta. Mantenha os cotovelos estendidos para que você trabalhe com os abdominais e não com os ombros.
5. *Imagine-se em uma cadeira de balanço quase caindo para trás e rapidamente volte para a posição de equilíbrio.*
6. Repita o *Rolling like a ball* cinco ou seis vezes e, para terminar, apóie as plantas dos pés no chão e levante os quadris deslocando-os para trás, para longe dos calcanhares, preparando-se para executar o *Single leg stretch*.

* N. da T.: No original, "*Keep the momentum*". A autora explica a expressão no Glossário. Em um livro que não tem pretensão de usar termos técnicos, "impulso" – no lugar de "momento" – parece explicar melhor o que se quer obter no movimento. Esse critério foi adotado em todas as ocorrências da palavra "impulso".

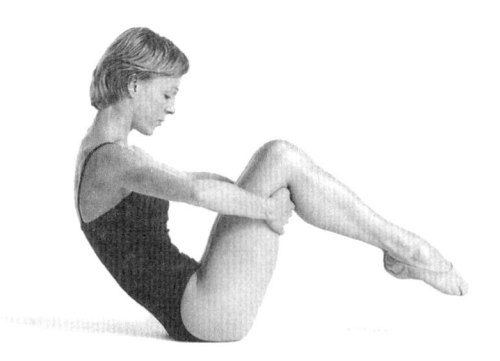

O *Rolling like a ball* trabalha os abdominais, melhora o equilíbrio e atua como uma massagem na coluna.

Dicas e sugestões básicas

- Permanecer completamente redondo durante os movimentos de rolar.
- O impulso é a chave agora. Quanto mais lentamente rolar para trás, menos chance você tem de conseguir voltar.
- Tente sentir cada vértebra à medida que elas pressionam o colchonete, como se tocassem a escala de um xilofone.
- Lembre-se de puxar os abdominais para dentro e manter cabeça e pescoço estáveis durante os movimentos de rolar.
- Cada vez que vier para a frente, "acione os freios" e se equilibre sobre a parte posterior dos ísquios. (Não permita que os pés toquem o colchonete.)
- Não role para trás chegando até o pescoço; pare o movimento quando chegar à base das escápulas.
- Não permita que a cabeça se desloque para trás e para a frente durante a seqüência. Mantenha-a firmemente curvada na direção dos joelhos.
- Não feche os olhos, pois isso dificulta o equilíbrio.
- Teste sua resistência colocando uma bola (do tamanho aproximado de uma bola de basquete) entre o abdome contraído e as coxas, e veja se ainda consegue executar a seqüência.

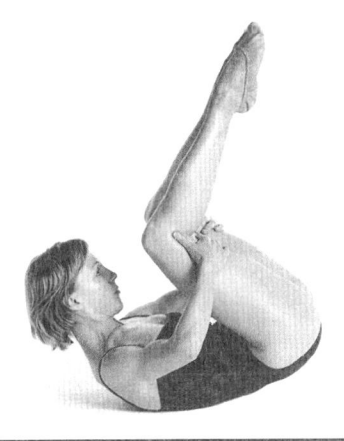

BÁSICO MODIFICADO

SINGLE LEG STRETCH
(Alongar uma perna)

Passo a passo

1. Deite-se de costas, com os joelhos puxados para o peito.
2. Segure uma perna com ambas as mãos e estenda a outra na direção do teto, tão próximo de um ângulo de noventa graus quanto possível. Se a perna direita estiver dobrada, coloque a mão direita no tornozelo e a mão esquerda sobre o joelho.
3. Com os cotovelos estendidos, levante a cabeça e o pescoço, com o queixo na direção do abdome.
4. Expire e observe o umbigo afundar em direção à coluna. Conserve-o nessa posição *como se você estivesse ancorado no colchonete*.
5. Inspire e troque a posição das pernas e também das mãos. Alongue a perna estendida para longe do quadril, mantendo-a alinhada com o centro do corpo.
6. Repita três seqüências do *Single leg stretch* e puxe ambos os joelhos para o peito, preparando-se para o *Double leg stretch*.

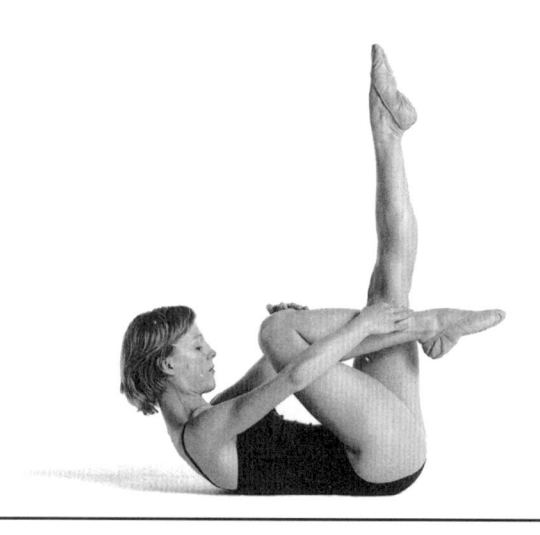

O *Single leg stretch* trabalha sua casa de força e alonga costas e pernas.

Dicas e sugestões básicas

OBJETIVO
- Manter a parte superior do corpo e do tronco completamente imóvel durante a execução dos movimentos de perna.

FOCO
- Lembre-se de manter-se elevado usando os abdominais, como se fosse levantado pela região posterior do peito*. Escave o abdome durante todo o tempo e pressione a coluna *ainda mais* contra o colchonete quando trocar de pernas.
- Conserve os cotovelos estendidos e os ombros pressionados para baixo e para longe das orelhas. Isso permite melhor utilização dos abdominais.
- Sustente a perna estendida em uma altura que possibilite manter apoiada a região inferior das costas.
- Contrair os glúteos ao estender a perna o ajudará a manter a posição correta.

PRECAUÇÕES
- Não deixe os ombros subirem para as orelhas.
- Não erga a cabeça com a ajuda do pescoço. (Se o pescoço ficar cansado, descanse-o no colchonete e então tente novamente levantar a cabeça de forma correta.)
- Não solte os músculos abdominais enquanto troca a posição das pernas.

* N. da T.: Ao manter os ombros longe das orelhas, a musculatura que deprime as escápulas, situadas na região posterior, entra em ação dando a sensação de força sendo exercida a partir da região posterior superior do tronco, que a autora denomina "posterior do peito".

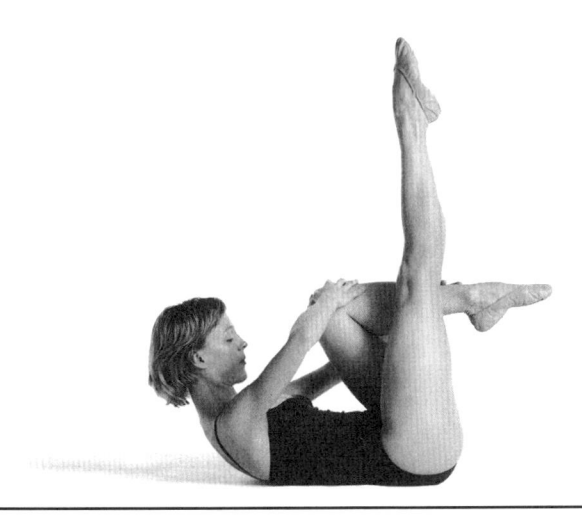

BÁSICO MODIFICADO

DOUBLE LEG STRETCH
(Alongar as duas pernas)

Passo a passo

1. Deite-se de costas, com os joelhos puxados para o peito.
2. Estenda os cotovelos e traga cabeça e pescoço para cima, com o queixo na direção do abdome.
3. Expire e observe o umbigo afundar bastante em direção à coluna.
4. Inspire profundamente e alongue o corpo ao máximo, dirigindo os braços para trás, ao lado das orelhas, e estendendo as pernas para cima, na direção do teto, em um ângulo de noventa graus – *como se você estivesse se espreguiçando antes de sair da cama.*
5. *Conserve o torso firmemente ancorado no colchonete, como fez no* Single leg stretch, *e não permita que a cabeça se afaste do peito.*
6. Ao expirar, traga os joelhos de volta ao peito, circulando os braços para o lado, indo ao encontro dos joelhos.
7. Puxe os joelhos firmemente para o peito a fim de aumentar a ênfase da expiração, como se estivesse espremendo o ar para fora do pulmão.
8. Repita a seqüência cinco vezes, permanecendo com o tronco parado enquanto inspira, para alongar, e puxando de volta braços e pernas enquanto expira.
9. Termine puxando de volta os joelhos para o peito, com uma expiração profunda, então role para cima e sente-se, preparando-se para o *Spine stretch forward*.

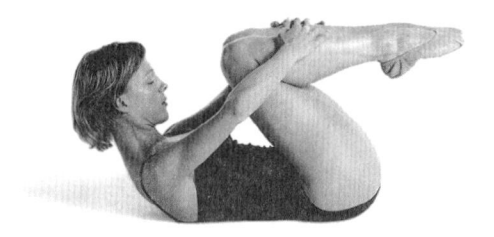

O *Double leg stretch* trabalha a casa de força e alonga braços e pernas.

Dicas e sugestões básicas

OBJETIVO
- Permanecer completamente imóvel em seu centro, queixo na direção do peito, durante todo o exercício.

FOCO
- Dê apoio ao pescoço fixando a parte superior do corpo durante a execução do movimento. Aperte fortemente os glúteos e a parte interna das coxas enquanto estende as pernas, para dar proteção à lombar.
- Enquanto expira e se alonga, certifique-se de que os braços estão completamente estendidos e de que você faz uma força de oposição. (Sinta como se estivesse sendo puxado em dois sentidos opostos, tendo somente os abdominais para segurá-lo contra o colchonete.)

DICA
- Se você puxar o peito fortemente para os joelhos enquanto expira, conservando a tração nos cotovelos, sentirá uma agradável liberação de tensão, pelo alongamento na região do músculo trapézio (parte superior das costas e pescoço). Trata-se de um local muito tenso na maioria das pessoas; portanto, aproveite o alívio enquanto expira.

PRECAUÇÃO
- Não deixe a cabeça cair para trás enquanto alonga os braços acima da cabeça.

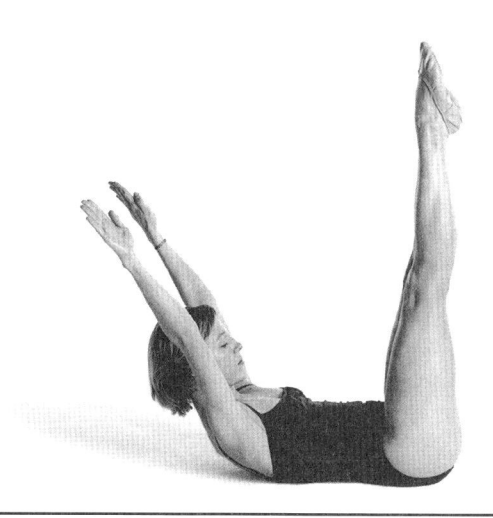

BÁSICO MODIFICADO

SPINE STRETCH FORWARD
(Alongar a coluna para a frente)

Passo a passo

1. Sente-se ereto no colchonete, com as pernas estendidas para a frente, afastadas em uma largura um pouco maior que a dos quadris. Flexione os joelhos ligeiramente, para relaxar os isquiotibiais.
2. Alongue os braços para a frente, na altura dos ombros, e flexione os pés. Inspire e sente-se ainda mais ereto.
3. Traga o queixo na direção do peito e comece a rolar para baixo, pressionando o umbigo fortemente para a coluna à medida que se curva. *Imagine que você está formando a letra C com o corpo.*
4. Expire enquanto alonga o corpo para a frente, resistindo ao alongamento puxando para trás com os abdominais. Esse é novamente o trabalho de oposição. Os quadris devem permanecer imóveis durante todo o tempo.
5. Inspire quando reverter o movimento desse exercício, *rolando para cima como se estivesse se comprimindo contra uma parede atrás de si.*
6. Expire, retornando à posição sentada, ereto. Pressione os ombros para baixo e *alongue as costas bem retas contra uma parede imaginária atrás de si.*
7. Repita três vezes com o objetivo de aumentar o alongamento da coluna para baixo a cada repetição.

Pratique esses sete exercícios modificados até sentir-se capaz de mudar para os exercícios básicos do programa completo de exercícios no colchonete.

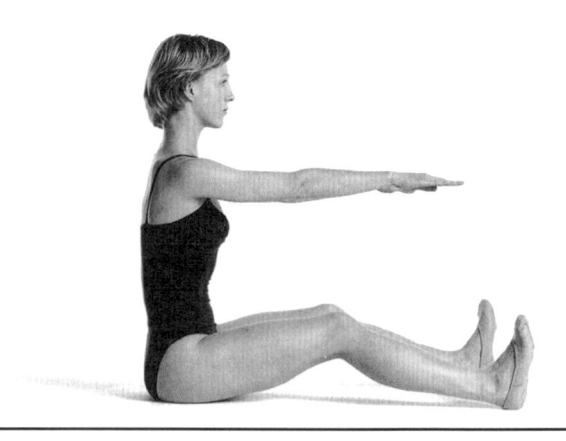

O ***Spine stretch forward*** trabalha os abdominais profundos, articula a coluna e ajuda a desenvolver boa postura.

Dicas e sugestões básicas

OBJETIVO
- Conservar os quadris estáveis durante o alongamento da coluna.

FOCO
- A respiração é a chave do bom alongamento, portanto não a contenha. Isso criaria mais tensão e limitaria seu progresso.
- Ao retornar do enrolamento, pressione os ombros para baixo e para longe das orelhas a fim de liberar os músculos da parte de trás do pescoço. (O topo da cabeça deve alongar-se na direção do teto.)
- À medida que você se alonga de volta para uma posição bem ereta, certifique-se de que está iniciando o movimento pela casa de força, sem levantar a cabeça para subir. (A cabeça deve ser a última parte do corpo a ir para cima.)

PRECAUÇÕES
- Ao alongar-se para a frente, não deixe os joelhos girarem para dentro. Puxe os dedinhos dos pés em sua direção enquanto se alonga.
- Não oscile ou se desloque para a frente ao alongar-se. Em vez disso, pense em alcançar algo contra uma força de oposição.
- Não role para trás, mas para cima, ao voltar a sentar-se ereto.

PROGRESSÃO PARA O INICIANTE
- À medida que progredir, tente aumentar o alongamento dos isquiotibiais, estendendo primeiro uma perna e depois a outra, enquanto expira indo para a frente.

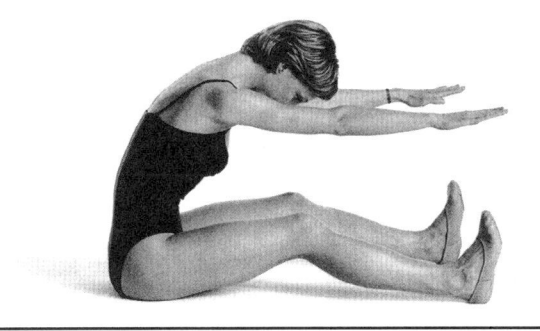

Pilates no solo
Programa completo

SEQÜÊNCIA DE EXERCÍCIOS NO SOLO

Lembre que esses exercícios foram desenvolvidos como uma seqüência, que visa criar fluxo de movimento. Estude os movimentos a seguir e tente visualizar as transições de um exercício para o outro.

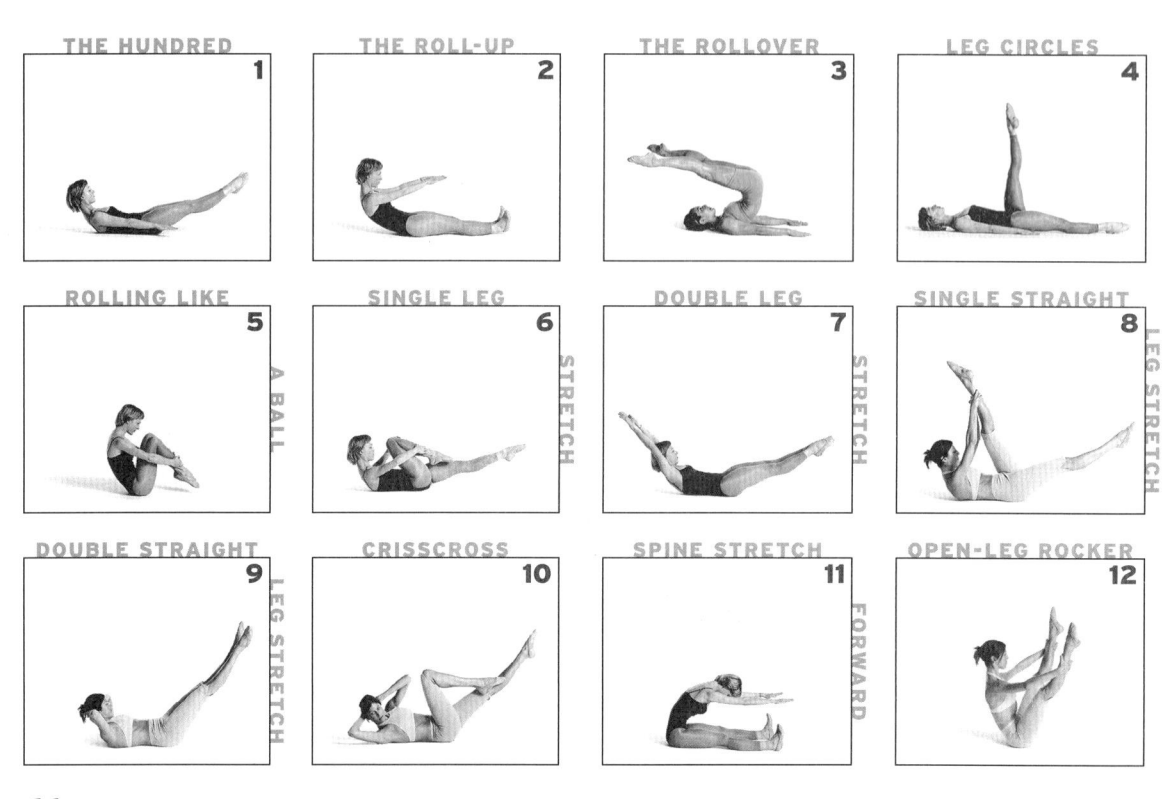

THE HUNDRED	THE ROLL-UP	THE ROLLOVER	LEG CIRCLES
1	2	3	4
ROLLING LIKE A BALL	**SINGLE LEG STRETCH**	**DOUBLE LEG STRETCH**	**SINGLE STRAIGHT LEG STRETCH**
5	6	7	8
DOUBLE STRAIGHT LEG STRETCH	**CRISSCROSS**	**SPINE STRETCH FORWARD**	**OPEN-LEG ROCKER**
9	10	11	12

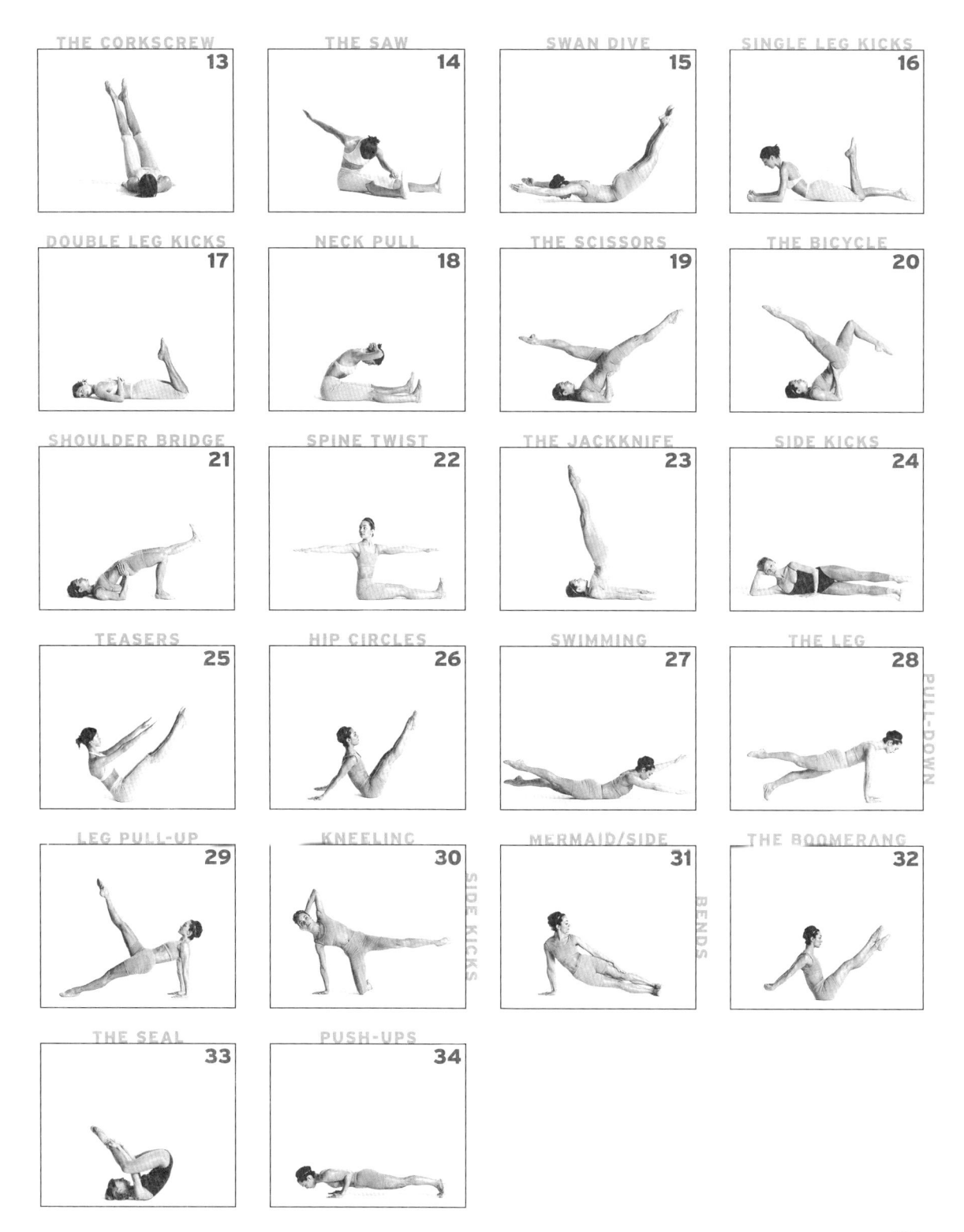

THE CORKSCREW **13**	THE SAW **14**	SWAN DIVE **15**	SINGLE LEG KICKS **16**
DOUBLE LEG KICKS **17**	NECK PULL **18**	THE SCISSORS **19**	THE BICYCLE **20**
SHOULDER BRIDGE **21**	SPINE TWIST **22**	THE JACKKNIFE **23**	SIDE KICKS **24**
TEASERS **25**	HIP CIRCLES **26**	SWIMMING **27**	THE LEG PULL-DOWN **28**
LEG PULL-UP **29**	KNEELING SIDE KICKS **30**	MERMAID/SIDE BENDS **31**	THE BOOMERANG **32**
THE SEAL **33**	PUSH-UPS **34**		

INICIANTE

THE HUNDRED
(A centena)

Passo a passo

1. Deite-se de costas e puxe os joelhos para o peito. Inspire profundamente e, ao expirar, afunde peito e abdome no colchonete.
2. Mantenha a *sensação de um peso pressionando o tronco para baixo* enquanto eleva a cabeça para olhar a barriga. (Certifique-se de estar enrolando-se para a frente a partir da região superior das costas, e não do pescoço).
3. Alongue os braços ao longo do corpo e avance até sentir a região inferior das escápulas afundando no colchonete.
4. Alongue as pernas em direção ao teto, apertando os glúteos e a região póstero-superior interna das coxas uma contra a outra, até que nenhuma luz passe entre elas.
5. *Comece a balançar os braços estendidos, "bombeando" para cima e para baixo como se estivesse batendo com as palmas das mãos numa superfície d'água.* (Mantenha o movimento pouco acima do colchonete e os braços alongados.)
6. Inspire contando cinco oscilações dos braços e expire também contando até cinco, tentando alcançar mais longe enquanto respira.
7. Abaixe as pernas para um ângulo de quarenta e cinco graus ou até o ponto imediatamente antes de a coluna arquear-se, desapoiando-se.
8. Mantenha essa posição, "bombeando" os braços e respirando, contando até cem.
9. Termine repousando a cabeça no solo e trazendo os joelhos de volta para o peito antes de alongar-se, preparando-se para o *Roll-up*.

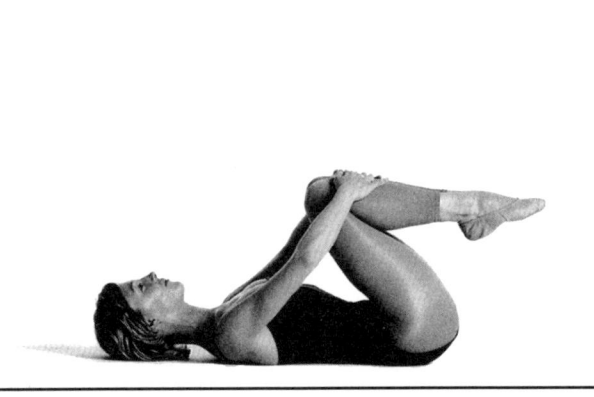

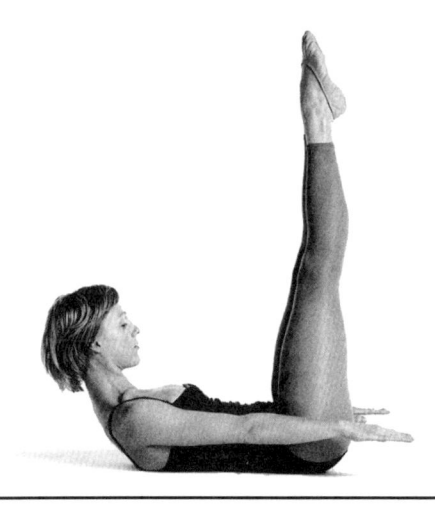

O *Hundred* é um exercício de respiração que visa aumentar a circulação do sangue para aquecer o corpo e prepará-lo para os próximos exercícios.

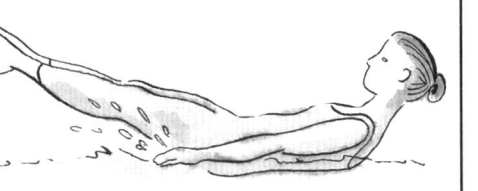

Dicas e sugestões

OBJETIVO
- Manter o dorso apoiado e estável com os pés mantidos na altura dos olhos. Não é uma tarefa fácil de início; assim, não se esforce até o limite.

PONTOS-CHAVE
- Certifique-se de estar sempre focado no peso sobre a barriga enquanto ela afunda em direção à coluna.
- Mantenha os ombros pressionados para longe das orelhas, aumentando o alongamento dos músculos do pescoço e o trabalho abdominal.
- Apertar os glúteos e a região póstero-superior interna das coxas estabiliza a região lombar.

PRECAUÇÃO
- Nunca deixe as pernas caírem além do ponto de conforto para a lombar. Você deve conseguir manter o dorso apoiado e a barriga escavada durante todo o tempo.

MODIFICAÇÕES
- Se a lombar começar a doer, simplesmente dobre os joelhos em direção ao peito.
- Se o pescoço doer, descanse apoiando-o no colchonete e então tente novamente, certificando-se de que está elevando-se a partir da região superior das costas e do peito, e não do pescoço.

PROGRESSÃO
- Conforme progredir, permita que as expirações prolonguem-se para melhorar sua capacidade cardiovascular.

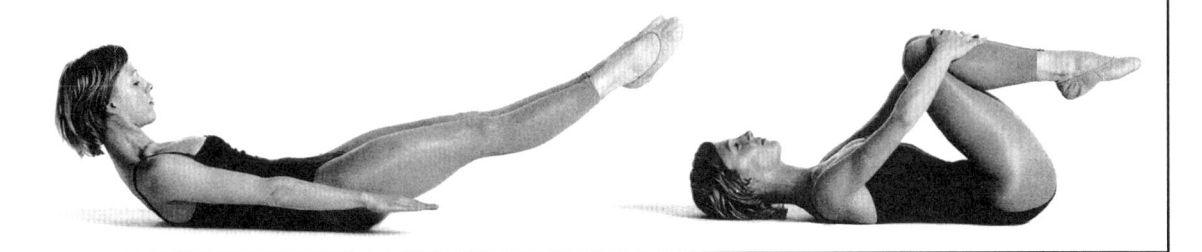

INICIANTE

THE ROLL-UP
(Rolar para cima)

Passo a passo

1. Estique-se alongado o corpo, *como você se espreguiçaria ao acordar.*
2. Aperte os glúteos firmemente e pressione a parte posterior das coxas uma contra a outra.
3. Flexione os pés na postura Pilates e traga os braços estendidos para a frente, acima da cabeça.
4. Quando os braços passarem pelo peito, eleve a cabeça inspirando à medida que inicia o rolamento para cima.
5. *Imagine que a região inferior do corpo está presa ao colchonete por correias, estabilizando-a pelos ossos dos quadris.*
6. Para sentir a coluna se articulando, siga esta seqüência: direcione o queixo para o peito, o peito sobre as costelas, as costelas sobre o abdome, o abdome sobre os quadris, e imagine-se tentando levantar-se para fora dos quadris e acima das coxas, alongando-se para a frente.
7. Expire enquanto se alonga para a frente a partir dos quadris, mantendo o umbigo pressionado para a coluna. Isso é oposição em ação.
8. Inicie a volta contraindo os glúteos e deslizando levemente o cóccix para baixo. Inspire enquanto começa a pressionar o umbigo para a coluna.
9. Reverta a seqüência do exercício e expire, sentindo cada vértebra pressionar o colchonete. Continue pressionando a região posterior das coxas uma contra a outra para estabilização.
10. Quando a região posterior dos ombros tocar o colchonete, abaixe a cabeça e traga os braços para cima alongando todo o corpo antes de reiniciar o movimento.
11. Repita essa seqüência de três a cinco vezes e termine deitado no colchonete, com os braços ao longo do corpo, pronto para o *Rollover.*

    NOTA: Iniciantes devem seguir para o *Single leg circles.*

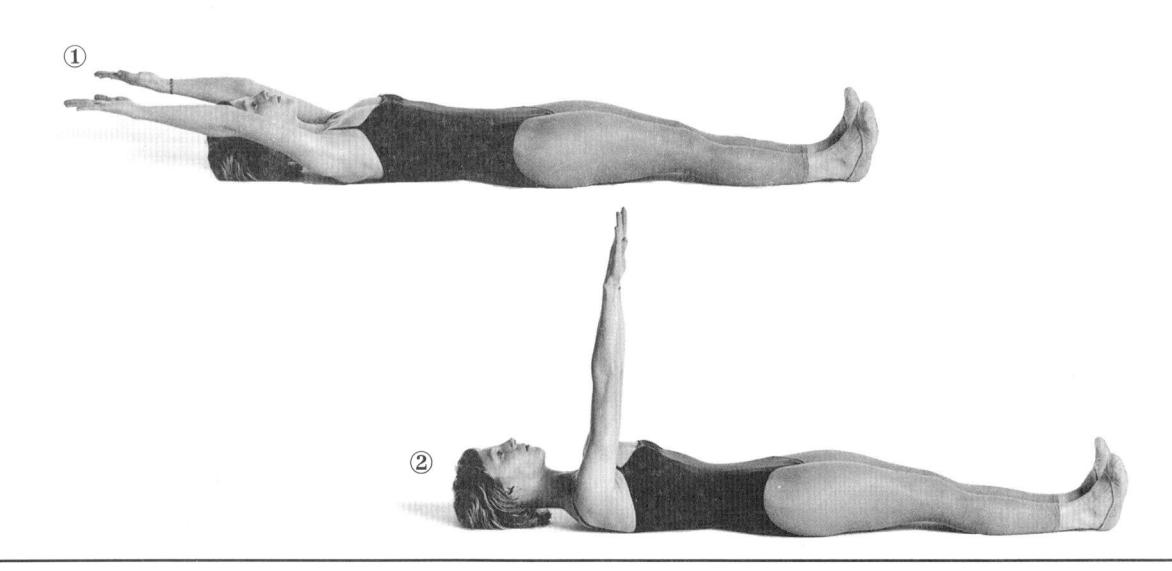

O *Roll-up* alonga e fortalece a coluna por mobilizar as vértebras articulação por articulação.

Dicas e sugestões

OBJETIVO
- Permanecer absolutamente imóvel na região inferior do corpo enquanto mobiliza a coluna articulação por articulação.

PONTOS-CHAVE
- Tente sentir a fluidez do movimento à medida que evolui.
- Use forças opostas empurrando a barriga para trás enquanto se alonga para a frente, assim você não cai.
- Lembre-se de apertar a região superior interna das coxas para manter imóvel a parte inferior do corpo. *Imagine-se prendendo uma bolinha entre os tornozelos ou na região posterior interna das coxas.*
- Mantenha o queixo próximo ao peito ao rolar para cima e para baixo de forma a não fazer força no pescoço. Curve-se para a frente, alongue-se e então lentamente desenrole-se de volta para o colchonete, alongando a coluna conforme o movimento evolui.

PRECAUÇÕES
- Não role para cima usando pescoço e ombros. Use os músculos da casa de força.
- Não permita que o corpo se solte para a frente ao alongar-se.
- Não permita que as pernas se elevem distanciando-se do colchonete ao enrolar-se para cima.

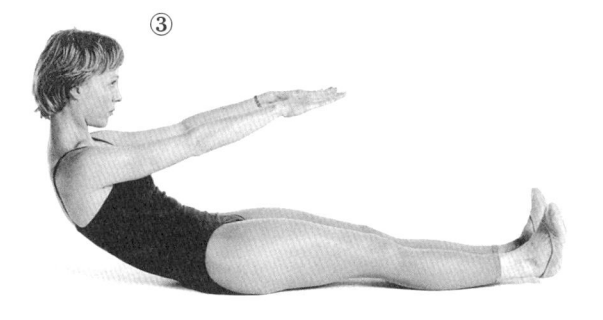

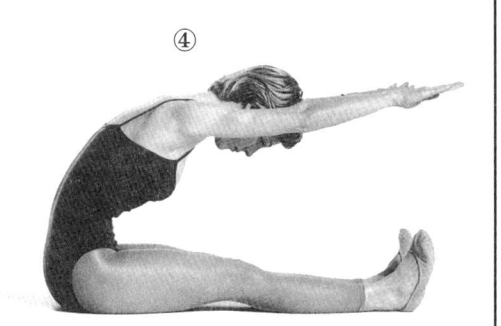

AVANÇADO

THE ROLLOVER
(Rolar para trás)

Passo a passo

1. Deite-se sobre o colchonete com os braços alongados ao longo do corpo para estabilização.
2. Inicie o *Rollover* contraindo os glúteos e inspirando enquanto eleva as pernas em direção à cabeça. Lembre-se de elevá-las a partir dos quadris e controle o movimento com a casa de força.
3. Enrole-se para trás até que as pernas estejam paralelas com o teto e o colchonete. Não role para a região posterior do pescoço. Em vez disso, sustente-se na região posterior dos ombros.
4. Afaste as pernas na largura dos quadris e expire enquanto desenrola a coluna de volta, abaixando-a para o chão, sentindo uma vértebra por vez pressionar o colchonete.
5. Controle o movimento *imaginando os braços como barras de chumbo prendendo-o ao colchonete*. Pressione as palmas construindo uma moldura dentro da qual você pode alinhar o corpo.
6. À medida que se desenrola para baixo, sinta a coluna alongando-se mais e mais mantendo as pernas retas e levemente giradas para fora.
7. Quando o cóccix tiver tocado o apoio, continue abaixando as pernas até o ponto antes de a coluna lombar começar a se arquear desapoiando-se. Pressione as pernas novamente uma contra a outra e repita a seqüência do *Rollover*.
8. Complete de três a cinco repetições com as pernas juntas ao subir e afastadas ao descer. Em seguida, inverta a posição das pernas e complete de três a cinco repetições com as pernas afastadas ao subir e juntas ao descer.
9. Termine o *Rollover* deitado de costas com os braços ao longo do corpo, pronto para o *Single leg circles*.

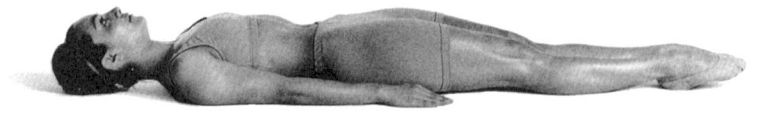

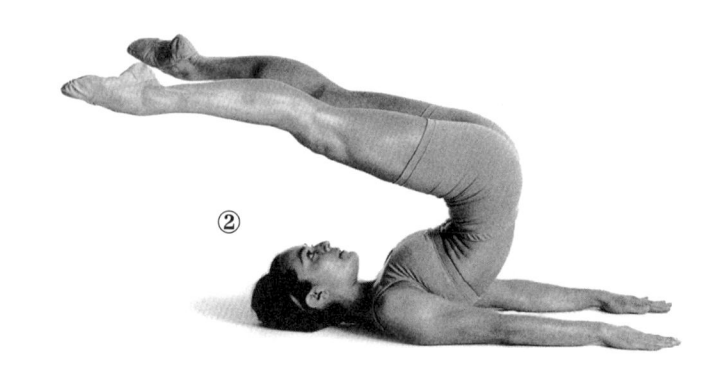

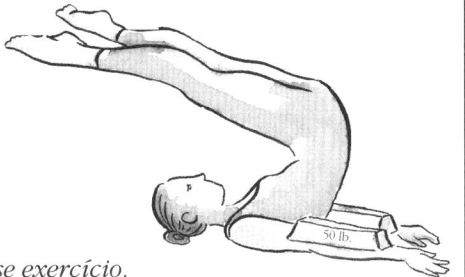

O *Rollover* alonga e mobiliza a coluna articulação por articulação, utilizando a casa de força.

Dicas e sugestões

Se tiver problemas de pescoço ou lombar, não faça esse exercício.

OBJETIVO
- Manter a parte superior do tronco colada ao colchonete durante a realização dos movimentos do *Rollover*.

PONTOS-CHAVE
- Certifique-se de estar suficientemente aquecido antes de realizar esse exercício.
- Fluidez! Utilize a casa de força para manter a mesma mobilidade durante todo o tempo.
- Certifique-se de estar elevando-se a partir da região posterior dos quadris, e não simplesmente permitindo que o peso das pernas puxe-o para cima.
- Estabilize o tronco pressionando as palmas e escorregando-as para a frente à medida que o movimento ocorre.
- Mantenha as coxas levemente giradas para fora a partir dos quadris, a fim de aumentar o controle.

PRECAUÇÕES
- Nunca role para a região posterior do pescoço.
- Se não puder rolar para trás sem deixar cair os pés no chão ou dobrar os joelhos, você não deve realizar esse exercício.

MODIFICAÇÃO
- No início, você pode flexionar ligeiramente os joelhos se o alongamento na região posterior das pernas parecer demasiado (mas não faça disso um hábito).

PROGRESSÕES
- Para um alongamento adicional, coloque os artelhos no colchonete quando os pés estiverem acima da cabeça e pressione os calcanhares para trás.
- No último *Rollover* traga as mãos para cima da cabeça e agarre os pés.

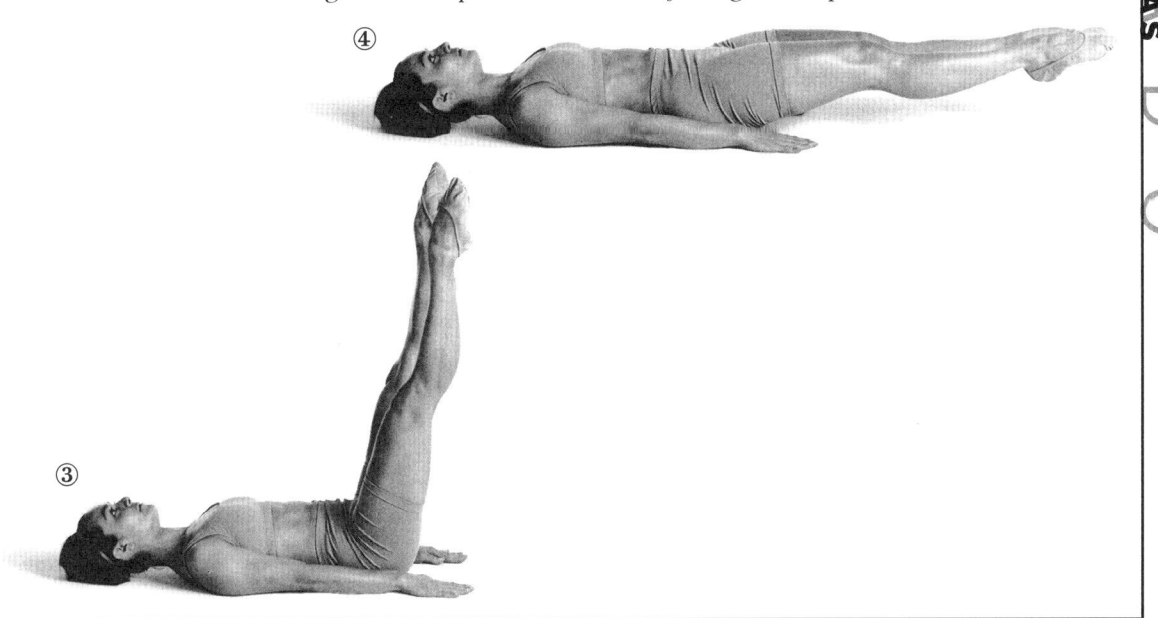

INICIANTE

SINGLE LEG CIRCLES
(Círculos com uma perna)

Passo a passo

1. É recomendável iniciar esse exercício com um alongamento, puxando um joelho para o peito e alongando-o na direção do teto enquanto segura o tornozelo ou a panturrilha.
2. Traga de volta os braços para baixo, ao longo do corpo, e deixe a perna reta apontando para o teto, o mais verticalmente possível. Alongue a parte posterior do pescoço pressionando-a contra o colchonete.
3. A perna oposta deve estar centralizada, crescendo para a frente, estabilizando.
4. Alongue a perna cruzando o corpo, então circule para baixo e retorne à posição inicial. Mantenha a perna levemente girada para fora desde o quadril, de forma que a região posterior deste permaneça em contato com o colchonete. Não permita que a perna afaste-se muito da articulação do quadril.
5. *Imagine-se desenhando círculos no teto com a perna.*
6. Complete de três a cinco repetições, inspirando quando começa o movimento e expirando quando o conclui. Inverta o sentido do movimento da perna e complete de três a cinco repetições, permanecendo estabilizado nos quadris durante todo o tempo.
7. Repita o alongamento e os círculos com a outra perna.
8. Finalize os *Single leg circles* dobrando ambos os joelhos e rolando para a posição sentada. Eleve os glúteos na direção dos calcanhares, preparando-se para o *Rolling like a ball*.

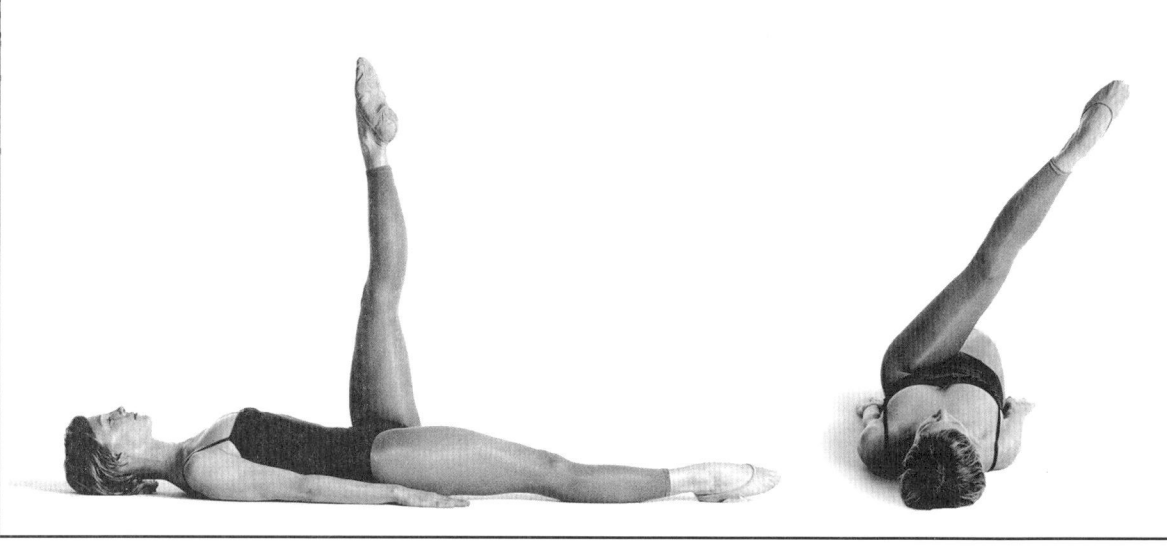

O *Single leg circles* mobiliza e fortalece a perna a partir da articulação do quadril e alonga o trato iliotibial (que corre ao longo da região externa da coxa).

Dicas e sugestões

OBJETIVO
- Permanecer completamente imóvel nos quadris e no tronco enquanto circula a perna.

PONTOS-CHAVE
- O exercício enfatiza o balanço para cima, em que é necessário utilizar a casa de força no controle do movimento. Tente manter a perna imóvel no fim de cada círculo para sentir os abdominais trabalhando.
- Pressione as palmas das mãos no colchonete para uma estabilidade suplementar.
- A fim de impedir que o quadríceps realize todo o trabalho, gire ligeiramente a perna para fora no quadril e acione o glúteo para ajudar na realização do movimento. (Se o quadril saltar ou estalar, reajuste a posição da perna e contraia os glúteos.)

PRECAUÇÕES
- Certifique-se de que o joelho não gira para dentro enquanto você circula a perna. Tente conduzir o movimento com a região interna do joelho.
- Não deixe a perna cair tão baixo que a lombar se arqueie, desapoiando-se. Se necessário, dobre o joelho oposto para manter a lombar apoiada.
- Não incline a cabeça para trás nem eleve a região posterior do peito para longe do colchonete.

PROGRESSÃO
- À medida que progride, você pode aumentar gradualmente o tamanho dos círculos. Mantenha o controle nos quadris por todo o tempo.

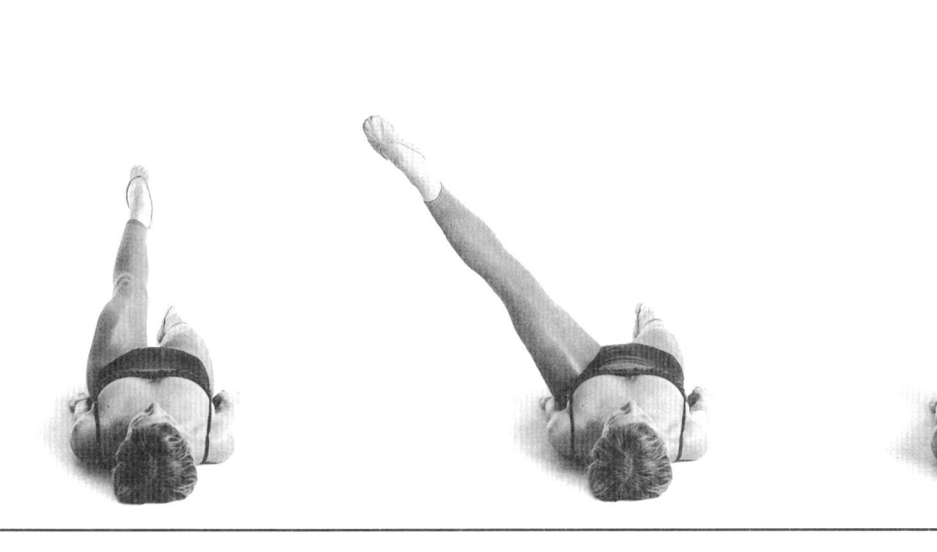

INICIANTE

ROLLING LIKE A BALL
(Rolando como uma bola)

Passo a passo

1. Sente-se na beirada do colchonete com os joelhos dobrados junto ao peito e segure os tornozelos. Mantenha os calcanhares colados e os cotovelos estendidos.
2. Afaste ligeiramente os joelhos e eleve os pés do colchonete até equilibrar-se sobre a região do cóccix. Com o queixo enrolado na direção do peito, você deve sentir que assumiu *a forma de uma bola.*
3. Inicie o enrolamento pressionando o umbigo fortemente para a coluna, caindo para trás, trazendo os joelhos consigo. Não jogue a cabeça para trás ao iniciar o movimento.
4. Inspire ao rolar para trás e expire ao retornar, enfatizando a puxada dos calcanhares para junto dos glúteos ao subir.
5. *Imagine-se em uma cadeira de balanço que está prestes a virar e rapidamente retorne para cima.*
6. Cada vez que vier para a frente, "freie" e equilibre-se sobre a região do cóccix. Não permita que os pés toquem o colchonete.
7. Repita o *Rolling like a ball* cinco ou seis vezes e prepare-se para a Série abdominal*, deslocando-se para o centro do colchonete e puxando um joelho para o peito.

* N. da T.: No original, "Stomach Series". Muitos praticantes mantêm essa denominação.

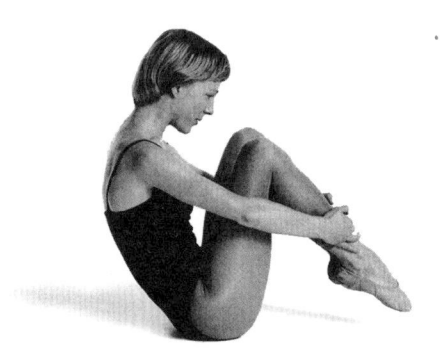

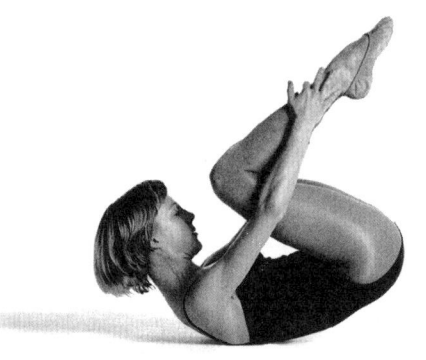

O *Rolling like a ball* é um exercício abdominal que melhora o equilíbrio e massageia a coluna.

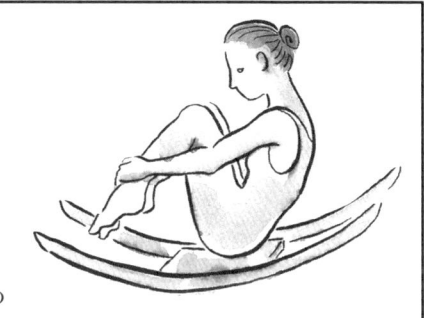

Dicas e sugestões

OBJETIVO
- Manter-se tão enrolado quanto possível ao longo de todo o movimento.

PONTOS-CHAVE
- Aqui, mobilidade é o segredo. Quanto mais lentamente você rolar para trás, menor a chance de conseguir retornar para cima.
- Tente sentir cada vértebra pressionando o colchonete, *como se percorressem a escala de um xilofone.*
- Lembre-se de puxar os abdominais para dentro e mantenha cabeça e pescoço sustentados durante todo o movimento.
- Mantenha os cotovelos estendidos.

PRECAUÇÕES
- Não permita que a cabeça balance para trás e para a frente durante o movimento. Procure mantê-la firmemente enrolada na direção dos joelhos.
- Não role sobre o pescoço; em vez disso, pare na região inferior das escápulas.
- Não permita que os ombros subam na direção das orelhas.

PROGRESSÃO
- Para um desafio suplementar, tente colocar a cabeça entre os joelhos e enrole os braços em torno das pernas, em vez de segurar os tornozelos.

Conforme progredir, certifique-se de que os calcanhares permanecem colados aos glúteos durante todo o movimento.

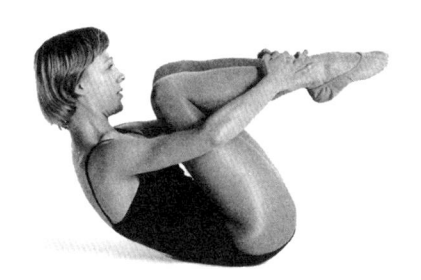

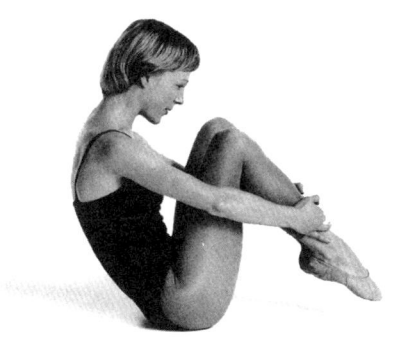

INICIANTE

SINGLE LEG STRETCH
(Alongar uma perna)

Passo a passo

1. Sente-se no centro do colchonete com os joelhos dobrados. Puxe e segure a perna direita na direção do peito, com a mão interna no joelho e a mão externa no tornozelo. (Isso mantém a perna perfeitamente alinhada com o quadril.)
2. Role para trás sobre o colchonete, trazendo consigo a perna dobrada.
3. Estenda a perna oposta para a frente, mantendo-a acima do colchonete em um ângulo que permita à lombar manter-se apoiada.
4. Com os cotovelos estendidos e o queixo erguido na direção do peito, inspire e observe o umbigo afundar na direção da coluna.
5. *Imagine-se ancorado no solo.*
6. Expire e troque a posição das pernas, trazendo a mão externa para o tornozelo e a interna para o joelho. Alongue a perna estendida para longe do quadril, alinhada com o centro do corpo.
7. Repita de cinco a dez vezes a seqüência do *Single leg stretch*. Depois, puxe ambos os joelhos para o peito e vá para o *Double leg stretch*.

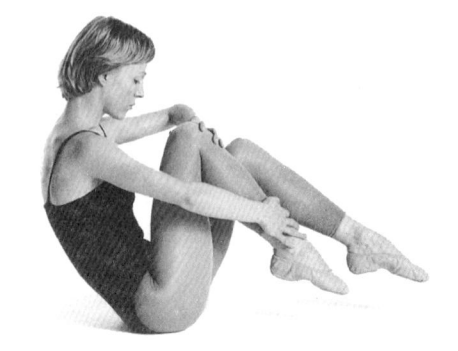

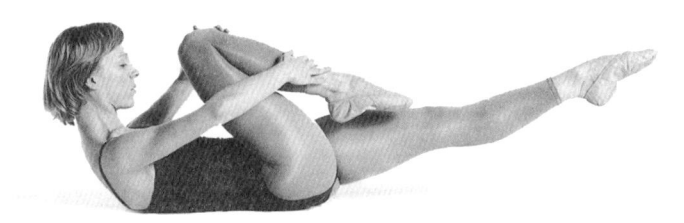

Este é o primeiro dos cinco exercícios integrantes da Série abdominal, em que se flui de um para o outro sem mudar a posição corporal inicial.

Dicas e sugestões

OBJETIVO
- Permanecer erguido e com o tronco perfeitamente imóvel durante a realização da seqüência.

PONTOS-CHAVE
- Permaneça elevado com a ajuda dos abdominais e da região posterior do peito. (Mantenha os olhos na barriga.)
- Escave a barriga todo o tempo e pressione a coluna *ainda mais* contra o colchonete enquanto troca a posição das pernas.
- Mantenha os cotovelos estendidos e os ombros pressionados para baixo e para longe das orelhas, de forma a utilizar os abdominais da melhor maneira.
- Contrair os glúteos ao estender a perna o ajudará a manter a postura correta.

PRECAUÇÕES
- Não se eleve para a frente usando o pescoço.
- Não leve a perna estendida para um nível abaixo do quadril. Tente mantê-la em uma altura que permita à lombar permanecer apoiada.

MODIFICAÇÕES
- Se tiver um problema de joelho, segure atrás da coxa e não em cima dele.
- Se tiver um problema lombar, leve a perna estendida na direção do teto. Conforme a força dos abdominais inferiores aumentar, você poderá começar a abaixá-la para um ângulo mais desafiador.

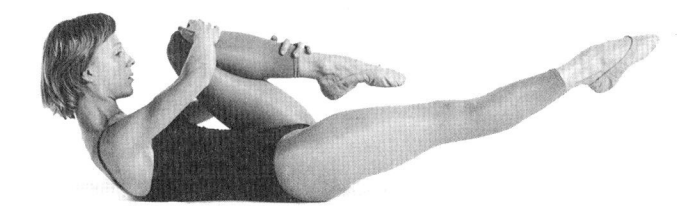

INICIANTE

DOUBLE LEG STRETCH
(Alongar as duas pernas)

Passo a passo

1. Deite-se de costas e puxe ambos os joelhos para o peito, com os cotovelos estendidos e a cabeça erguida.
2. Inspire profundamente, alongue-se em comprimento – levando os braços para trás, ao lado das orelhas – e eleve as pernas para a frente, cerca de quarenta e cinco graus, *como se estivesse se espreguiçando.*
3. *Imagine o tronco ancorado firmemente no colchonete*, como você fez no *Single leg stretch*, e não permita que a cabeça se afaste do peito.
4. Ao expirar, traga os joelhos de volta para o peito, enquanto os braços circulam para vir ao encontro deles.
5. Afunde a barriga para ainda mais longe dos joelhos a fim de aumentar a expiração, como se estivesse empurrando fortemente o ar para fora dos pulmões.
6. Repita a seqüência de cinco a dez vezes, mantendo o tronco imóvel enquanto inspira para alongar e expira para puxar.
7. Termine puxando ambos os joelhos para o peito com uma expiração profunda e vá para o *Single leg stretch*.

NOTA: Iniciantes devem seguir para o *Spine stretch forward*.

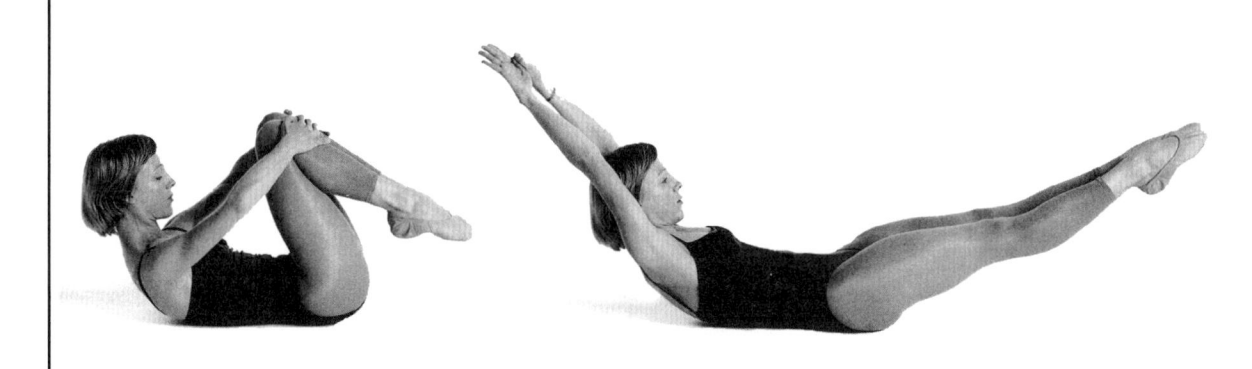

Segundo exercício da Série abdominal, o *Double leg stretch* trabalha a casa de força e alonga o corpo.

Dicas e sugestões

OBJETIVO
- Manter o tronco totalmente imóvel durante a realização dos movimentos.

PONTOS-CHAVE
- Sustente o pescoço mantendo o queixo na direção do peito enquanto se alonga em comprimento.
- Aperte os glúteos e a região superior interna das coxas uma contra a outra enquanto estende as pernas, para sustentar a lombar.
- Inspire para alongar-se, com os braços estendidos, e sinta-se sendo puxado em dois sentidos opostos, tendo apenas os abdominais para mantê-lo contra o colchonete.

DICA
- Se pressionar os joelhos para cima contra as mãos, aumentando a distância entre joelhos e peito enquanto expira e mantendo os cotovelos estendidos, você sentirá uma agradável liberação da região superior do dorso e pescoço.

PRECAUÇÃO
- Não deixe a cabeça cair para trás enquanto alonga os braços acima da cabeça.

MODIFICAÇÃO
- Se a lombar for sensível, alongue as pernas na direção do teto, e não em quarenta e cinco graus. À medida que a força dos abdominais inferiores aumentar, você poderá começar a abaixar as pernas para um ângulo mais desafiador.

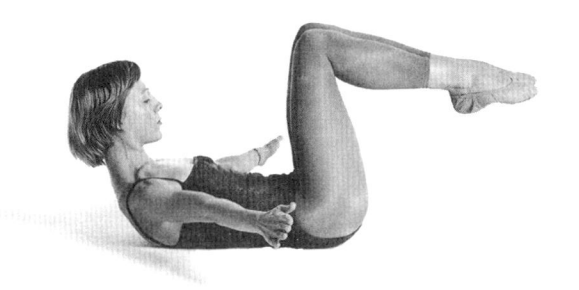

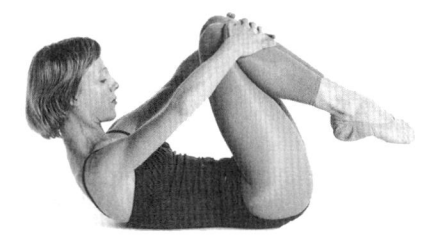

INTERMEDIÁRIO

SINGLE STRAIGHT LEG STRETCH
(Alongar uma perna estendida)

Passo a passo

1. Deite-se de costas e puxe ambos os joelhos para o peito, com os cotovelos estendidos e a cabeça erguida.
2. Estenda a perna direita na direção do teto e prenda o tornozelo com ambas as mãos enquanto alonga a perna esquerda para a frente, ligeiramente acima do colchonete.
3. *Imagine-se ancorando o tronco firmemente no colchonete* e mantenha a cabeça elevada na direção do peito.
4. Expire e pressione a coluna contra o colchonete.
5. Inspire e puxe a perna erguida na direção da cabeça, mantendo-a reta e fazendo-a oscilar duas vezes.
6. Expire e rapidamente troque a posição das pernas estiradas em um movimento de tesoura, fazendo uma passar pela outra.
7. Prenda o tornozelo da perna esquerda e repita o movimento, inspirando em uma seqüência e expirando na outra. *Imagine o ritmo do limpador de pára-brisa.*
8. Complete de cinco a dez seqüências e então, trazendo as pernas juntas a noventa graus para a postura Pilates, coloque as mãos atrás da cabeça erguida, preparando-se para o *Double straight leg stretch*.

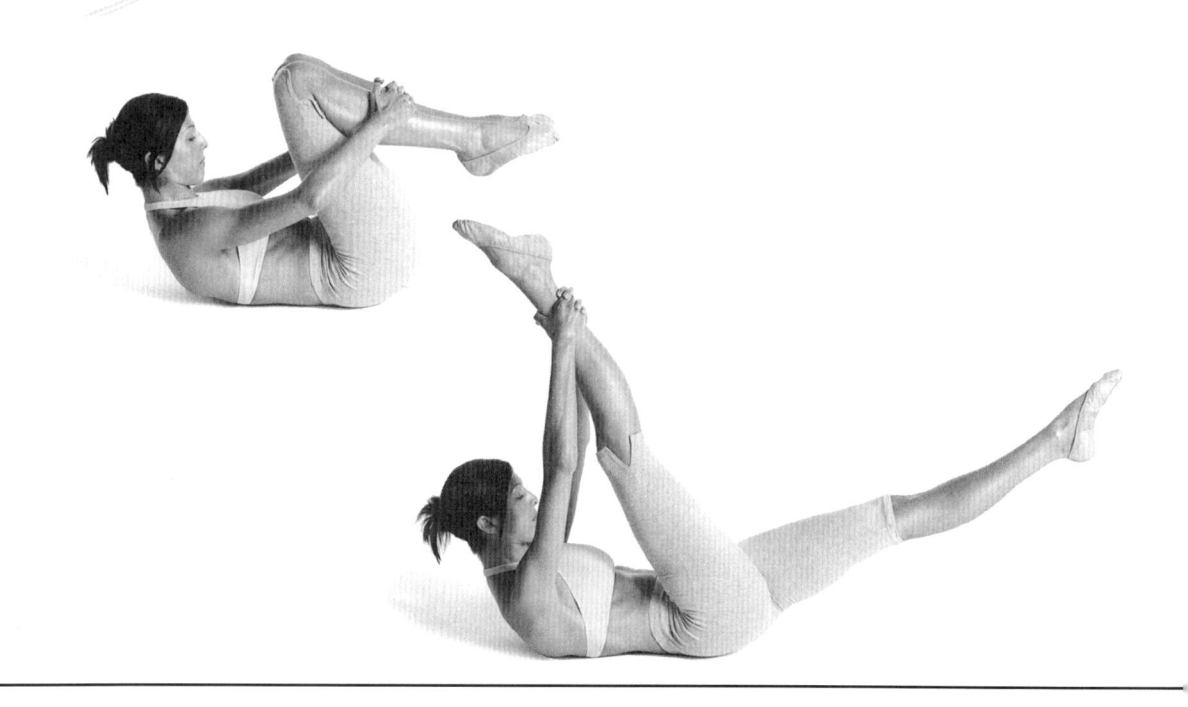

Terceiro da Série abdominal, o *Single straight leg stretch* possibilita alongamento adicional da região posterior das pernas enquanto trabalha a região abdominal.

Dicas e sugestões

OBJETIVO
- Permanecer com o tronco totalmente imóvel durante o alongamento e a realização do movimento de tesoura com as pernas.

PONTOS-CHAVE
- Use o ritmo para controlar o exercício, dando pequenos impulsos a cada alongamento.
- Mantenha os olhos focados na barriga e certifique-se de que ela afunda o tempo todo.

PRECAUÇÕES
- Não deixe os ombros caírem ou encurvarem a cada oscilação. Mantenha-os elevados com a ajuda da região posterior do peito.
- Não confie aos ombros a manutenção do peso da perna acima da cabeça. Use a casa de força!

INÍCIO
- Se esse alongamento mostrar-se muito difícil de início, segure a perna mais abaixo. Tente primeiro a panturrilha. Se ainda assim for demasiado difícil, mova as mãos para a região posterior da coxa. Não segure atrás do joelho.

PROGRESSÃO
- Para uma versão mais avançada, tente realizar o exercício com os braços alongados ao lado do corpo. Use controle e bom senso. Se sentir dor no pescoço ou na lombar, pare.

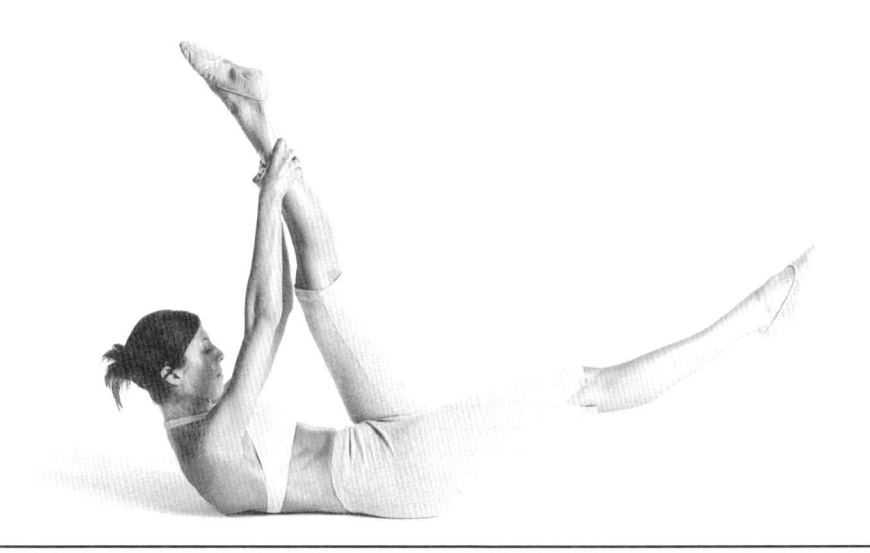

INTERMEDIÁRIO

DOUBLE STRAIGHT LEG STRETCH
(Alongar as duas pernas estendidas)

Passo a passo

1. Deite-se de costas com as mãos, uma sobre a outra (não entrelaçadas), atrás da cabeça erguida.
2. Estenda as pernas retas para o teto na postura Pilates. Pressione a região interna das coxas uma contra a outra até que nenhuma luz passe entre elas.
3. Ancore o centro firmemente no colchonete e eleve a cabeça em direção ao peito. Lembre-se de que está se elevando com o uso da região posterior dos ombros e abdominais, e não do pescoço. Assim, não permita que as mãos puxem o peso da cabeça para a frente.
4. Contraia os glúteos a fim de estabilizar a lombar e abaixe as pernas estendidas para o colchonete enquanto inspira. Pare ao sentir que a lombar começa a elevar-se do colchonete.
5. Contraia os glúteos ainda mais e expire conforme eleva as pernas estendidas para o teto novamente. Você deve sentir o peito exercendo uma leve pressão no sentido das pernas enquanto elas retornam à posição vertical.
6. *Imagine que as pernas estão presas a molas acima da cabeça e que você deve alongá-las enquanto desce, resistindo à sua puxada enquanto sobe.*
7. Repita de cinco a dez vezes e termine trazendo os joelhos para o peito, preparando-se para o *Crisscross*.

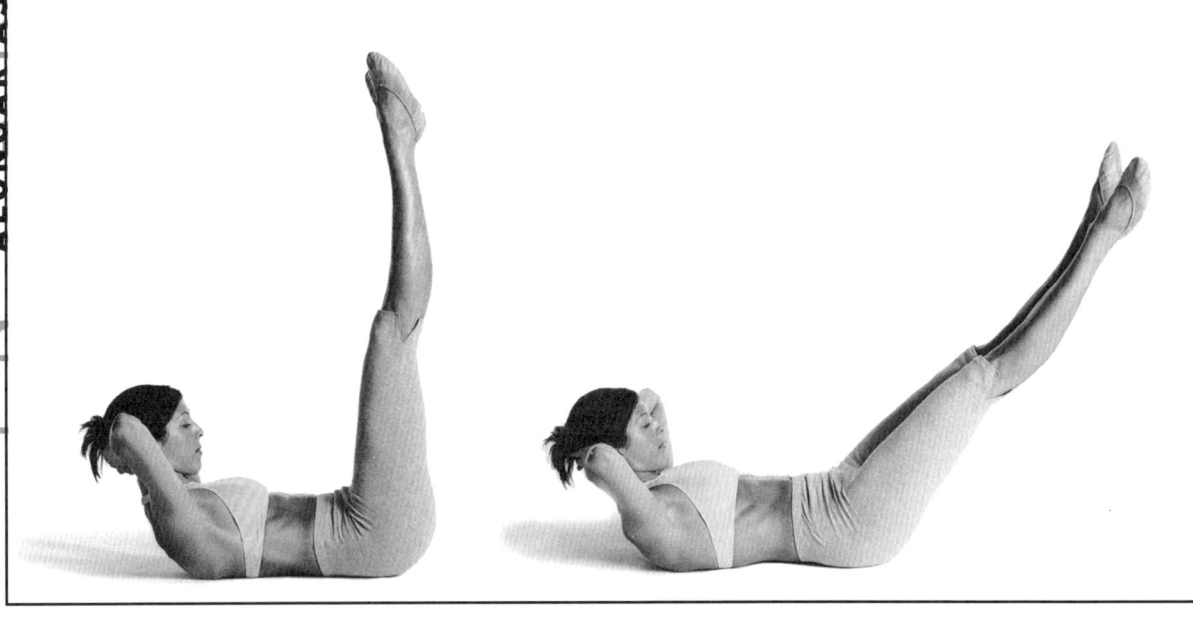

Quarto da Série abdominal, o *Double straight leg stretch* visa fundamentalmente a casa de força. Abdominais superiores e inferiores ajudam a incrementar o alongamento da região posterior das pernas.

Dicas e sugestões

OBJETIVO
- Permanecer com o tronco absolutamente imóvel ao abaixar as pernas para o chão.

PONTOS-CHAVE
- Mantenha os cotovelos afastados para os lados e pressione os ombros para baixo e para longe das orelhas, alongando os músculos do pescoço. Além disso, aumente o esforço concentrado nos abdominais.
- A fim de acentuar o controle desse movimento, mantenha um leve giro para fora na articulação do quadril, aperte um pouco mais as coxas conforme as traz de volta para cima e, enquanto isso, leve o peito no sentido das coxas.
- Conserve a barriga escavada durante todo o movimento e pressione o dorso contra o colchonete. Sinta como se o umbigo elevasse e abaixasse as pernas.

PRECAUÇÕES
- Não permita que a lombar se arqueie para longe do colchonete ao abaixar as pernas.
- Não permita que pernas e pés ultrapassem a linha da cintura. Pare quando estiverem perpendiculares ao teto.

MODIFICAÇÃO
- No início, e pelo tempo que julgar necessário, coloque as mãos em V logo abaixo do cóccix, com as palmas para baixo. Essa posição o ajudará a sustentar a lombar.

PROGRESSÃO
- Como desafio suplementar, tente alterar a dinâmica do exercício mudando a ênfase do movimento de elevar as pernas para o de abaixá-las. (Altere a respiração de acordo com o foco escolhido.)

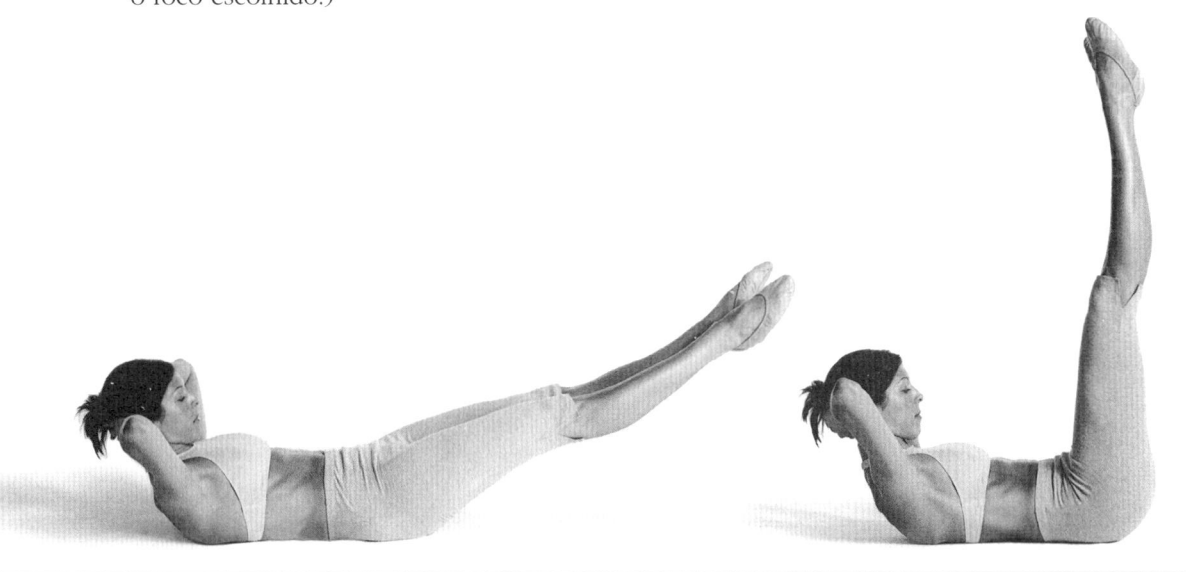

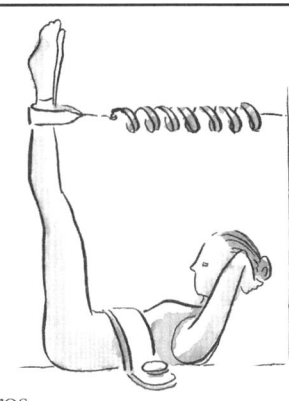

INTERMEDIÁRIO

CRISSCROSS
(Entrecruzado)

Passo a passo

1. Deite-se de costas com as mãos atrás da cabeça erguida e os joelhos dobrados na direção do peito.
2. Estenda a perna direita para a frente, longe de si, acima do colchonete, e gire a parte superior do corpo até que o cotovelo direito toque o joelho esquerdo. Inspire enquanto você se eleva para girar.
3. *Certifique-se de elevar-se desde abaixo do ombro* para alcançar o joelho, e não apenas com a ajuda do movimento da articulação do ombro.
4. Olhe em direção ao cotovelo esquerdo, a fim de aumentar o alongamento, e mantenha a posição enquanto expira. Certifique-se de que a região superior das costas e ombros não toca o colchonete enquanto você gira e mantém o alongamento.
5. Troque a posição inspirando e trazendo o cotovelo esquerdo para o joelho direito ao estender a perna oposta para a frente, longe de si. *Mantenha* o alongamento enquanto expira completamente.
6. *Imagine seu centro ancorado no colchonete de forma que não lhe permita balançar de um quadril para o outro.*
7. Complete de cinco a dez seqüências e então puxe firmemente os joelhos para o peito.
8. Enrole-se para a frente, sentando-se, e estique as pernas, preparando-se para o *Spine stretch forward*.

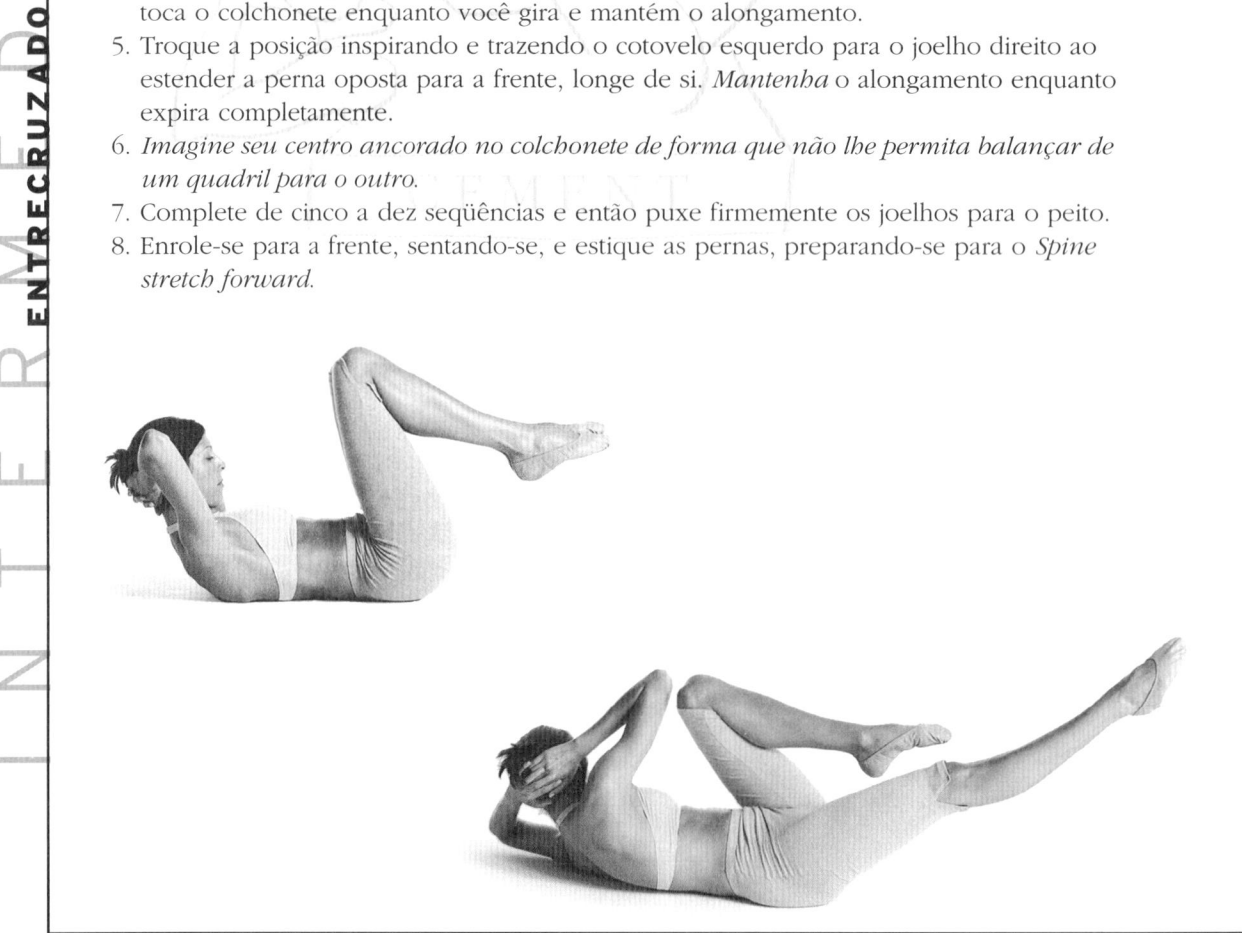

Último da Série abdominal, o *Crisscross* trabalha os oblíquos externos, a linha da cintura e a casa de força.

Dicas e sugestões

Há muitas formas de trapacear durante esse exercício! Aqui estão as mais importantes.

- Certifique-se de elevar-se e girar usando a cintura, e não o pescoço e os ombros.
- Mantenha os cotovelos abertos para os lados tanto quanto possível durante todo o exercício e não permita que se fechem ou toquem o colchonete enquanto você gira.
- Certifique-se de realmente olhar na direção do cotovelo quando girar, assim você pode trabalhar os oblíquos mais fortemente (e também fortalecer os músculos oculares).
- Não se apresse. Sinta de fato a torção e mantenha a posição enquanto expira completamente.
- Não permita que a perna alongada caia muito baixo à sua frente. Mantenha o controle contraindo os glúteos.
- Não balance de um lado para o outro enquanto realiza o movimento. Quanto mais permanecer estável, maior será a eficiência do trabalho.

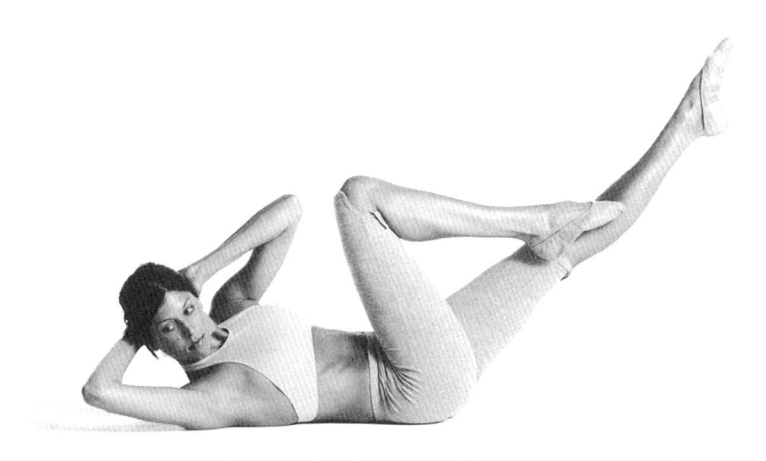

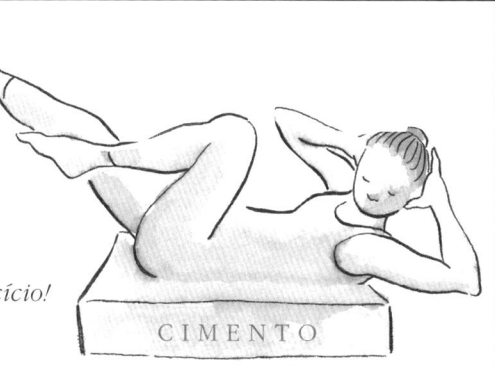

INICIANTE

SPINE STRETCH FORWARD
(Alongar a coluna para a frente)

Passo a passo

1. Sente-se ereto no colchonete, com as pernas estendidas para a frente, afastadas em uma largura pouco maior que a dos quadris.
2. Alongue os braços para a frente, na altura dos ombros, e flexione os pés *como se estivesse pressionando os calcanhares na parede do outro lado da sala.*
3. Inspire e sente-se ainda mais ereto, *como se o topo da cabeça pressionasse o teto.*
4. Traga o queixo para o peito e comece a arrendondar-se para baixo, em direção à barriga, forçando o ar para fora dos pulmões. *Imagine-se formando a letra C com o corpo.*
5. Expire enquanto se alonga para a frente, empurrando os abdominais para dentro. *Imagine que você se alonga sobre uma bola mantida entre as pernas. Pressione a bola imaginária com a região superior interna das coxas* enquanto eleva o peito por sobre a bola.
6. Inspire e inverta o movimento do exercício, rolando para cima *como se estivesse se comprimindo contra uma parede atrás de si.*
7. Expire voltando a sentar-se ereto, pressionando os ombros para baixo e alongando os braços para a frente. *Sinta realmente as costas alongadas e apoiadas contra a parede imaginária atrás de você.*
8. Repita três vezes com o objetivo de aumentar o alongamento da coluna para baixo a cada repetição. Termine sentando-se ereto e dobrando os joelhos na direção do peito, preparando-se para o *Open-leg rocker.*

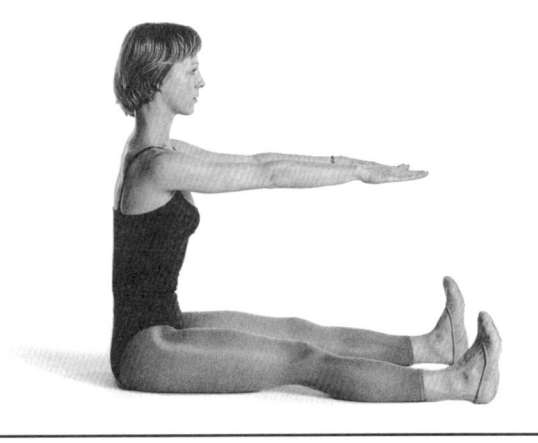

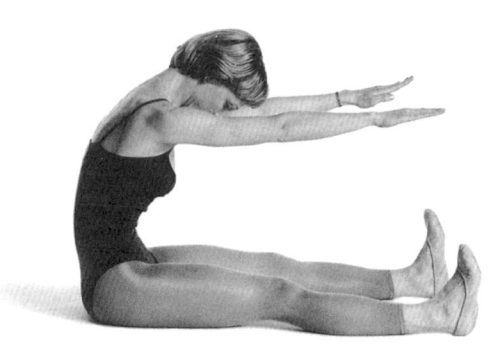

O *Spine stretch forward* mobiliza a coluna vértebra por vértebra e desenvolve uma boa postura. Também alonga os isquiotibiais e esvazia os pulmões de ar viciado.

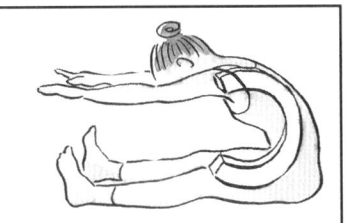

Dicas e sugestões

OBJETIVO
- Manter os quadris estáveis e a barriga empurrando para trás enquanto você se curva e se alonga para a frente.

PONTOS-CHAVE
- Ao subir para a posição sentada, eleve-se usando a casa de força – não comece o movimento pela cabeça, que deve ser a última a elevar-se.
- Pressione os ombros para baixo e para longe das orelhas conforme sobe, visando liberar os músculos posteriores do pescoço. Mantenha o topo da cabeça subindo na direção do teto.
- Puxe os dedos mínimos dos pés para si enquanto se alonga para a frente.
- Respire durante o alongamento para controlar o movimento.
- Tente sentir que você está criando espaço entre cada vértebra à medida que se desenrola para cima.

PRECAUÇÕES
- Não deixe os joelhos girarem para dentro ao alongar-se para a frente.
- Não role para trás, mas *para cima,* enquanto retorna à posição sentada.
- Não prenda a respiração, pois isso cria mais tensão corporal e limita seu progresso.

PROGRESSÃO
- Conforme progredir, tente aumentar o alongamento empurrando cada vez mais na direção da coluna a cada repetição.

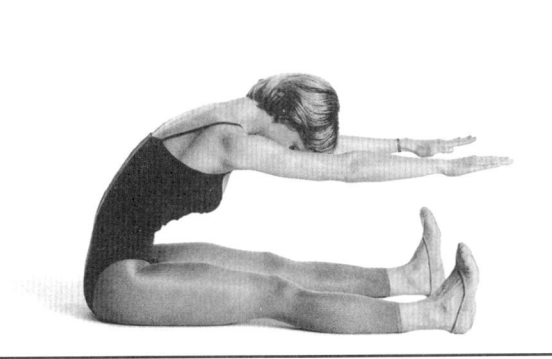

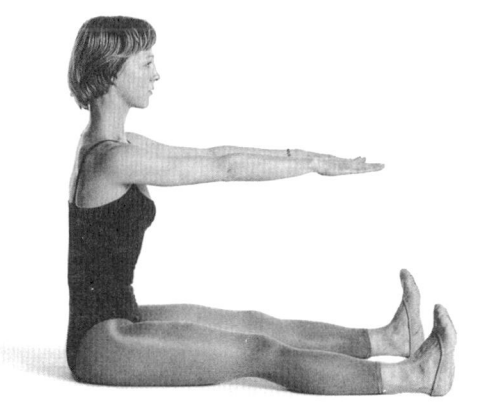

ALONGAR A COLUNA PARA A FRENTE

INTERMEDIÁRIO

OPEN-LEG ROCKER
(Balanço com as pernas separadas)

Passo a passo

1. Sente-se na beirada do colchonete com os joelhos dobrados na direção do peito. Afaste os joelhos na largura dos ombros e segure os tornozelos.
2. Pressione o umbigo fortemente para a coluna e incline-se para trás até equilibrar-se na região do cóccix com os pés afastados do chão.
3. Estenda as pernas abertas em V para o teto e equilibre-se com os braços esticados.
4. Para iniciar o balanço, inspire, pressione o umbigo para a coluna e traga o queixo para o peito. Não inicie o movimento atirando a cabeça para trás.
5. Role para trás até a altura das escápulas, mantendo a posição em V, e então expire para retornar (queixo para o peito).
6. *Imagine-se sentado em uma cadeira de balanço de encosto alto que está caindo para trás e rapidamente retorne para a posição de equilíbrio.*
7. Repita seis vezes e termine retornando para cima e equilibrando-se. Junte as pernas e, mantendo-as no ar, abaixe a região superior do corpo na direção do colchonete, preparando-se para o *Corkscrew*.

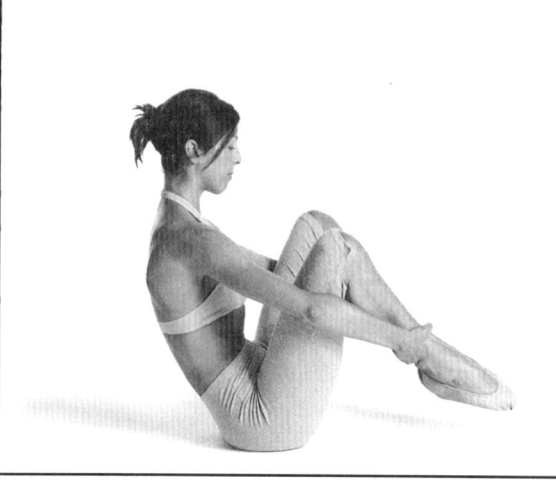

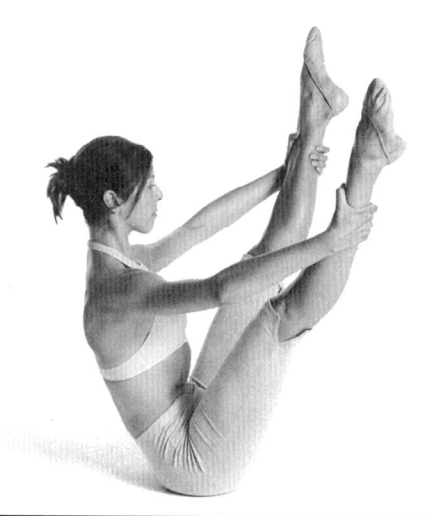

O *Open-leg rocker* massageia a coluna, alonga o dorso, trabalha a casa de força – e é divertido!

Dicas e sugestões

- Conseguir segurar os tornozelos, com pernas e braços esticados, usando a casa de força.
- O truque desse exercício é trabalhar usando os abdominais, sem forçar para subir a cada vez. Dinâmica é o segredo.
- Pressione os abdominais a fim de iniciar o balanço para trás, assim como para retornar para cima.
- Não jogue a cabeça para trás e para a frente ao iniciar os movimentos desse exercício.
- Não role sobre a parte posterior do pescoço.
- Simplesmente tente esticar as pernas e equilibrar-se sem balançar. Em seguida, tente balançar para trás e para a frente com as pernas esticadas, segurando nas panturrilhas. (Não segure atrás dos joelhos.)
- Como desafio suplementar, tente colocar as mãos ao lado dos tornozelos ou das canelas *sem* segurar e balance para trás e para a frente dessa forma. Não permita que as mãos se movam dessa posição. (Lembre-se de iniciar pela casa de força!) Equilibre-se no ponto mais alto de cada movimento de balanço.

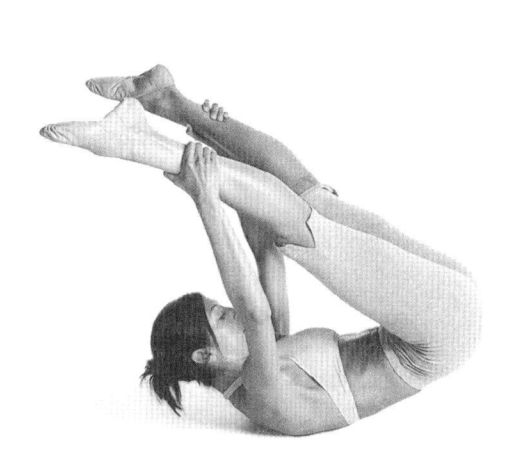

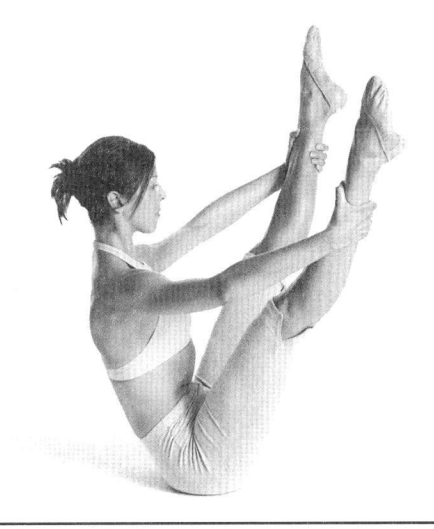

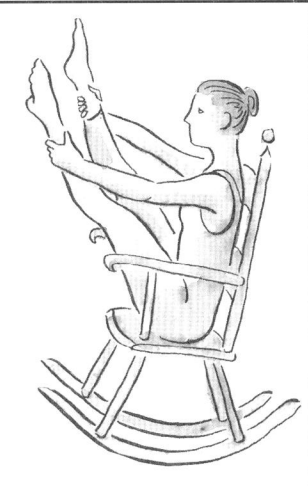

INTERMEDIÁRIO

THE CORKSCREW
(O saca-rolhas)

Passo a passo

1. Deite-se de costas com as pernas na postura Pilates, estendidas em direção ao teto, e os braços alongados e pesados ao lado do corpo.
2. Inspire e afunde o umbigo em direção à coluna ao circular as pernas para a esquerda e para baixo; expire ao trazê-las de volta à posição inicial. Não permita que os quadris balancem descolando-se do colchonete enquanto as pernas desenham um círculo. *Imagine o tronco preso ao colchonete por correias, deixando apenas as pernas livres para mover-se.*
3. Inverta a direção do círculo a cada repetição, inspirando para começar e expirando para concluir o círculo. As costas permanecem todo o tempo pressionadas contra o colchonete.
4. Aperte os glúteos e a parte superior interna das coxas uma contra a outra até que nenhuma luz passe entre as pernas.
5. Complete de três a cinco seqüências do *Corkscrew* e termine dobrando os joelhos em direção ao peito para liberar a lombar.
6. Role para a posição sentada com as pernas estendidas sobre o colchonete, afaste-as ligeiramente em uma largura pouco maior que a dos quadris e prepare-se para o *Saw*.

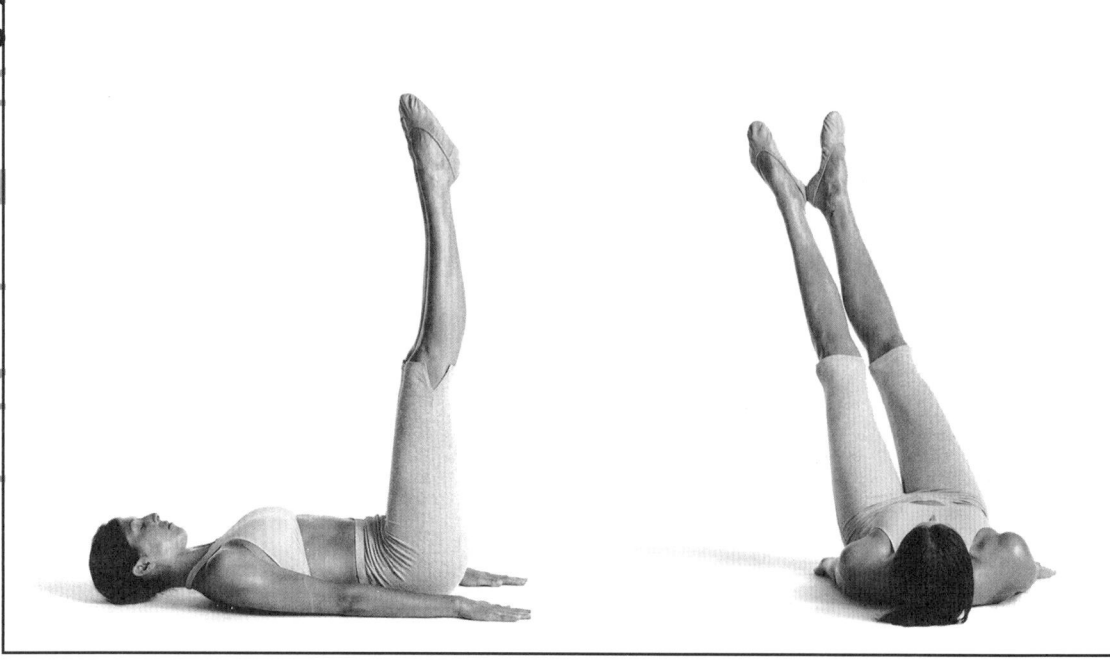

O *Corkscrew* visa trabalhar os músculos da casa de força, alongar o dorso e melhorar o equilíbrio.

Dicas e sugestões

OBJETIVO
- Manter pescoço, dorso e ombros totalmente imóveis e relaxados durante os movimentos.

INÍCIO
- Faça círculos pequenos e, com as mãos, forme um triângulo sob a região do cóccix a fim de manter leve inclinação nos quadris para trás, em direção a seu centro. À medida que força e controle aumentarem, comece a fazer círculos maiores.

PONTOS-CHAVE
- Concentre-se na região superior das costas e nos ombros, que devem permanecer pressionados sobre o colchonete.
- Mantenha as palmas das mãos pressionadas ao lado do corpo contra o colchonete para estabilizar a região superior.
- Pressione o umbigo para a coluna a fim de obter sustentação.
- Aperte a região posterior interna das coxas e glúteos para sustentar a lombar.
- *Imagine que as pernas fundiram-se em uma só.*

PRECAUÇÕES
- Não role sobre o pescoço.
- Não permita à lombar arquear-se, dasapoiando-se.

PROGRESSÃO
- Para uma versão avançada desse exercício, permita aos quadris elevarem-se do colchonete ao trazer as pernas para cima na direção da cabeça, *como se estivesse desenhando um grande círculo em torno de todo o corpo para um lado e outro, usando os pés como guias.*

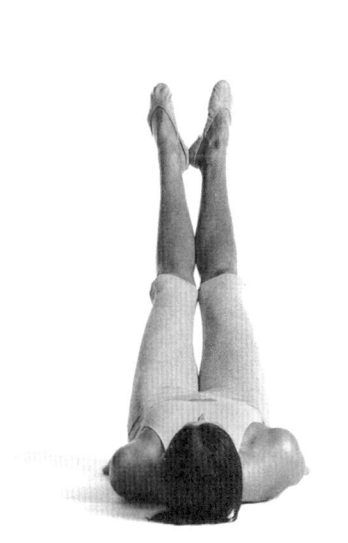

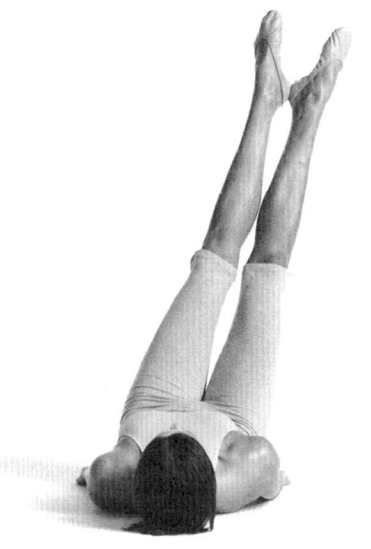

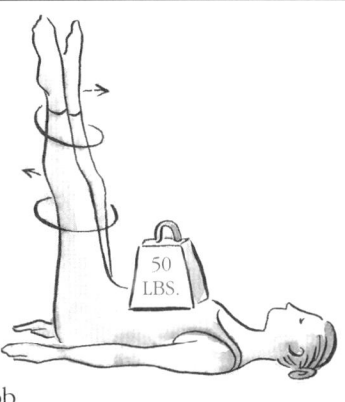

INTERMEDIÁRIO

THE SAW
(O serrote)

Passo a passo

1. Sente-se o mais ereto possível, com as pernas estendidas e afastadas em uma largura pouco maior que a dos quadris. Flexione os pés e empurre os calcanhares para longe.
2. Alongue os braços para os lados como se quisesse tocar ambos os lados da sala ao mesmo tempo.
3. Inspire e pressione o umbigo para a coluna imaginando que leva o topo da cabeça para cima, atravessando o teto.
4. Gire para a esquerda usando a partir da cintura. Certifique-se de que o quadril oposto permanece pressionado contra o colchonete. *Imagine-se sentado sobre um bloco de cimento, capaz de mover-se apenas acima do quadril.*
5. Traga cabeça e peito para a perna esquerda, alongando o braço direito para a frente até ultrapassar o dedo mínimo do pé – como se o dedo mínimo da mão "serrasse" o do pé.
6. Continue a alongar o peito na direção da coxa enquanto aprofunda a expiração. Sinta o quadril oposto preso profundamente no cimento, incapaz de se mover. Alongue o topo da cabeça na direção do dedo mínimo do pé e eleve o braço de trás em oposição.
7. Inspire e endireite o corpo para cima, começando pelo umbigo, até a posição inicial.
8. Repita a seqüência para a direita, expirando profundamente enquanto alonga cabeça e peito na direção da perna direita.
9. Complete quatro seqüências e deite-se sobre a barriga, preparando-se para o *Swan dive*.

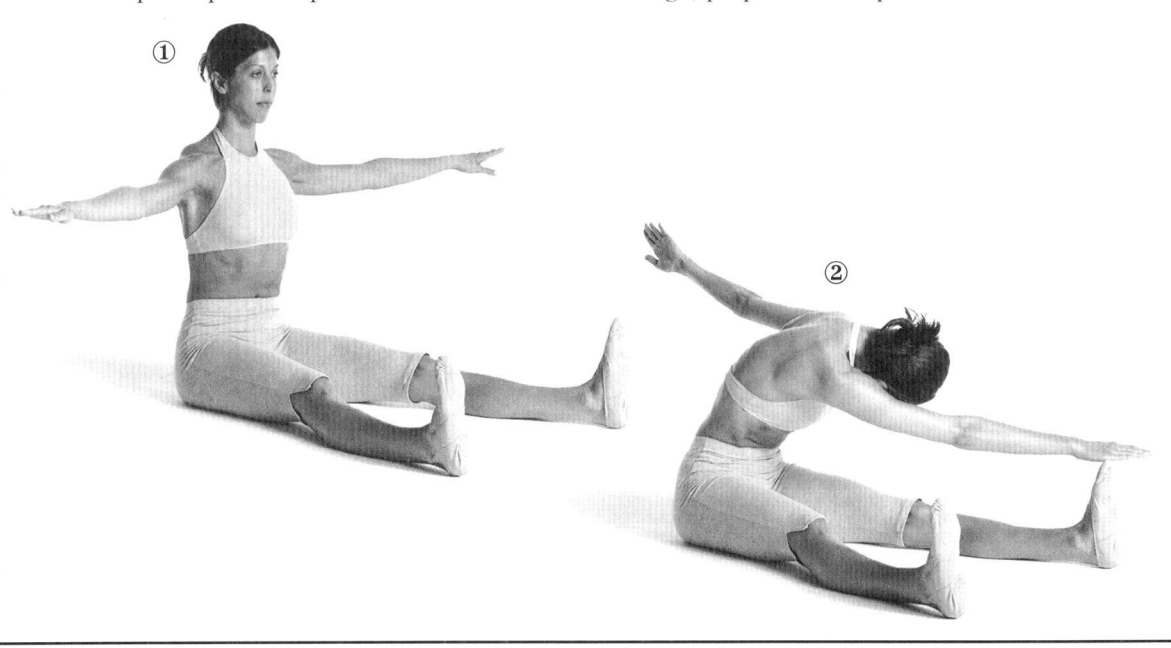

Saw é um exercício respiratório que expulsa o ar viciado da base dos pulmões, trabalha a linha da cintura e alonga os isquiotibiais.

Dicas e sugestões

OBJETIVO
- Manter os quadris absolutamente imóveis ao ultrapassar o dedo mínimo do pé, com pernas estiradas e o braço de trás erguido.

PONTOS-CHAVE
- Estabilize os quadris ao alongar-se para cada lado. Pressione o calcanhar oposto para a frente, sentando no glúteo oposto ao estirar-se.
- Suba de volta para a posição ereta e inspire antes de girar para o outro lado. Encha os pulmões de ar e então, ao girar durante a expiração, expulse-o para fora.
- Uma vez mais, inicie a subida pela casa de força (abdominais e glúteos). A cabeça deve ser a última a chegar. (Lembre-se de sentar-se para cima, e não para trás.)

PRECAUÇÕES
- Não tensione o pescoço quando ultrapassar o dedo mínimo. Em vez disso, alongue-se a partir do topo da cabeça.
- Não permita que os joelhos girem para dentro ao alongar-se para a frente.

MODIFICAÇÃO
- Se esse alongamento for muito difícil, relaxe um pouco o joelho oposto ou dois se necessário. Conforme a flexibilidade aumentar, mantenha as pernas totalmente estendidas durante todo o tempo.

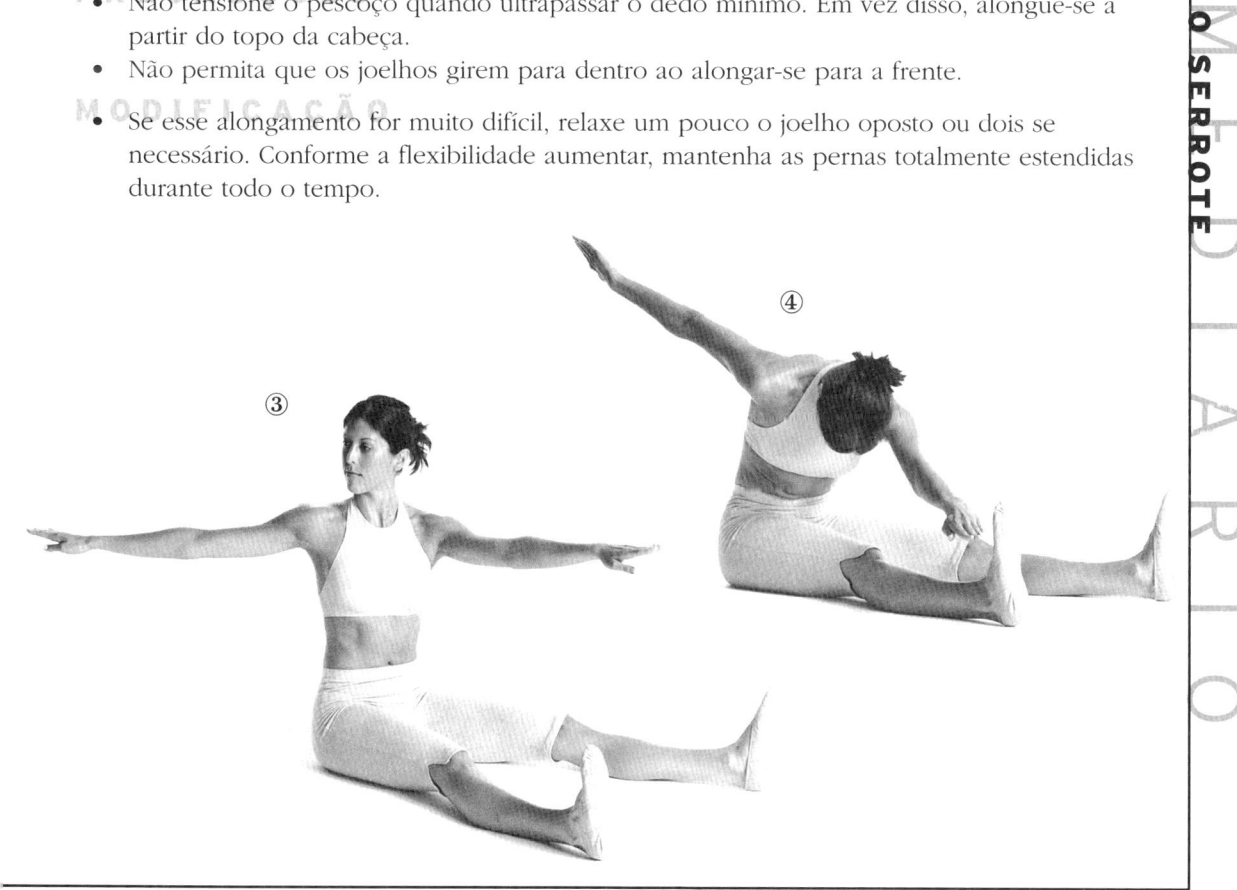

AVANÇADO

SWAN DIVE
(Mergulho do cisne)

Passo a passo

PREPARAÇÃO

1. Deite-se de barriga para baixo com as palmas das mãos pressionando o colchonete diretamente abaixo dos ombros. Pressione uma perna contra a outra e empurre o colchonete com a região superior dos pés.
2. Ao inspirar, puxe o umbigo na direção da coluna e comece a estender os braços. Mantenha o peito erguido e o pescoço alongado. (Não deixe a cabeça cair para trás.)
3. Expire e dobre os braços, abaixando-se de volta na direção do colchonete. Mantenha os glúteos contraídos e a região superior das coxas apertadas uma contra a outra para sustentar a lombar.
4. Faça esse alongamento duas ou três vezes a fim de aquecer a musculatura dorsal para o *Swan dive*.

   NOTA: Se estiver em nível intermediário, vá para o *Single leg kicks*.

5. No último alongamento para cima, com o peito apontando para o teto, solte as mãos e inspire, balançando para a frente na direção do esterno (osso do peito), com os braços estendidos para a frente, palmas das mãos para cima e pernas esticadas erguidas atrás de si. *Imagine-se mergulhando para agarrar uma bola.*
6. Com o mesmo impulso, expire e balance para trás, erguendo o peito, *imaginando que joga a bola para trás acima da cabeça*. (Mantenha braços e pernas esticados durante todo o movimento de balanço.)
7. Continue balançando para a frente, inspirando, e para trás, expirando.
8. Realize no máximo cinco *Swan dives* e sente-se sobre os calcanhares com a testa no colchonete para aliviar a lombar.
9. Mantenha essa posição de descanso por uma ou duas respirações e deite-se sobre a barriga apoiado sobre os cotovelos para o *Single leg kicks*.

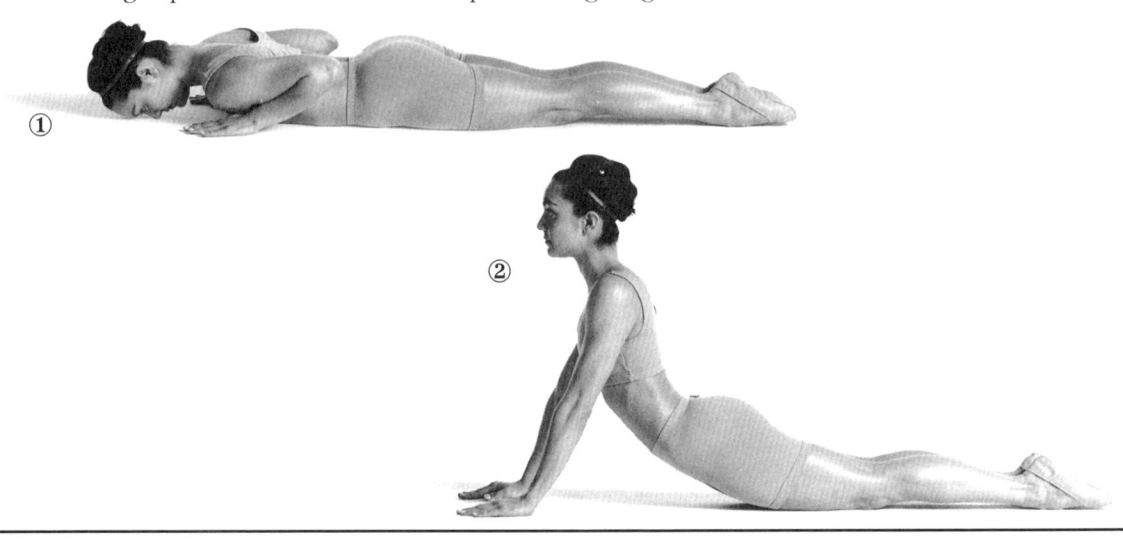

O *Swan dive* alonga e fortalece todos os músculos das costas, do pescoço e dos ombros.

Dicas e sugestões

Se você tem problemas de coluna, não faça esse exercício. Atinja seu objetivo lentamente, apenas trabalhando o alongamento preparatório.

OBJETIVO
- Manter o corpo rígido ao balançar para a frente com as pernas coladas e os braços esticados.

PONTOS-CHAVE
- Respiração e dinâmica são os segredos desse exercício. Mantenha o impulso e concentre-se na respiração durante todo o tempo.
- Lembre-se de engajar os músculos da casa de força durante todo o *Swan dive* para proteger os músculos sensíveis que correm ao longo da coluna. Não é necessário muito para forçar esses músculos e, uma vez forçados, será difícil vencer a dor que virá. Ouça seu corpo. Se doer, pare.
- Mantenha os calcanhares juntos durante todo o *Swan dive*. Se for muito difícil, permita que se separem ligeiramente, mas não relaxe os glúteos.

PRECAUÇÃO
- Não jogue a cabeça para trás e para a frente durante o movimento. Erga-se partindo do peito e alongue a região posterior do pescoço para sustentar o peso da cabeça.

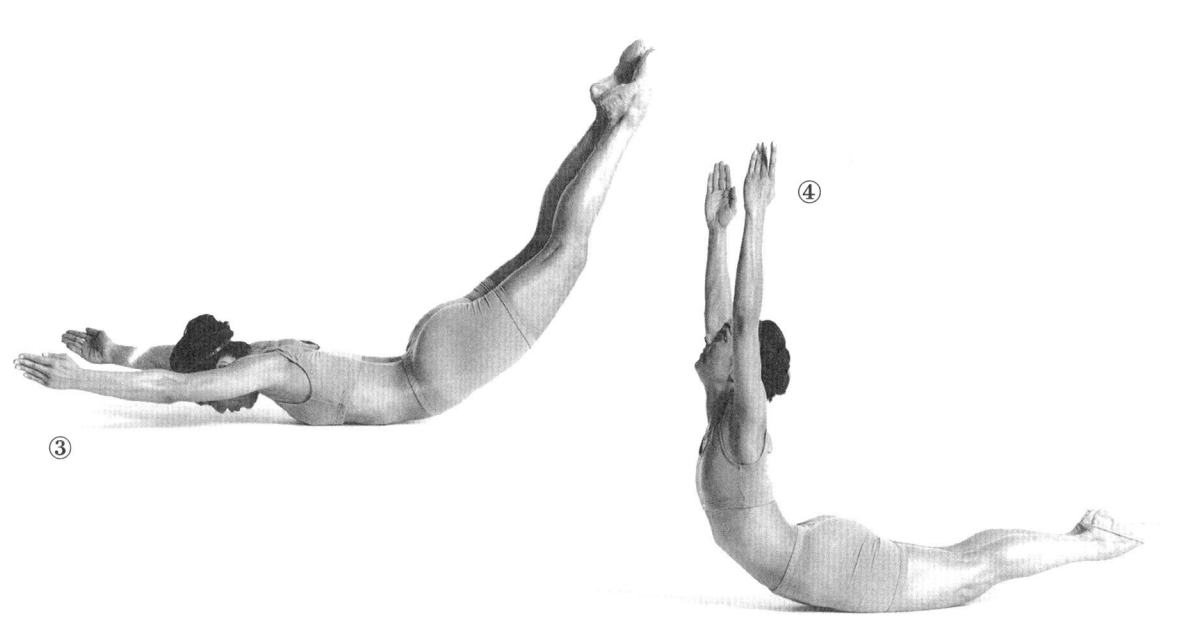

INTERMEDIÁRIO

SINGLE LEG KICKS
(Chutes com uma perna)

Passo a passo

1. Deite-se de barriga para baixo escorando-se nos cotovelos, empurrando o umbigo para a coluna e o púbis firmemente apoiado no colchonete.
2. Aperte os glúteos e a região superior interna das coxas para sustentar a lombar. Certifique-se de que os cotovelos estejam *diretamente* abaixo dos ombros e o peito erguido de forma que você não afunde entre os ombros e a região posterior do pescoço.
3. Você pode ficar com os punhos fechados e posicionados diretamente em frente aos cotovelos. (Se for desconfortável, posicione as palmas abertas sobre o colchonete.) Erga do colchonete a parte superior do corpo, empurrando-se para longe dos cotovelos.
4. *Imagine que você está suspenso no teto pela barriga e que precisa continuar pressionando cotovelos e ossos pélvicos contra o colchonete para continuar no chão.*
5. Alongue a coluna e, com o calcanhar esquerdo, chute na direção do glúteo esquerdo duas vezes.
6. Troque, chutando na direção do glúteo direito com o calcanhar direito duas vezes. Estique a perna que não estiver chutando, sem deixá-la tocar o colchonete.
7. Lembre-se de se manter erguido pelos abdominais alongando-se para cima e para longe dos cotovelos.
8. Complete cinco seqüências e termine sentando para trás, sobre os calcanhares, para aliviar a lombar. Deite-se sobre a barriga com o rosto virado para um lado e as mãos atrás das costas, preparando-se para o *Double leg kicks*.

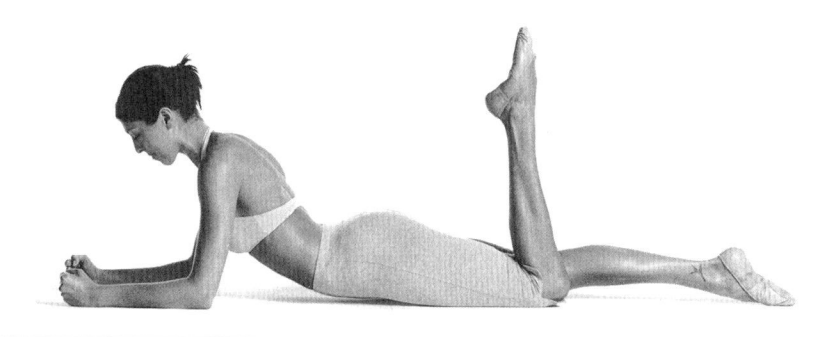

O *Single leg kicks* trabalha isquiotibiais, bíceps e tríceps enquanto alonga os músculos das coxas, dos joelhos e do abdome.

Dicas e sugestões

Se tiver problemas de joelho, não faça esse exercício ou simplesmente traga lentamente o calcanhar na direção do glúteo, como um alongamento de joelho. Se doer, pare.

OBJETIVO
- Permanecer erguido e com o tronco imóvel ao chutar os calcanhares na direção das nádegas.

PONTOS-CHAVE
- O segredo para esse exercício consiste em manter erguida a parte superior do corpo durante todo o movimento de chutar. A melhor maneira de fazer isso é elevar o peito para longe dos cotovelos, enquanto o púbis continua pressionado contra o colchonete.
- Estique-se a partir do topo da cabeça, mantendo o pescoço alongado e sustentando o peso da cabeça.
- Mantenha a parte superior das coxas e joelhos colados uns contra os outros enquanto chuta para acionar isquiotibiais e glúteos.

PRECAUÇÕES
- Não afunde os ombros nem a lombar.
- Se a lombar doer, pare. Sente-se para trás, sobre os calcanhares, e relaxe as costas.

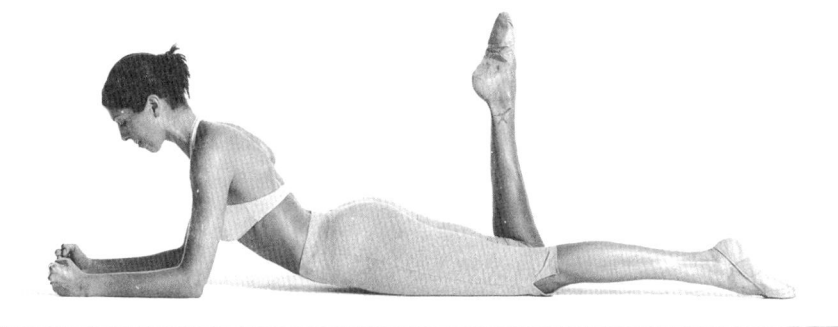

INTERMEDIÁRIO

DOUBLE LEG KICKS
(Chute com as duas pernas)

Passo a passo

1. Deite-se de barriga para baixo com o rosto voltado para um lado. Prenda as mãos atrás de si e coloque-as sobre o dorso, confortavelmente, o mais para cima possível, enquanto a frente dos ombros e dos cotovelos continua a tocar o colchonete.
2. Contraia as glúteos e aperte a região superior interna das coxas e inspire ao chutar os dois calcanhares, *como o rabo de um peixe*, três vezes em direção às nádegas.
3. Ao estender as pernas de volta para o colchonete, expire e alongue os braços para trás, seguindo-as. Eleve então a região superior das costas, em uma posição arqueada.
4. Continue esticando as mãos presas uma à outra para trás, aproximando as escápulas e alongando a coluna. Mantenha as pernas e a ponta dos pés pressionadas contra o colchonete enquanto alonga as costas.
5. Expire ao retornar a região superior do corpo para o colchonete, girando o rosto para o outro lado e trazendo mãos e calcanhares de volta à posição inicial de chute.
6. *Imagine que mãos e pés estão unidos por uma faixa que é tracionada para trás e para a frente entre eles.*
7. Complete três seqüências do *Double leg kicks* e então sente para trás, sobre os calcanhares, para aliviar a região lombar. Gire, deitando sobre as costas com as mãos atrás da cabeça e as pernas alongadas sobre o colchonete, preparando-se para o *Neck pull*.

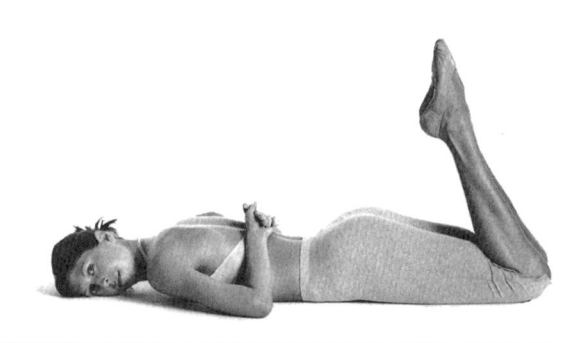

O *Double leg kicks* trabalha a região posterior das pernas e os glúteos, alongando os ombros e a região dorsal média.

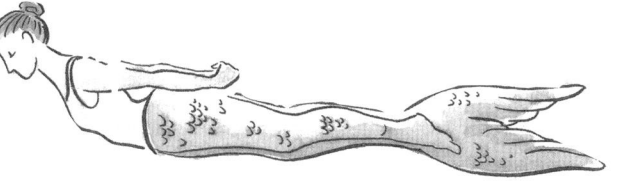

Dicas e sugestões

Se você tem problemas de coluna ou ombros, não faça esse exercício.

OBJETIVO
- Estar apto a tocar os glúteos com os calcanhares durante os chutes. Pressionar os cotovelos no colchonete com as mãos bem elevadas sobre as costas. Manter pernas juntas e pés para baixo durante o alongamento da coluna.

PONTOS-CHAVE
- Certifique-se de manter os braços esticados e junto ao corpo atrás de si. Tente levar as mãos para baixo, ultrapassando as nádegas.
- Mantenha a região anterior dos pés pressionada contra o colchonete enquanto se alonga para trás, acionando os glúteos e músculos das coxas durante todo o tempo.
- Pressione o umbigo para a coluna durante todo o tempo a fim de sustentar a lombar.
- Se sentir dor nas costas, pare! Sente-se para trás, sobre os calcanhares, com os braços alongados, e relaxe a região do dorso e a lombar.

PRECAUÇÕES
- Não permita que a cabeça afunde para trás entre os ombros. Alongue a região posterior do pescoço pressionando para a frente e para cima desde o topo da cabeça, mantendo o peito elevado.
- Não permita que as nádegas se elevem ao chutar os calcanhares em sua direção.

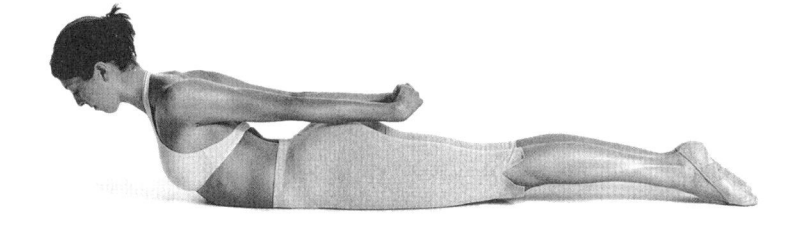

INTERMEDIÁRIO

NECK PULL
(Subir com as mãos no pescoço*)

Passo a passo

1. Deite-se de costas com as mãos uma sobre a outra, atrás da base da cabeça.
2. Estenda as pernas alongadas sobre o colchonete, afastando-as na largura dos quadris. Flexione os pés e cole os calcanhares no colchonete. Certifique-se de que as costas estão apoiadas e o umbigo pressionado para a coluna.
3. Inspire e comece a rolar para cima e para a frente, contraindo os glúteos para iniciar o movimento. Relembre a seqüência de rolar para cima: eleve o queixo para o peito, o peito para as costelas, as costelas para a barriga e a barriga para os quadris. Descole-se do colchonete para cima, enrolando para a frente.
4. *Imagine as pernas presas ao colchonete por correias até abaixo dos quadris.*
5. Expire arredondando as costas acima das coxas em forma de arco. Mantenha os cotovelos afastados e as pernas firmemente ancoradas no colchonete.
6. Inspire e endireite-se o máximo possível na posição sentada, *como se estivesse apoiado contra uma parede imaginária.* Lembre-se de erguer-se para cima, e não para trás.
7. Expire ao afundar ligeiramente o cóccix para baixo e comece a rolar lentamente a coluna para trás e para baixo em direção ao colchonete. Tente sentir cada vértebra alongando-se, como se houvesse espaço entre elas.
8. Repita o *Neck pull* cinco vezes e termine deitando-se de costas com os joelhos dobrados na direção do peito, preparando-se para o *Scissors*.

NOTA: Se você não for praticante avançado ou sentir qualquer sinal de fraqueza nas costas, não faça os cinco próximos exercícios. Nesse caso, termine o *Neck pull* deitando-se de lado e vá para a Série de chutes laterais (p. 114).

* N. da T.: "Empurrar o pescoço", como seria a tradução ao pé da letra, induz o praticante a utilizar a força dos ombros e do pescoço a fim de atingir maior amplitude do tronco para a frente, e não a força dos abdominais, como se pretende. Assim, optou-se por um nome que enfatiza uma ação importante do movimento.

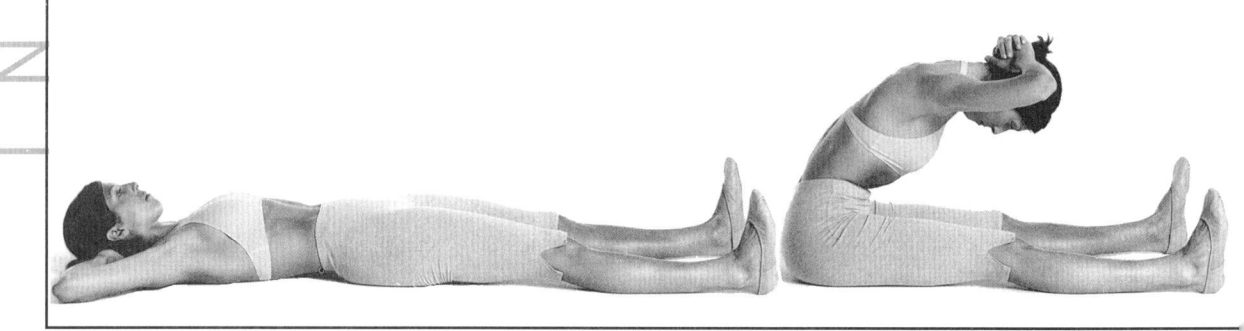

O *Neck pull* fortalece a casa de força, alonga os isquiotibiais, articula a coluna e melhora a postura.

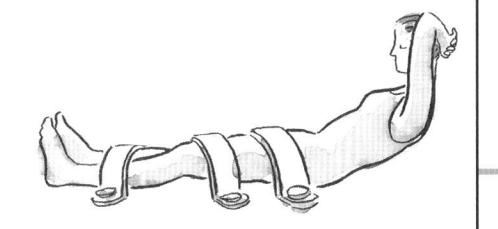

Dicas e sugestões

- Manter as pernas coladas ao colchonete durante todo o tempo, sem permitir que escorreguem para trás ou para a frente.
- O segredo para o *Neck pull* é manter-se fixo na região inferior do corpo ao realizar a seqüência. *Imagine que os pés são dois pesos de chumbo que não podem se mexer, e as pernas, hastes que os mantêm no lugar.*
- Mantenha os cotovelos afastados durante todos os movimentos.
- Inicie os movimentos pelo fundo dos abdominais e use a casa de força o tempo todo.
- Articule a coluna como se você se destacasse do colchonete e pressione uma vértebra por vez ao retornar para baixo.
- Não se impulsione para a frente duramente com a ajuda da cabeça para não forçar os músculos da região posterior do pescoço.
- Se não puder subir com as pernas esticadas, dobre os joelhos e faça que as mãos "andem" por trás das coxas. Alongue-se para a frente, esticando as pernas e colocando as mãos atrás da cabeça. Role até sentar-se ereto e então, dobrando os joelhos e recolocando as mãos atrás das coxas, volte para trás e para baixo, pressionando uma vértebra por vez contra o colchonete.
- Como variação avançada, tente manter a região superior do corpo mais rígida, alongando-se ao rolar para trás. Ainda assim, toque uma vértebra por vez no colchonete ao deitar-se.

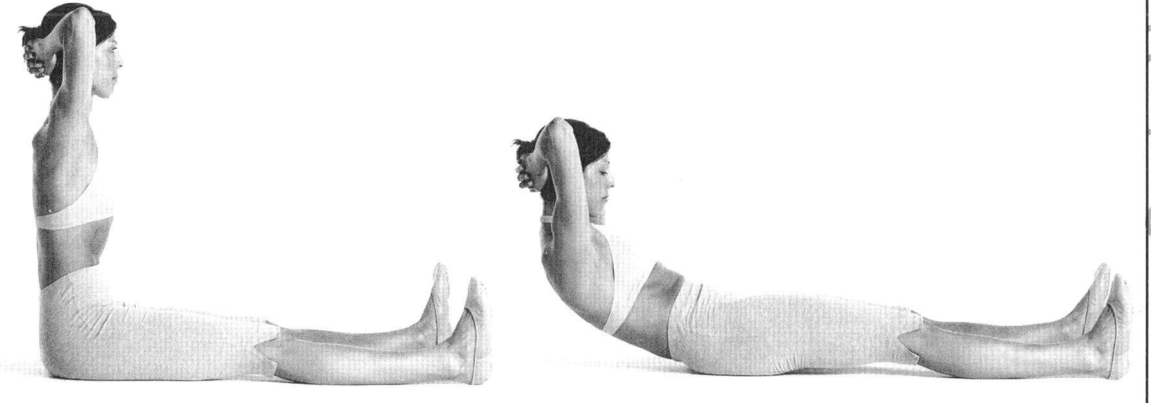

MUITO AVANÇADO

THE SCISSORS
(A tesoura)

Passo a passo

1. Deite-se de costas sobre o colchonete com as pernas estendidas e os pés em ponta.
2. Traga as pernas retas para cima em um ângulo de noventa graus e continue elevando-as, pressionando quadris e pernas em direção ao teto.
3. Coloque as mãos na região dorsal logo acima dos quadris, de forma a estabilizar-se em uma posição elevada.
4. Pressione o umbigo profundamente para a coluna, contraindo fortemente os glúteos para sustentar a posição.
5. Inspire e alongue uma perna na direção do colchonete enquanto a outra se alonga acima da cabeça como um movimento de *spaccato*.*
6. Balance as pernas levemente sem oscilar na base.
7. Troque a posição das pernas com um movimento de tesoura, passando uma pela outra e expirando enquanto uma das pernas oscila por sobre a cabeça.
8. Complete três seqüências do *Scissors* e permaneça com as pernas elevadas, preparando-se para o *Bicycle*.

* N. da T.: Movimento de ginástica no qual se senta no chão com uma perna estendida para a frente e a outra para trás.

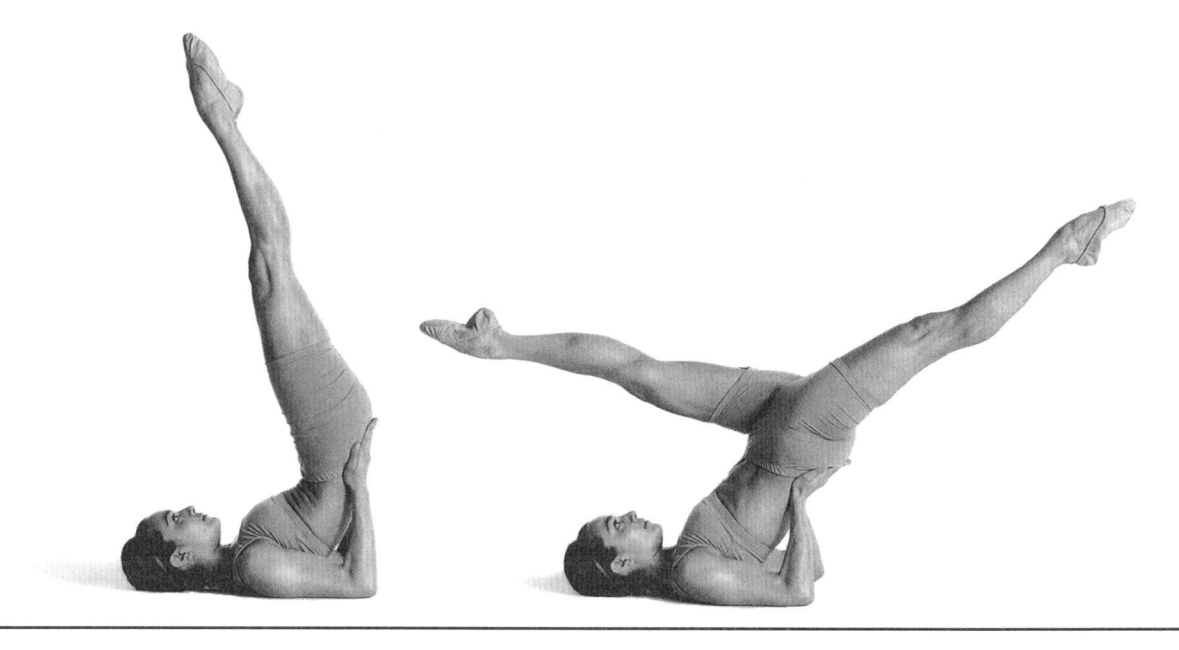

O *Scissors* alonga os flexores dos quadris, quadríceps e isquiotibiais enquanto tonifica a casa de força e aumenta a flexibilidade da coluna.

Dicas e sugestões

Não faça o Scissors e Bicycle se tiver problemas de pescoço, ombro ou punho.

OBJETIVO
- Permanecer estável e controlado no quadril ao alternar o movimento em tesoura das pernas alongadas para um *spaccato* invertido.

PONTOS-CHAVE
- Permaneça com os quadris elevados.
- Utilize glúteos e abdome para conseguir a força necessária a esse movimento.
- Para aumentar o alongamento, distancie os tornozelos tanto quanto possível ao balançar as pernas.
- Concentre-se na perna dianteira esticando-se para longe de forma a não afundar sobre o pescoço e os ombros.
- Respire!

PRECAUÇÕES
- Não permita que o peso do corpo descanse unicamente sobre o pescoço e/ou as mãos.
- Não permita que os joelhos se flexionem durante o movimento. Apenas alongue-os, o máximo que puder, com as pernas estendidas.

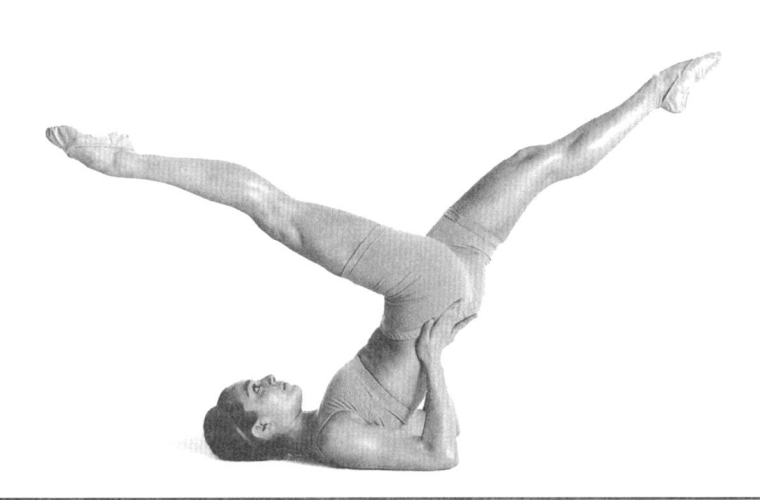

MUITO AVANÇADO

THE BICYCLE
(A bicicleta)

Passo a passo

1. Com as pernas elevadas como no *Scissors*, ajuste as mãos de forma a manter os quadris estáveis.
2. Leve a perna esquerda para o teto enquanto alonga a direita para baixo e para a frente na direção do colchonete.
3. Dobre o joelho direito e puxe o calcanhar na direção da nádega.
4. Traga o joelho direito para o peito, alongando a perna esquerda para a frente e para baixo na direção do colchonete.
5. Repita a seqüência com a perna esquerda e continue "pedalando" por três seqüências.
6. *Imagine-se tentando manter os pés nos pedais de uma grande bicicleta enquanto se movimenta.*
7. Após três seqüências para a frente, inverta o movimento de pedalar e complete mais três seqüências.
8. Finalize fazendo o dorso rolar para baixo sobre o colchonete e colocando as solas dos pés apoiadas no chão, pronto para o *Shoulder bridge*.

NOTA: Visando uma transição avançada para o *Shoulder bridge*, termine o *Bicycle* abaixando as solas dos pés lentamente para o colchonete com as costas imóveis escoradas nas mãos. Mude a postura de apoio girando as mãos para fora e segurando a parte inferior dos ossos dos quadris.

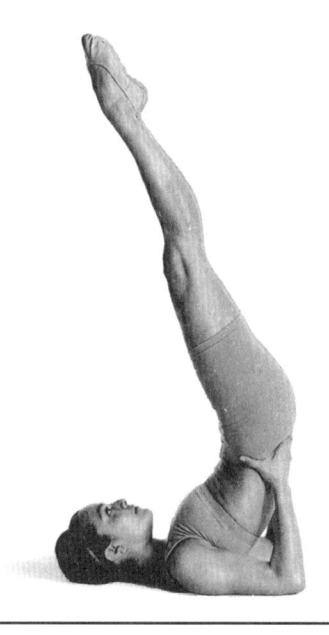

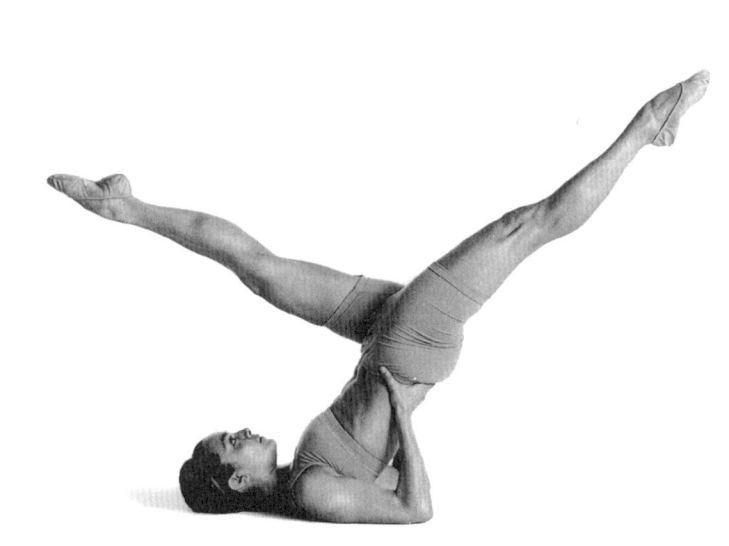

Bicycle trabalha a região posterior das pernas enquanto alonga quadris e coxas.

Dicas e sugestões

Se você tem problemas lombares, de pescoço, punho ou ombro, não faça esse exercício.

OBJETIVOS
- Permanecer perfeitamente imóvel e com os quadris elevados durante os movimentos de pedalar.
- Enfatize o alongamento da perna para a frente, tentando tocar o chão com os dedos ao pedalar.

PONTOS-CHAVE
- Mantenha o umbigo pressionado para a coluna o tempo todo.
- *Imagine-se colado às mãos.*
- Use a casa de força para controlar os movimentos.

PRECAUÇÕES
- Não se afunde nos punhos.
- Não arqueie a lombar de forma que a barriga salte para fora.

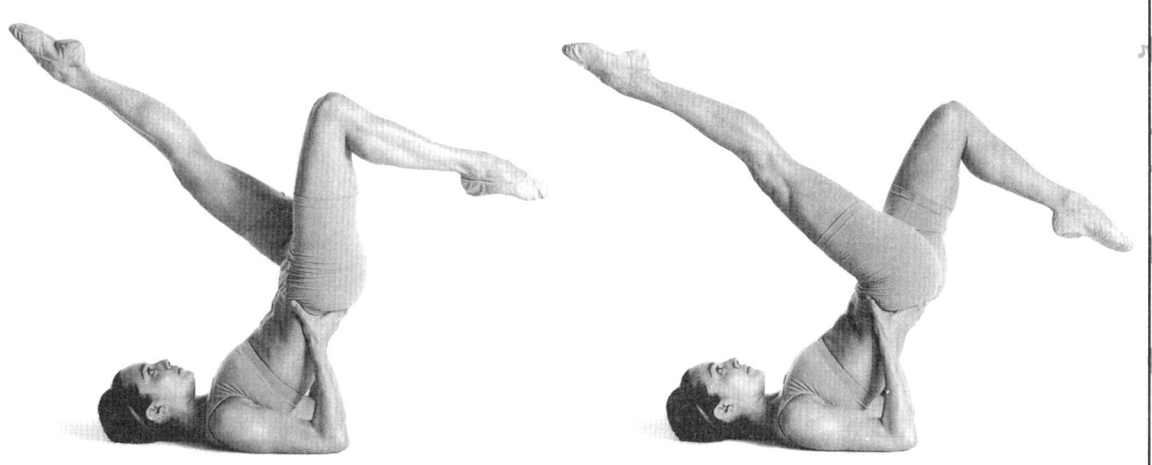

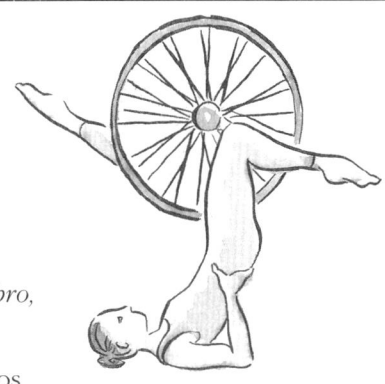

MUITO AVANÇADO

SHOULDER BRIDGE
(Ponte sobre os ombros)

Passo a passo

1. Caso não tenha feito a transição avançada do *Bicycle*, deite-se de costas com os joelhos dobrados e afastados e as solas dos pés firmemente plantadas no colchonete.
2. Contraia os glúteos e eleve-os do colchonete até conseguir colocar as mãos atrás dos quadris. Os cotovelos devem ficar diretamente abaixo das mãos e os dedos voltados para fora. *Imagine-se suspenso do teto por uma faixa em torno dos quadris.*
3. Pressione o umbigo fortemente para a coluna e contraia os músculos da casa de força.
4. Alongue uma perna, esticando-a para a frente, inspire e chute-a para o teto.
5. No ponto mais alto, flexione o pé e, expirando, abaixe a perna alongando-a, esticando-se com a ajuda do quadril.
6. Chute de três a cinco vezes e retorne o pé para a posição inicial sobre o colchonete.
7. Repita a seqüência com a outra perna, tire as mãos dos quadris e lentamente role as costas sobre o colchonete. Puxe os joelhos para o peito a fim de relaxar a lombar e sente-se ereto, preparando-se para o *Spine twist*.

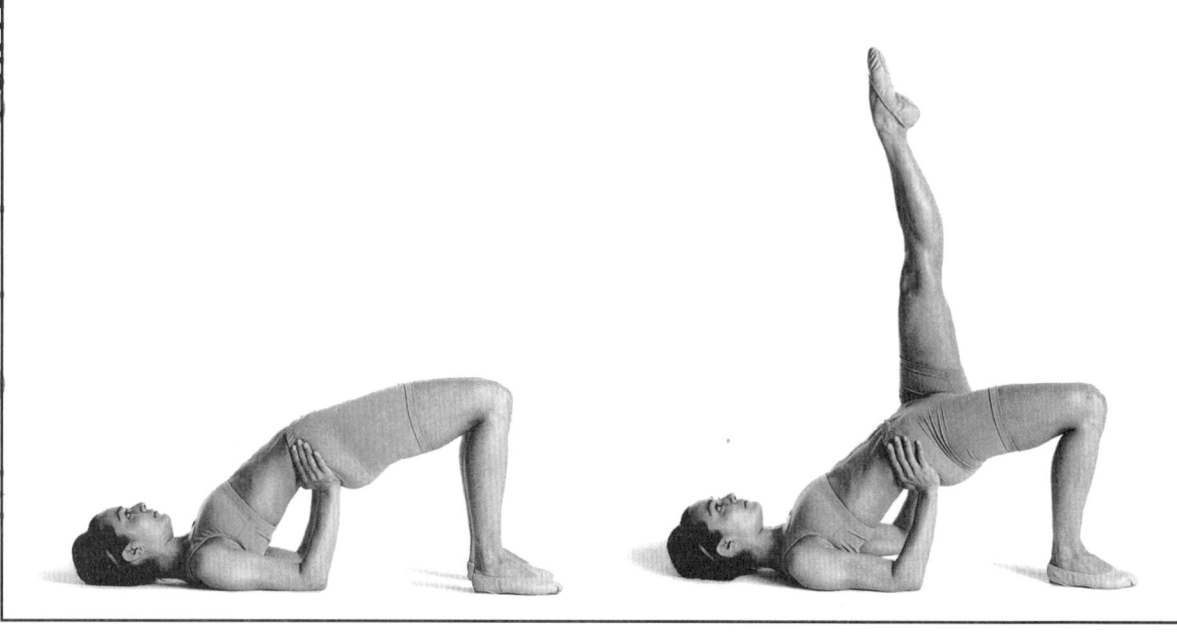

O *Shoulder bridge* trabalha a casa de força, coxas e região posterior das pernas.

Dicas e sugestões

Se tiver problemas lombares, de punho, joelho ou cotovelo, não faça esse exercício.

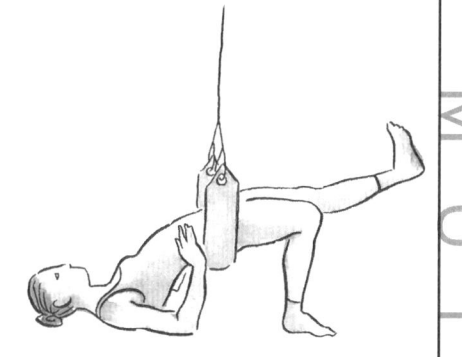

OBJETIVO
- Permanecer totalmente imóvel e com os quadris elevados durante a realização da seqüência de movimentos com as pernas.

PONTOS-CHAVE
- Mantenha o umbigo pressionado para a coluna e os glúteos contraídos o tempo todo.
- Chute apenas até o ponto mais alto que puder sem deixar cair as costas.
- Mantenha-se alongando, esticando-se pelo quadril, enquanto abaixa e eleva a perna (sem arquear ou deixar cair as costas).
- Conserve os quadris elevados, pressionando a perna de apoio, para manter equilíbrio e controle.
- Mantenha a perna alinhada com o quadril ao longo de toda a seqüência.

PRECAUÇÕES
- Não afunde o peso nas mãos ou no pescoço.
- Não permita que a perna caia no colchonete ao abaixá-la.

PROGRESSÃO
- Você pode dar um chute duplo no ponto mais alto antes de abaixar a perna.

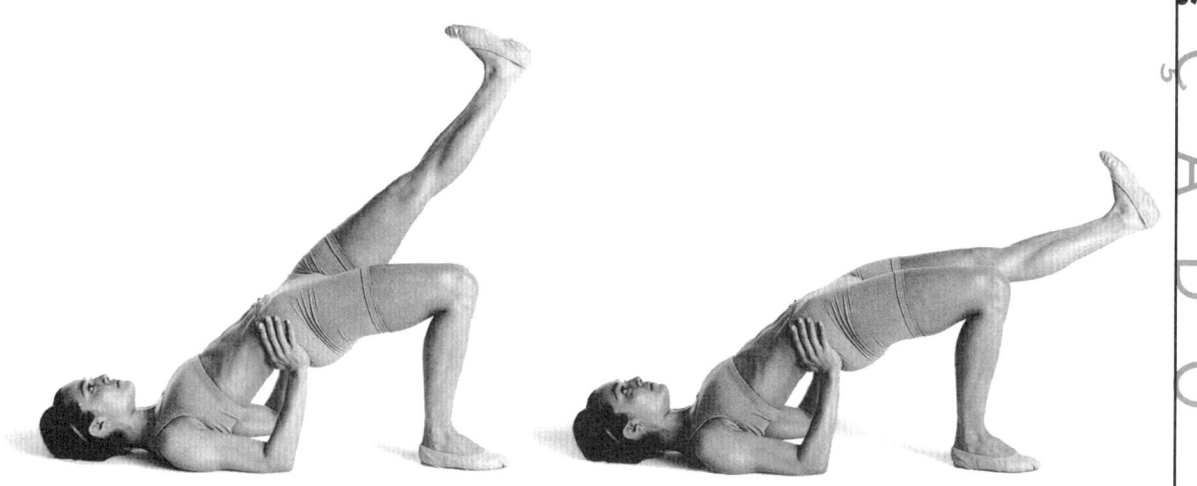

AVANÇADO

SPINE TWIST
(Torção da coluna)

Passo a passo

1. Sente-se ereto com os braços esticados para os lados e erga o topo da cabeça em direção ao teto.
2. Alongue as pernas à sua frente e junte-as na postura Pilates, com os pés flexionados e os calcanhares pressionando para a frente.
3. Inspire e pressione o umbigo para a coluna, como se um cinto o prendesse pela cintura.
4. Expire e gire o tronco para a direita, mantendo-se empoleirado sobre os quadris, e contraia glúteos e pernas fortemente.
5. *Imagine-se como uma vinha que cresce cada vez mais alto, enrolando-se a partir das raízes.*
6. Aumente o alongamento elevando o peito enquanto expira.
7. Inspire profundamente voltando à posição inicial. Mantenha os ombros para baixo e os braços esticados para os lados.
8. Repita o movimento para a esquerda e *imagine-se torcendo o ar do corpo como você faria com uma toalha molhada.*
9. Complete três seqüências e termine deitando-se de costas com os braços ao lado, preparando-se para o *Jackknife*.

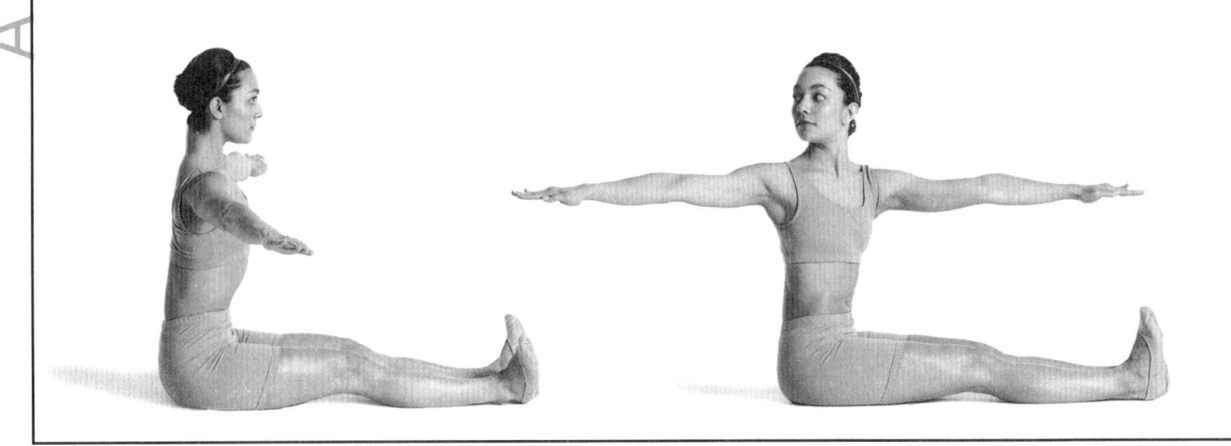

Spine Twist é um exercício respiratório utilizado para expelir o ar viciado dos pulmões enquanto se alongam os músculos das costas.

Dicas e sugestões

OBJETIVO
- Expelir o ar viciado dos pulmões ao girar, sem permitir que calcanhares e quadris saiam de posição.

PONTOS-CHAVE
- Mantenha os pés flexionados e pressione-os com energia para longe dos calcanhares. Conserve as pernas esticadas todo o tempo.
- Utilize a respiração para aumentar o alongamento e concentre-se em permanecer ereto enquanto gira e entre um giro e outro.
- Gire usando a cintura, e não os ombros. Tente colocar as mãos atrás da cabeça, uma sobre a outra, e repita os movimentos. Lembre-se de manter o peito erguido.
- Pressione fortemente os glúteos e a região superior interna das coxas uma contra a outra durante a realização da seqüência.
- Encha os pulmões com ar fresco quando retornar ao centro.
- Estique o pescoço e a coluna pressionando o topo da cabeça para cima.

PRECAUÇÕES
- Não deixe as costas caírem enquanto você gira. Eleve-se para cima da cintura e erga o peito durante a realização do movimento.
- Permita à cabeça seguir o giro natural da coluna. Não force o giro da cabeça além do ponto de conforto.

VARIAÇÃO
- Junte um leve pulsar para cada lado liberando ar dos pulmões ou sustente uma longa expiração enquanto se movimenta.

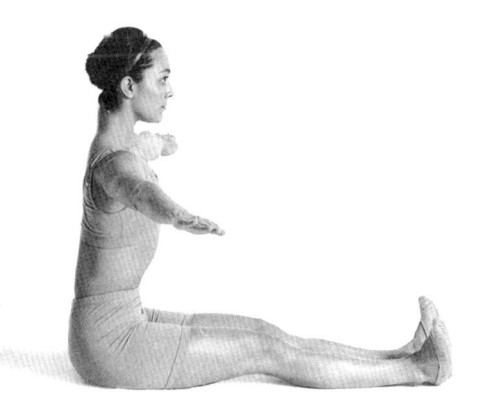

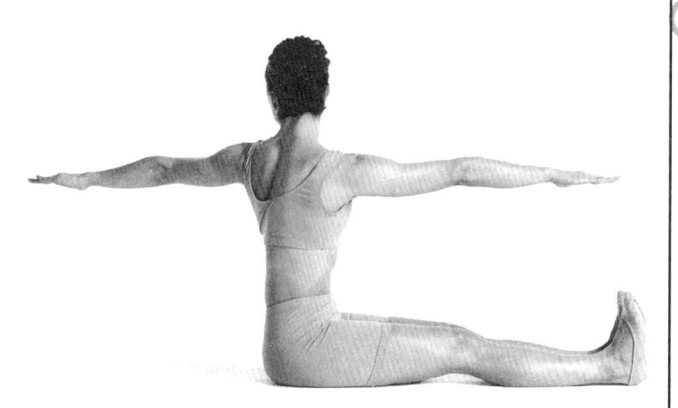

AVANÇADO

THE JACKKNIFE
(O canivete)

Passo a passo

1. Deite-se de costas com os braços ao longo do corpo e as pernas esticadas para a frente sobre o colchonete na postura Pilates.
2. Inspire e pressione o umbigo fortemente para a coluna a fim de iniciar o movimento do *Jackknife*.
3. Pressione os glúteos e a região posterior interna das coxas uma contra a outra e traga as pernas para cima da cabeça, elevando a região posterior dos quadris e acionando a casa de força. Pare ao alcançar a região posterior dos ombros. Não role sobre o pescoço.
4. Dessa posição, pressione a região posterior dos braços fortemente contra o colchonete, contraia ainda mais os glúteos e empurre os quadris para cima, elevando as pernas esticadas na direção do teto, *como se abrisse rapidamente um canivete suíço.*
5. Mantenha o peso na região posterior dos ombros e os pés alinhados com o nariz.
6. Comece a rolar a coluna para baixo lentamente sobre o colchonete, vértebra por vértebra, expirando. Desça tentando manter quadris e pés suspensos no ar tanto quanto possível, resistindo à gravidade.
7. *Imagine os pés sustentados por molas acima de sua cabeça.*
8. Quando as costas estiverem apoiadas, alongue as pernas para o chão e repita a seqüência. Inspire ao elevar pernas e quadris e expire ao abaixá-los de volta ao colchonete.
9. Repita três vezes e termine trazendo os joelhos para o peito. Alongue-se e role para o lado, preparando-se para a Série de chutes laterais.

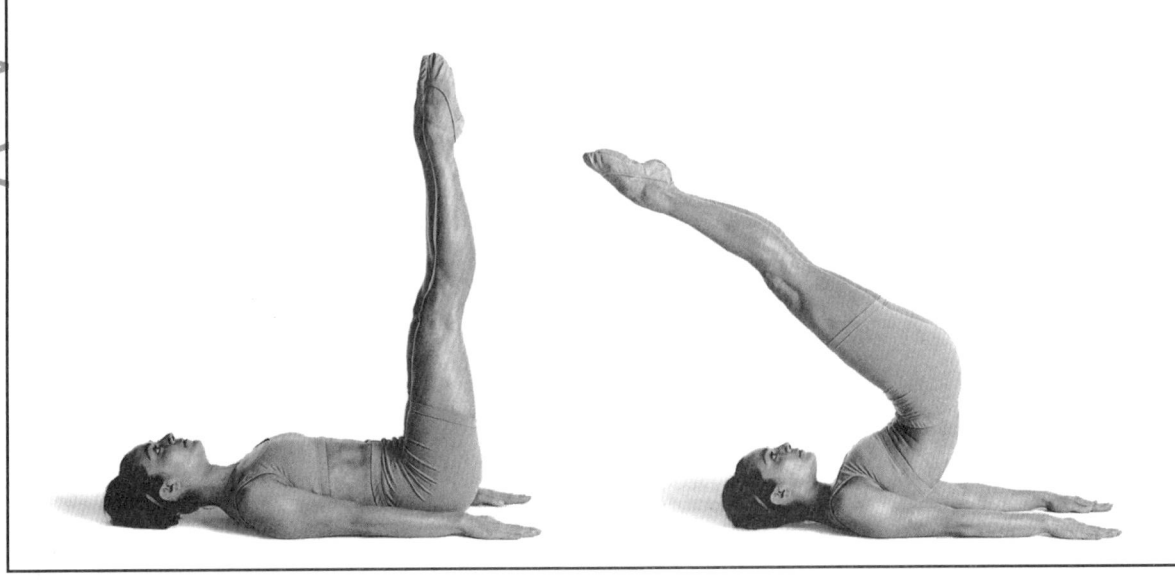

O *Jackknife* fortalece a casa de força e os braços ao mesmo tempo que alonga os músculos das costas, do pescoço e dos ombros.

Dicas e sugestões

Se tiver problemas de pescoço, ombro ou coluna, não faça esse exercício.

OBJETIVO
- Utilizar os músculos da casa de força para manter os pés alinhados com o nariz ao rolar para baixo.

PONTOS-CHAVE
- Mantenha as palmas das mãos e a região posterior dos braços pressionadas contra o colchonete enquanto eleva os quadris.
- Escorregar as palmas para a frente ao retornar as costas para o colchonete ajudará a estabilizar o tronco e a liberar os músculos do pescoço e dos ombros.
- Pressione fortemente o umbigo para a coluna e utilize a expiração para pressioná-lo ainda mais.
- Mantenha um leve giro das pernas para fora durante toda a seqüência a fim de acionar completamente quadris e glúteos.

PRECAUÇÕES
- Não role sobre o pescoço. Em vez disso, mantenha o peso do corpo sobre a região posterior dos ombros.
- Não permita que as pernas se afastem. Conserve a região posterior das coxas e glúteos contraídos para sustentar a lombar.

PROGRESSÃO
- Conforme você progredir, não precisará mais trazer as pernas acima da cabeça antes de levá-la à posição elevada. Tente redefinir os ângulos do movimento e crie uma mobilidade fluida de elevação e abaixamento.

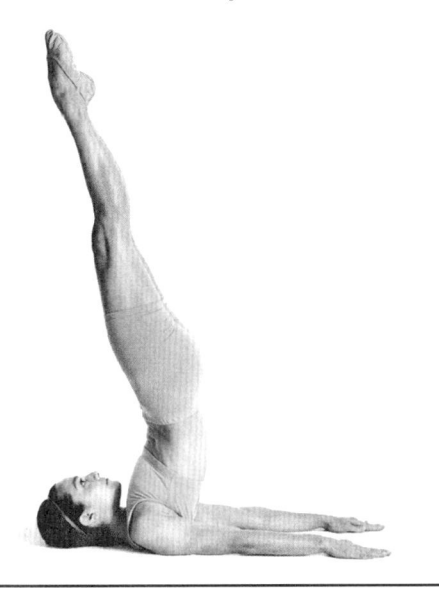

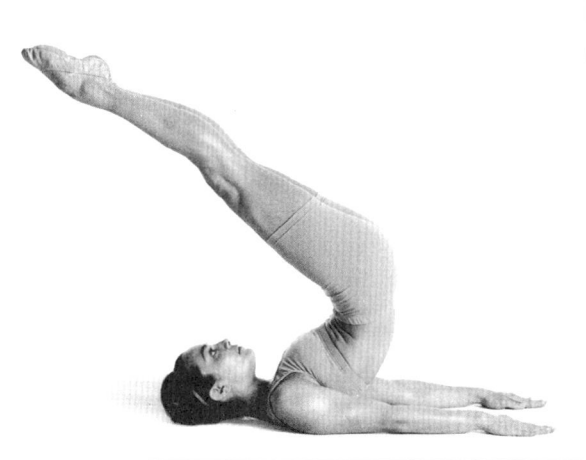

AVANÇADO

O CANIVETE

THE SIDE KICK SERIES
(Série de chutes laterais)

1. *Front/Back* – Para a frente/Para trás
2. *Up/Down* – Para cima/Para baixo
3. *Small circles* – Pequenos círculos
4. *Side passé* – *Passé* lateral
5. *Inner-thigh lifts* – Adução da coxa
6. *Bicycle* – Bicicleta
7. *Grand rond de jambe* – Grande círculo de perna
8. *Transition: heel beats* – Transição: batida de calcanhares

A posição para a Série de chutes laterais permanece a mesma durante todos os exercícios. Exceto em *Inner-thigh lifts* (p. 124), você deve permanecer em uma das duas posições de tronco superior mostradas à direita. (Se pescoço ou ombros incomodarem nessas posições, veja a modificação.)

POSIÇÃO CORPORAL
Passo a passo

1. Deite-se de lado com cotovelo, ombro, região dorsal média e glúteos alinhados com a borda do colchonete.
2. Posicione as pernas num ângulo de 45 graus em frente ao corpo. (Ajuste essa posição no início de forma que se sinta apto a mantê-la. Pense: ombro acima de ombro, quadril acima de quadril.)
3. Mantenha seu peso pressionando a palma da mão da frente e *imagine-se equilibrando uma xícara de café quente sobre o ombro durante toda a série.* (Se estiver na posição dos avançados, *imagine que o cotovelo de cima está espetado no teto.*)
4. Alongue a região posterior do pescoço levando o topo da cabeça para longe dos ombros.
5. Conserve os pés na postura Pilates com um leve giro para fora das coxas. (Isso libera o quadríceps e permite que você trabalhe usando quadril e glúteos mais eficientemente.)
6. O pé deve ser mantido alongado e alinhado com o quadril. (Como variação, tente posicionar o pé em ponta ou flexionado para acentuar os movimentos. No entanto, lembre-se de que os exercícios começam pelo quadril e pela casa de força; assim, não se concentre muito na região inferior da perna.)

POSIÇÃO CORPORAL
Dicas e sugestões

A Série de chutes laterais trabalha a região interna e externa das coxas e aumenta a mobilidade e força da articulação do quadril.

- Como essa série visa aumentar gradualmente sua amplitude de movimento, não tente alcançar grandes amplitudes de movimento à custa do controle. Se você oscilar e mostrar instabilidade para conseguir grandes chutes, estará sacrificando a integridade e a eficiência dos movimentos.
- A parte mais importante da Série de chutes laterais é a manutenção da imobilidade da região superior do corpo durante a realização dos movimentos.
- Lembre-se de utilizar a casa de força para estabilizar o tronco.
- No início, aconselha-se manter a mão anterior pressionando o colchonete em frente ao peito (veja a posição de iniciante a seguir).
- Use seu peso para pressionar o quadril inferior e não balance para a frente e para trás sobre ele durante o movimento.
- Se o quadril estalar na realização de algum movimento, reajuste a posição da perna e certifique-se de estar contraindo os glúteos.
- Lembre-se de não afundar sobre o ombro durante a realização da série.
- Se o pescoço cansar ou doer durante a série, simplesmente deite a cabeça sobre o braço. (Você pode colocar uma toalha enrolada ou um pequeno travesseiro entre o pescoço e o braço de baixo para manter o alinhamento da coluna nessa posição.)

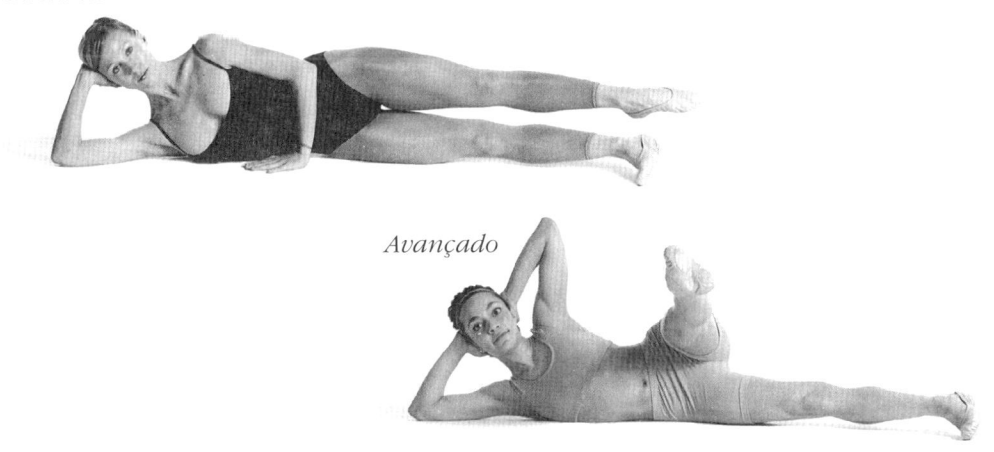

Iniciante

Avançado

INTERMEDIÁRIO

FRONT/BACK
(Para a frente/Para trás)

Passo a passo

1. Assuma a posição para chutes laterais (conforme descrito anteriormente na p. 114) mais adequada a seu nível.
2. Eleve a perna de cima a partir do quadril e gire-a ligeiramente para fora, usando o quadril, liberando a coxa.
3. Inspire e pressione o umbigo fortemente para a coluna.
4. Balance a perna para a frente, impulsionando-a duas vezes (como dois pequenos chutes), indo para a frente tanto quanto possível sem girar o quadril ou pressionar a cintura.
5. Expire ao trazer a perna de volta, crescendo para o canto posterior da sala.
6. *Imagine-se equilibrando uma xícara de café quente sobre o ombro, sem chacoalhar durante o movimento.*
7. Faça no máximo dez repetições e junte os calcanhares preparando-se para os chutes *Up/Down*.

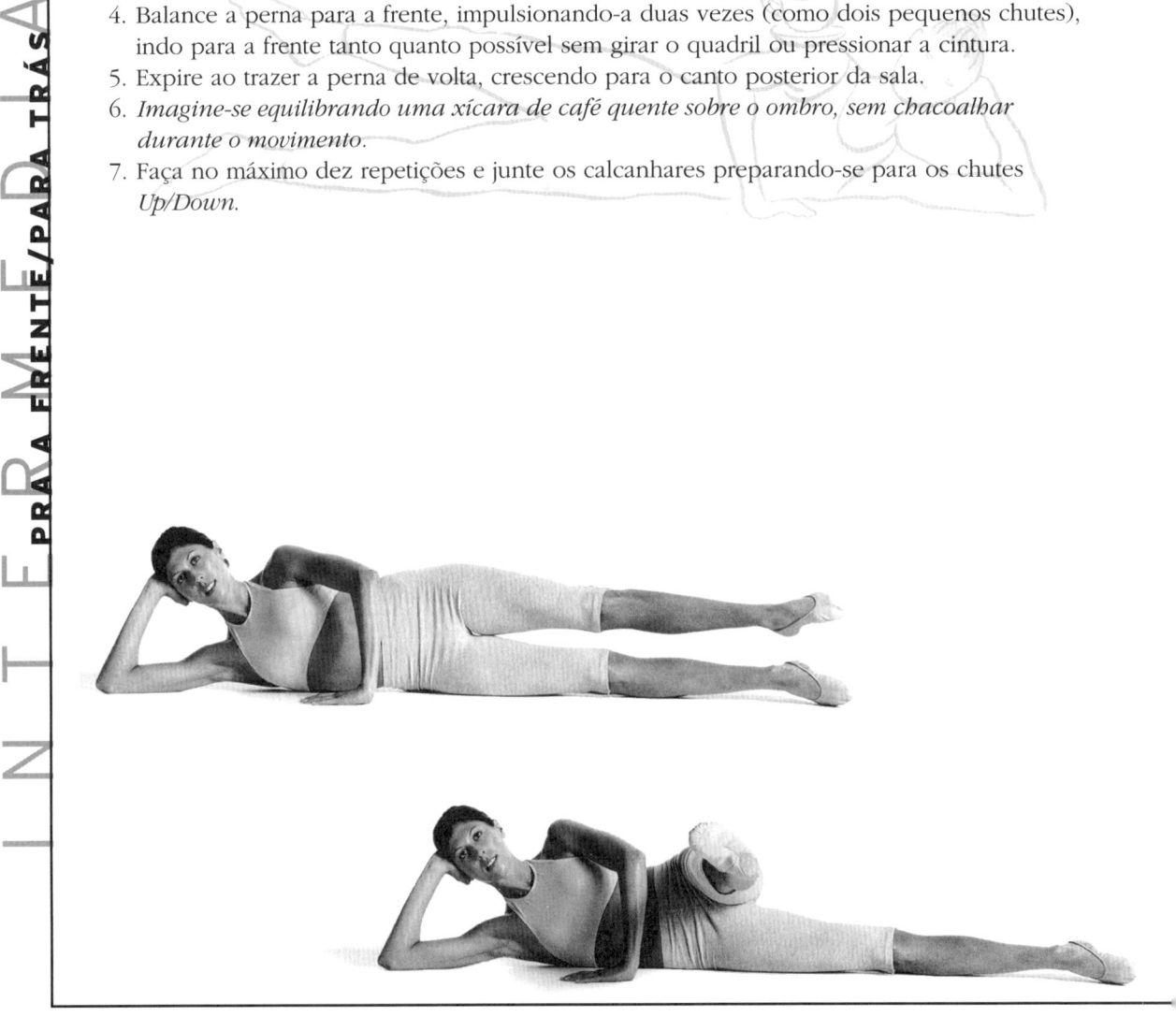

Os chutes *Up/Down* trabalham a parte posterior dos quadris e glúteos, alongam os isquiotibiais e melhoram o equilíbrio.

Dicas e sugestões

OBJETIVO
- Manter o tronco alongado e perfeitamente estável enquanto a perna é balançada para a frente e para trás.

PONTOS-CHAVE
- Certifique-se de que as pernas estão alongadas e esticadas sem retesar os músculos.
- Utilize a casa de força para estabilizar o tronco.

PRECAUÇÕES
- Não permita que os quadris ou os ombros oscilem para a frente e para trás durante o movimento.
- Não deixe que a perna flexione completamente, para não perder a estabilidade dos quadris.
- Não permita que o pé ou a perna caiam abaixo da altura do quadril durante a realização da seqüência.

PROGRESSÃO
- Comece com pequenos chutes para a frente e para trás e, gradualmente, aumente a amplitude de movimento sem oscilar.

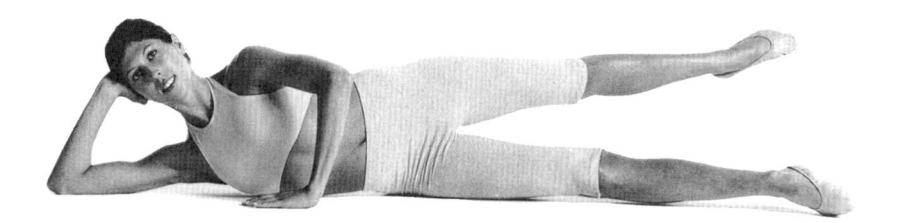

INICIANTE

UP/DOWN
(Para cima/Para baixo)

Passo a passo

1. Adote a posição para chutes laterais mais adequada a seu nível. Mantenha a perna ligeiramente girada para fora, liberando o quadríceps.
2. Inspire e eleve a perna de cima esticada para o teto.
3. Expire resistindo à ação da gravidade no caminho de volta para baixo, fazendo a perna crescer para longe do quadril durante o movimento.
4. *Imagine o tornozelo atado a uma mola acima de sua cabeça* e utilize a casa de força para controlar os movimentos.
5. Complete cinco seqüências e junte os calcanhares na postura Pilates preparando-se para os *Small circles*.

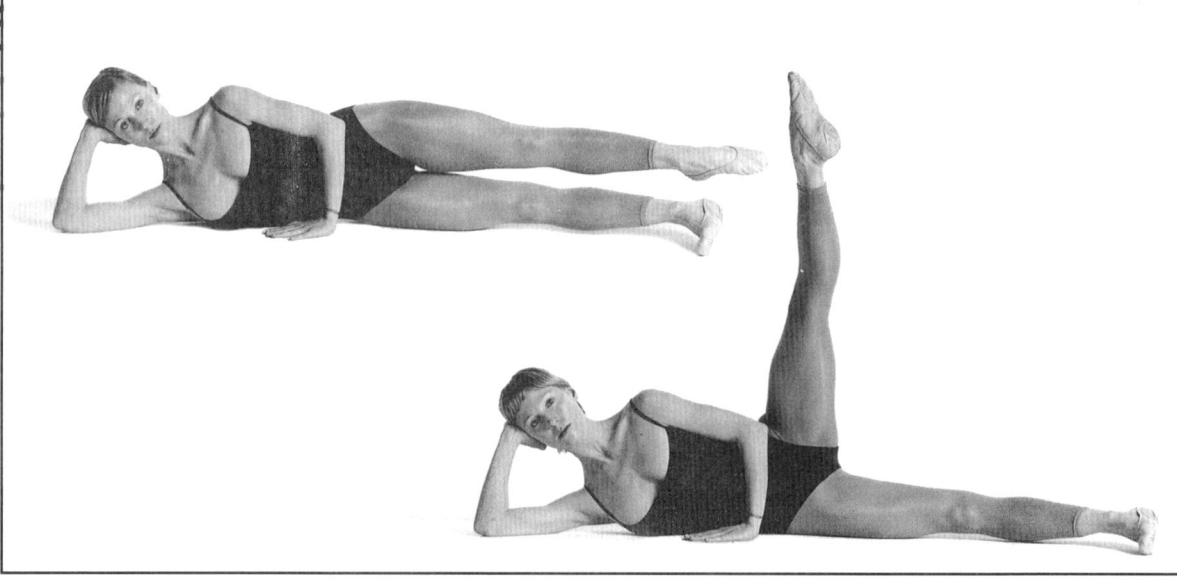

Os chutes *Up/Down* trabalham quadris, glúteos e a região externa das coxas, além de alongar os músculos internos das coxas.

Dicas e sugestões

OBJETIVO
- Permanecer com o tronco alongado e erguido enquanto a perna é chutada para cima e alongada ao voltar para baixo.

PONTOS-CHAVE
- A perna tenderá a girar para dentro durante esse movimento. Assim, mantenha um ligeiro giro para fora da coxa, a partir do quadril, durante todo o tempo.
- Eleve a perna apenas até o ponto no qual você pode mantê-la esticada.
- Lembre-se de crescer a perna a partir do quadril enquanto desce, como se a estivesse levando para longe do tronco.
- *Imagine-se deslizando uma moeda com o pé ao longo da parede, para cima, e pressionando-a contra a parede ao descer.*
- Mantenha-se com o tronco superior elevado forçando o topo da cabeça para longe do quadril.

PRECAUÇÃO
- Não afunde nos quadris ou nos ombros enquanto eleva a perna para o teto.

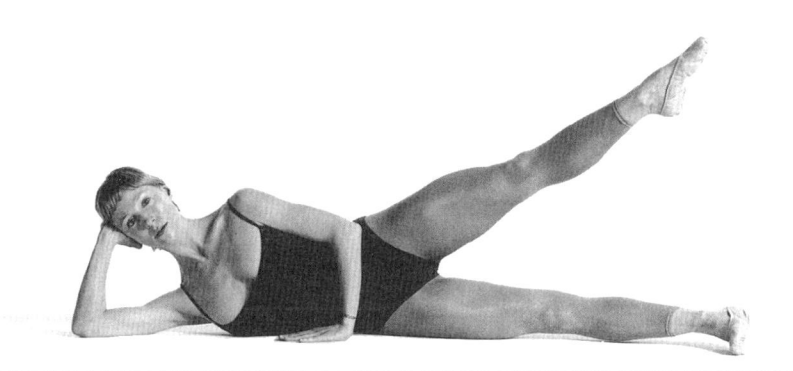

INICIANTE PARA CIMA/PARA BAIXO

INICIANTE

SMALL CIRCLES
(Pequenos círculos)

Passo a passo

1. Adote a posição para chutes laterais mais adequada a seu nível.
2. Eleve o calcanhar superior pouco acima do calcanhar de baixo e comece, a partir do quadril, a fazer círculos com a perna em uma movimentação pequena, porém vigorosa.
3. *Imagine-se fazendo a perna girar dentro de um pequeno aro.*
4. Complete cinco círculos para a frente e inverta o movimento para mais cinco círculos. Finalize descansando os calcanhares juntos na postura Pilates.

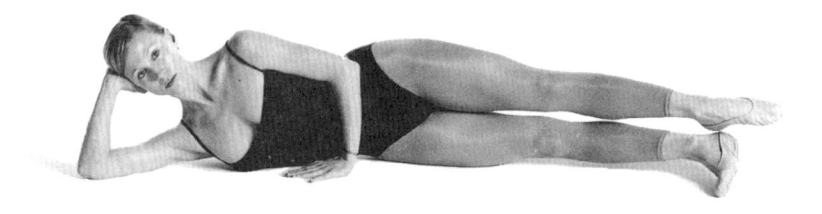

Os *Small circles* trabalham glúteos e coxas.

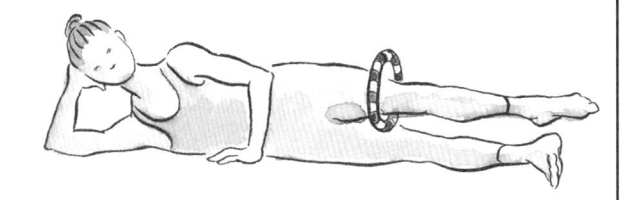

Dicas e sugestões

OBJETIVO
- Manter o tronco perfeitamente imóvel e elevado durante a realização dos círculos com a perna.

PONTOS-CHAVE
- Trabalhe os círculos usando a região da articulação do quadril e seu entorno, mantendo a perna estendida enquanto isso.
- Estique a perna usando o quadril *como se estivesse pressionando uma moeda na parede com o pé*.
- Contraia os glúteos para obter apoio.
- Use a casa de força a fim de manter a estabilidade do tronco; assim, você não balança para a frente e para trás.

PRECAUÇÕES
- Não permita que joelho, coxa ou pé girem para dentro durante o movimento.
- Não flexione o joelho ou faça círculos com a ajuda da região inferior da perna. Trabalhe do quadril para baixo.

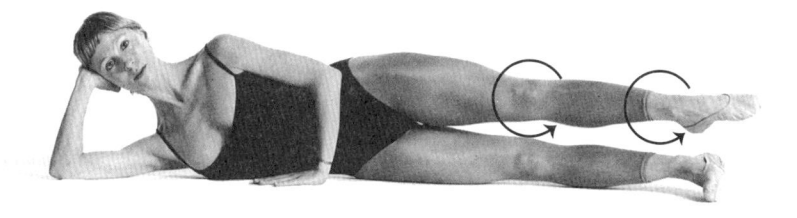

INTERMEDIÁRIO

SIDE PASSÉ*
(*Passé* lateral)

Passo a passo

1. Adote a posição para chutes laterais mais adequada a seu nível.
2. Eleve a perna de cima esticada para o teto. Dobre o joelho e traga o pé para baixo, na direção da região interna da coxa inferior ou pouco em frente a ela. Escorregue o pé pela perna até estendê-la e então a eleve para o teto novamente. Mantenha perna e pé alongados.
3. Repita de três a cinco vezes e inverta o movimento, puxando o pé em direção ao corpo, elevando-o esticado para o teto e resistindo à gravidade ao descer para a perna de apoio.
4. *Imagine a perna resistindo à força de uma mola presa à parede.*
5. Faça de três a cinco repetições em cada sentido. Na última, puxe o pé para o corpo e coloque-o no chão em frente à coxa de baixo, preparando-se para a *Inner-thigh lifts*.

* N. da T.: Em francês, no original. Termo utilizado para exercício preparatório de dança clássica que se assemelha ao movimento descrito.

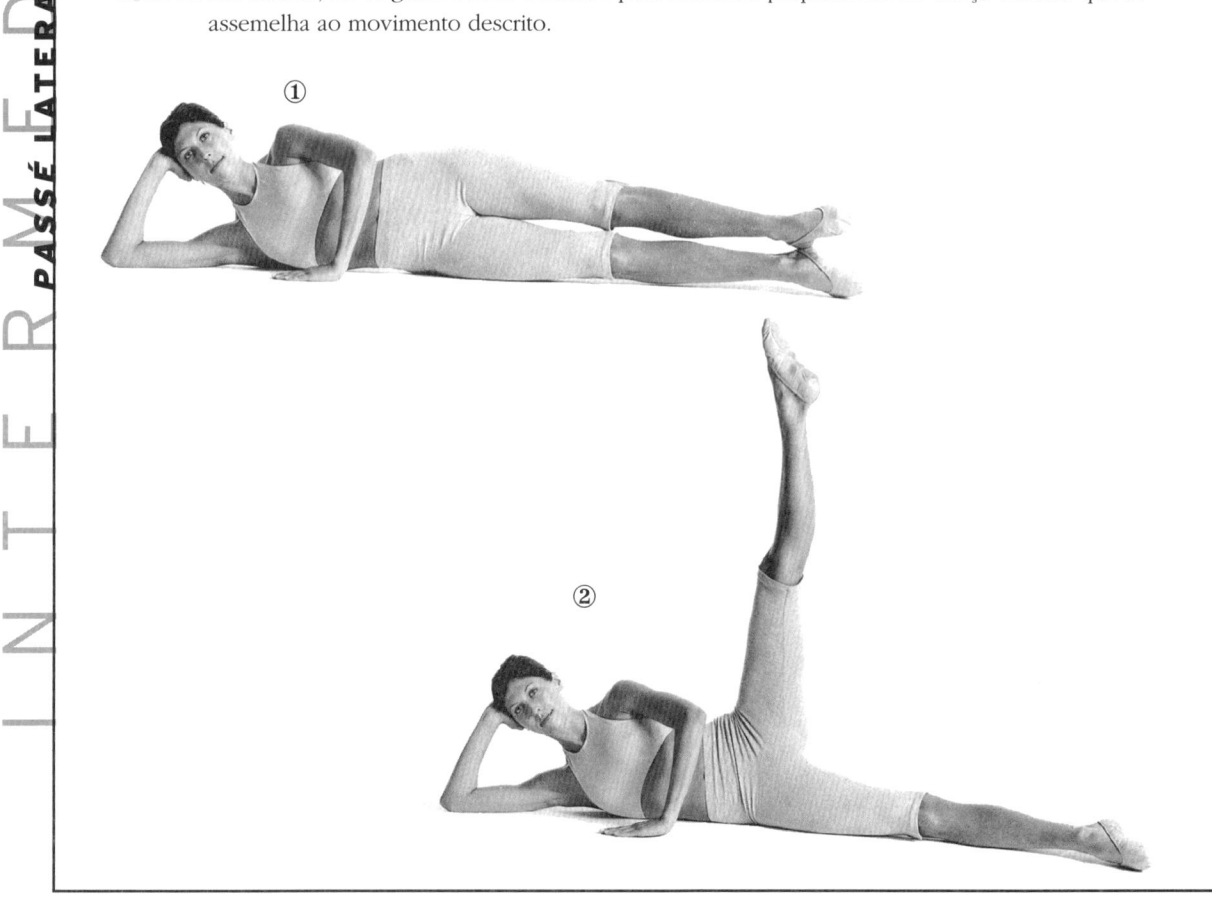

Esse exercício foi adaptado do trabalho com molas normalmente realizado em aparelhos. Trabalha os quadris e a região interna e externa das coxas.

Dicas e sugestões

OBJETIVO
- Manter o tronco alongado e perfeitamente estável durante a realização da seqüência.

PONTOS-CHAVE
- Ritmo! Deixe que a fluidez e a sensação dos movimentos enriqueçam o exercício.
- Quanto mais você imobilizar o tronco, maior será a eficiência do exercício.
- Mantenha a linha da cintura alongada durante todo o tempo.
- Cresça a perna para longe do quadril *como se estivesse pressionando uma moeda na parede com o pé.*

PRECAUÇÕES
- Não afunde no ombro ou na cintura ao elevar a perna para o teto.
- Não permita que joelho, coxa ou pé girem para dentro durante o movimento.

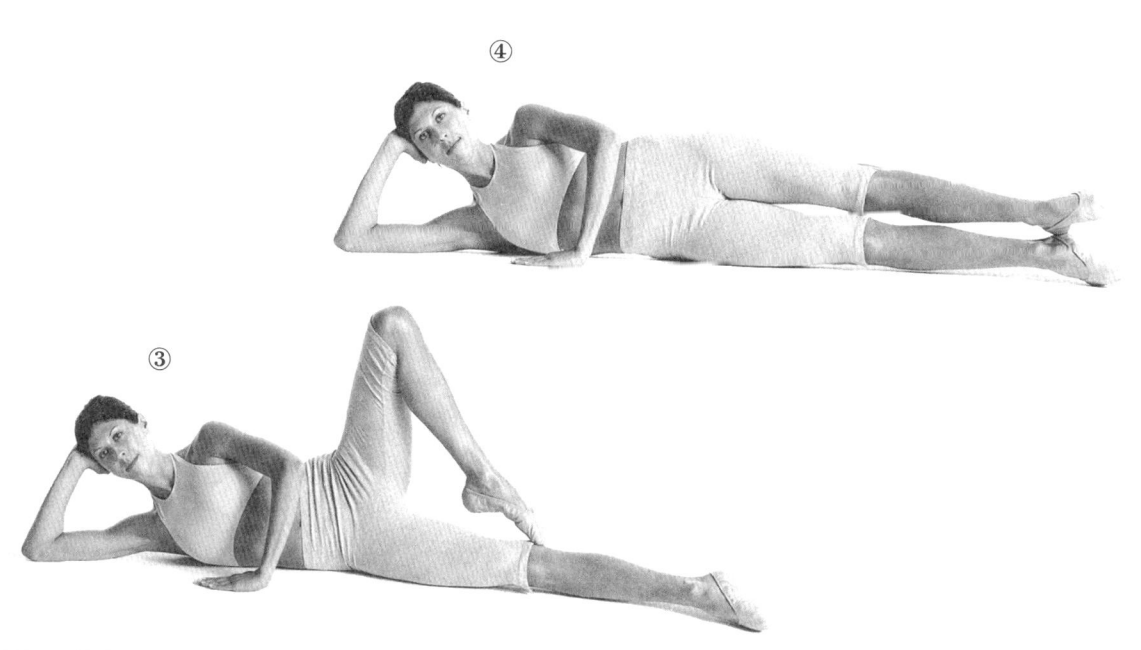

INTERMEDIÁRIO **PASSÉ LATERAL**

INTERMEDIÁRIO

INNER-THIGH LIFTS
(Adução da coxa)

Passo a passo

1. Deite-se sobre o lado direito com o pé esquerdo cruzado em frente à coxa direita, pé apoiado no chão e a parte superior do joelho voltada para o teto.
2. Descanse a cabeça no braço e, com a outra mão, segure o tornozelo visando mantê-lo no lugar, ou pressione a palma contra o colchonete em frente ao corpo.
3. Cresça a perna estendida para longe do quadril e eleve-a do chão, girando o calcanhar ligeiramente na direção do teto.
4. *Imagine uma pilha de livros equilibrada na região interna do joelho enquanto o eleva.*
5. Eleve e abaixe a perna de baixo sem permitir que ela toque o colchonete. Enfatize o movimento na elevação.
6. Eleve e abaixe de cinco a dez vezes e então mantenha a perna em posição elevada, balançando-a para cima e para baixo dez vezes em pequenos impulsos. *Não deixe os livros caírem!* Você também pode tentar cinco círculos para a frente e para trás nessa posição elevada. Termine escorregando a perna dobrada para a outra em postura Pilates, preparando-se para a *Bicycle*.

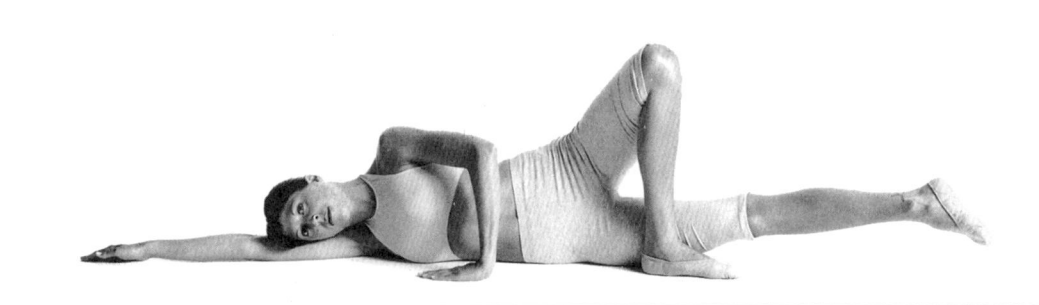

Inner-thigh lifts trabalha as regiões interna e externa da coxa.

Dicas e sugestões

OBJETIVO
- Manter o corpo ativamente alongado durante a realização dos movimentos de elevação.

MODIFICAÇÃO
- Se for muito difícil manter a perna de cima dobrada nessa posição, simplesmente coloque o joelho sobre o colchonete em frente ao corpo.

PONTOS-CHAVE
- Eleve a coxa do colchonete tanto quanto puder, mantendo uma ligeira rotação externa da perna.
- Mantenha a região superior do corpo alongada e imóvel, esticando o braço para fora em oposição à perna.

PRECAUÇÕES
- Não flexione a perna esticada enquanto realiza o movimento.
- Não prenda o quadríceps.

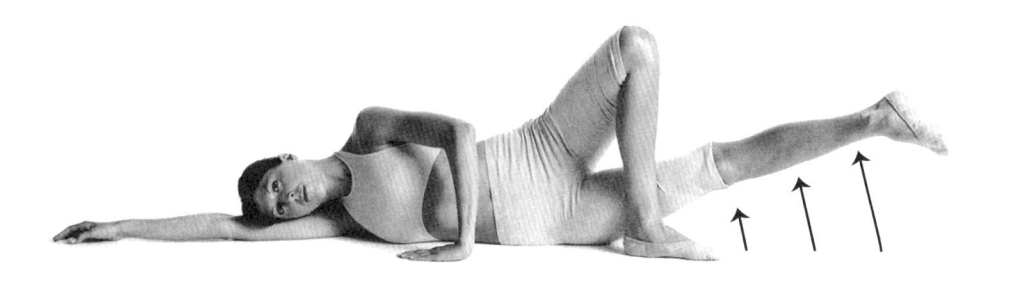

AVANÇADO

BICYCLE
(Bicicleta)

Passo a passo

1. Assuma a posição avançada para chutes laterais.
2. Mova a perna de cima para trás *como se estivesse empurrando o pedal de uma bicicleta muito grande*, dobrando o joelho atrás de si e trazendo o calcanhar para o glúteo a fim de alongar o quadril e o joelho. Traga o joelho dobrado à frente do joelho estendido, na direção do ombro, sem deixar o quadril cair para a frente. Cresça a perna para a frente *como se empurrasse o pedal para a frente* e "circule" a perna estendida para trás, repetindo o movimento.
3. *Tente imaginar uma roda de bicicleta muito grande e pesada, e pedale de forma que possa controlar o movimento e conseguir o máximo do alongamento.*
4. Pedale para a frente três vezes e inverta a seqüência, pedalando três vezes para trás. Termine colocando os calcanhares em postura Pilates, preparando-se para o *Grand rond de jambe*.

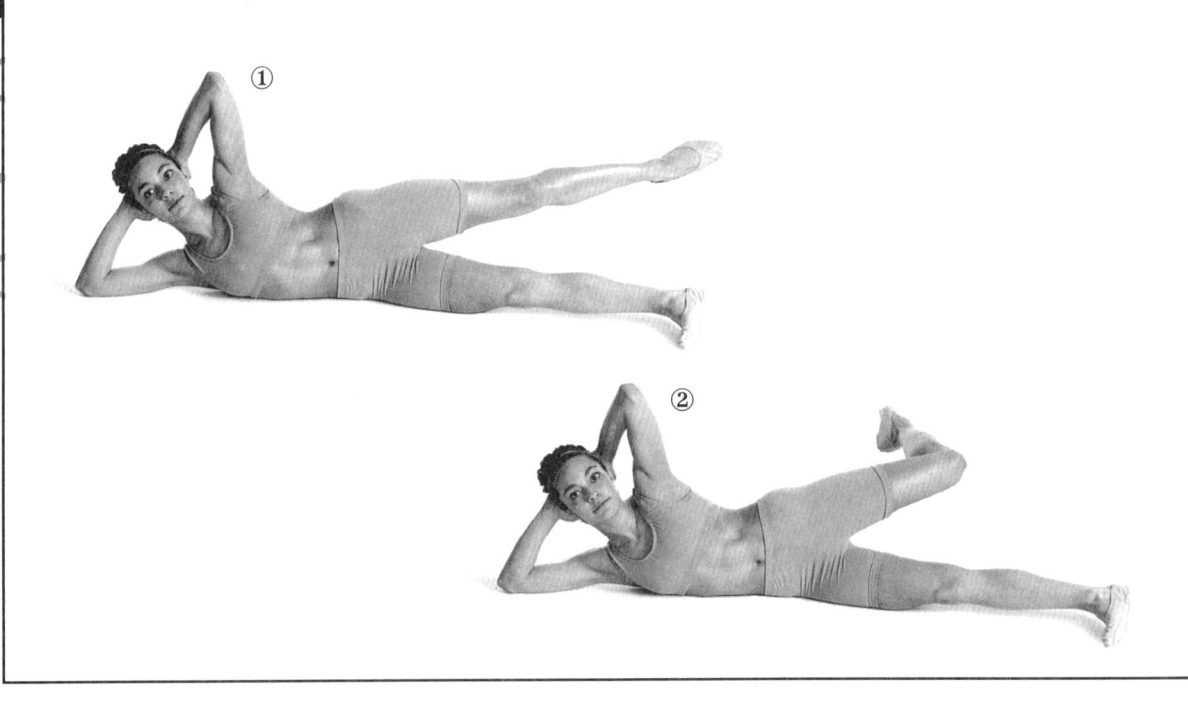

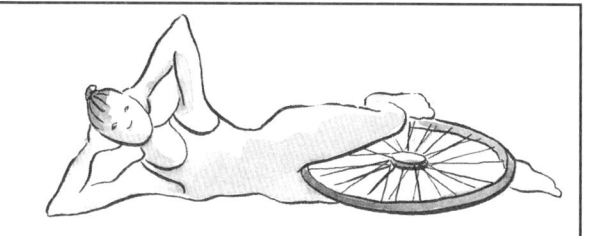

O *Bicycle* alonga e fortalece quadris, glúteos e isquiotibiais.

Dicas e sugestões

OBJETIVO
- Manter o tronco perfeitamente alongado e estável enquanto você circula a perna para a frente e para trás.

PONTOS-CHAVE
- Mantenha a linha da cintura alongada durante todo o movimento, especialmente ao manter a perna alongada à frente.

  Circulando para trás (perna para a frente, dobrar joelho, joelho para trás, esticar a perna)
- Pressione o joelho para trás tanto quanto possível antes de alongar a perna atrás de si.
- Alongue as costas ao mesmo tempo que alonga a perna.

  Circulando para a frente (perna para trás, dobrar joelho, joelho para a frente, esticar a perna)
- Traga o calcanhar na direção do glúteo *antes* de trazer o joelho para a frente.

PRECAUÇÕES
- Não permita que joelho, coxa ou pé girem para dentro durante o alongamento.
- Não traga o quadril para a frente enquanto a perna balança para a frente.
- Não deixe a perna cair abaixo do nível do quadril.

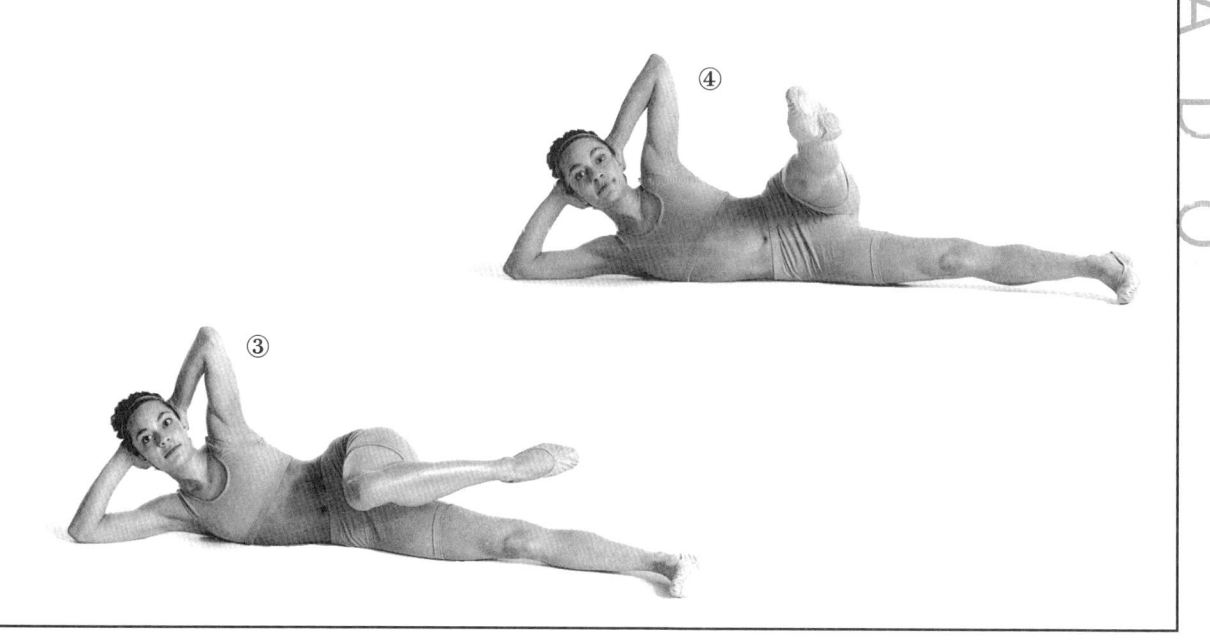

AVANÇADO

GRAND ROND DE JAMBE*
(Grande círculo de perna)

Passo a passo

1. Assuma a posição avançada para chutes laterais.
2. Eleve a perna de cima até a altura do quadril, mantendo-a ligeiramente girada para fora.
3. Inspire e impulsione a perna para a frente. Deslize o pé para cima ao longo da parede situada à sua frente, rode a perna na articulação do quadril e cresça em direção ao canto da parede de trás. (Lembre-se de levar o quadril de cima para a frente e de fazer crescer a região superior do tronco, contrabalançando o peso da perna que se alonga para trás.)
4. Impulsione a perna para a frente e repita a seqüência duas ou três vezes: impulsione para a frente, eleve, rode e alongue para trás. *Imagine-se mexendo um grande caldeirão.*
5. Inverta a seqüência. Impulsione a perna para trás, crescendo a partir do quadril. Eleve o pé na direção do teto e rode a perna para fora na articulação do quadril. Abaixe a perna e mantenha-a na altura do quadril antes de repetir a seqüência. Impulsione-a para trás, eleve, rode e lentamente abaixe-a até a altura do quadril. Lembre-se de manter o tronco alongado e tonificado para se estabilizar durante os movimentos.
6. Faça duas ou três repetições em cada sentido e termine trazendo os calcanhares juntos para a postura Pilates, girando de barriga para baixo, preparando-se para a *Transition: heel beats*.

* N. da T.: Em francês no original. Algo como "Grande círculo de perna". Nome de exercício de dança clássica, que, como todos, é denominado em francês.

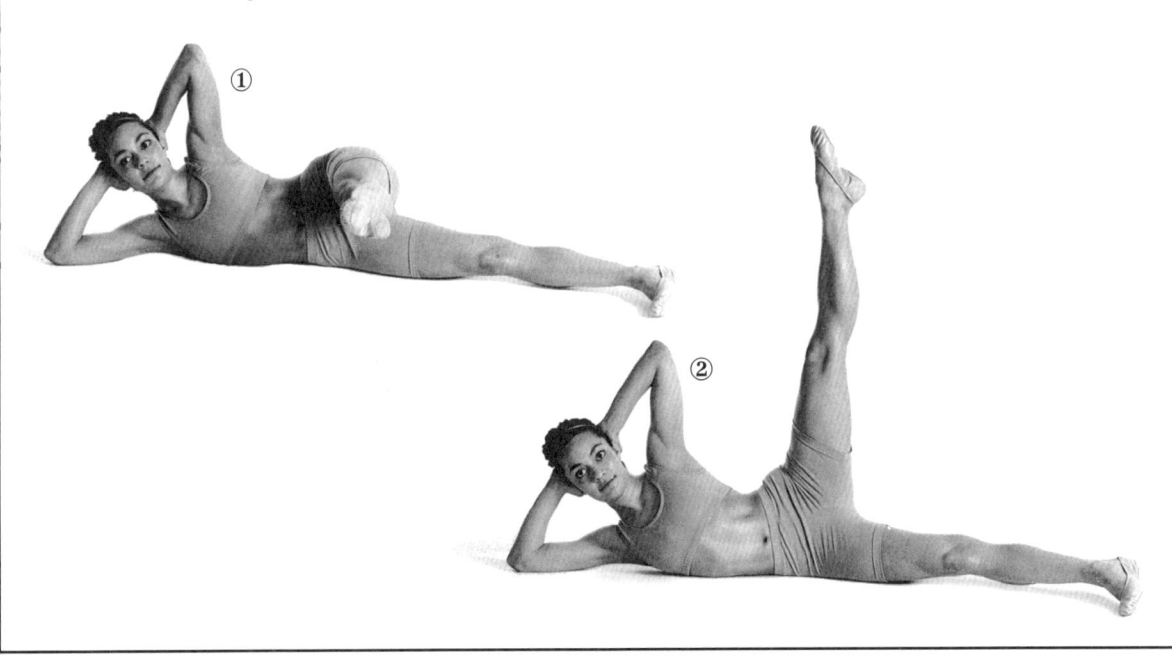

O *Grand Rond de Jambe* mobiliza a articulação do quadril, alonga os isquiotibiais e flexores do quadril e trabalha a casa de força.

Dicas e sugestões

- Manter o tronco alongado e estável enquanto se circula a perna.
- Lembre-se de contrabalançar o peso da perna pressionando o quadril de cima em oposição ao pé.
- Mantenha energicamente o topo da cabeça crescendo e os ombros descendo para longe das orelhas.
- Não afunde na cintura ou nos ombros ao movimentar-se.
- Não permita que os quadris balancem.

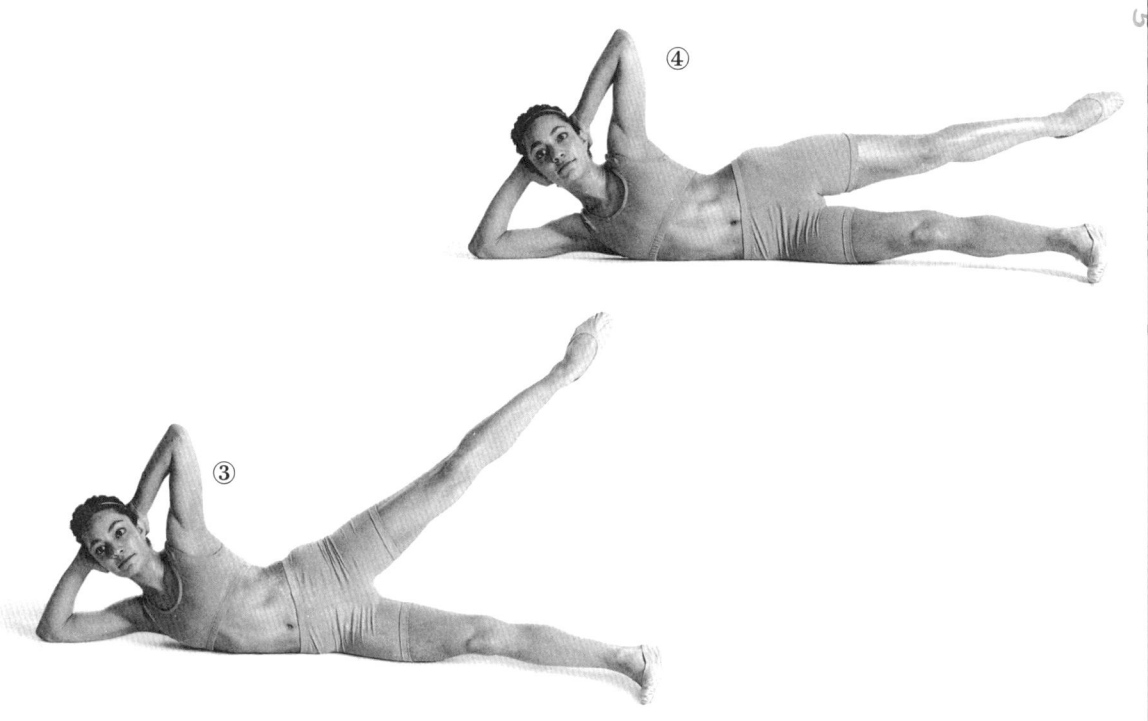

INTERMEDIÁRIO

Transition: HEEL BEATS
(Transição: batida de calcanhares)

Passo a passo

1. Deite-se sobre a barriga, pressionando a região posterior das pernas uma contra a outra, e com a testa apoiada sobre as mãos, uma sobre a outra.
2. Contraia os glúteos fortemente, inspire e eleve ambas as coxas do colchonete, mantendo as pernas esticadas e os calcanhares juntos.
3. Mantenha as pernas no ar e bata os calcanhares ligeiramente.
4. *Imagine a região superior do tronco presa ao colchonete, incapaz de movimentar-se, e as pernas suspensas por molas atrás do corpo.*
5. Inspire durante cinco batimentos e expire também durante cinco batimentos.
6. Finalize sentando-se sobre os calcanhares para relaxar a lombar e então deite-se sobre o outro lado, na posição dos chutes laterais.

   NOTA: Para uma variação avançada, tente trazer os calcanhares para os glúteos e então alongue as pernas com as coxas elevadas. Repita três vezes. (Veja as fotos na página ao lado.)

7. Repita os exercícios da Série de chutes laterais com a perna oposta e termine deitando-se de costas com os joelhos puxados para o peito, preparando-se para o *Teaser*.

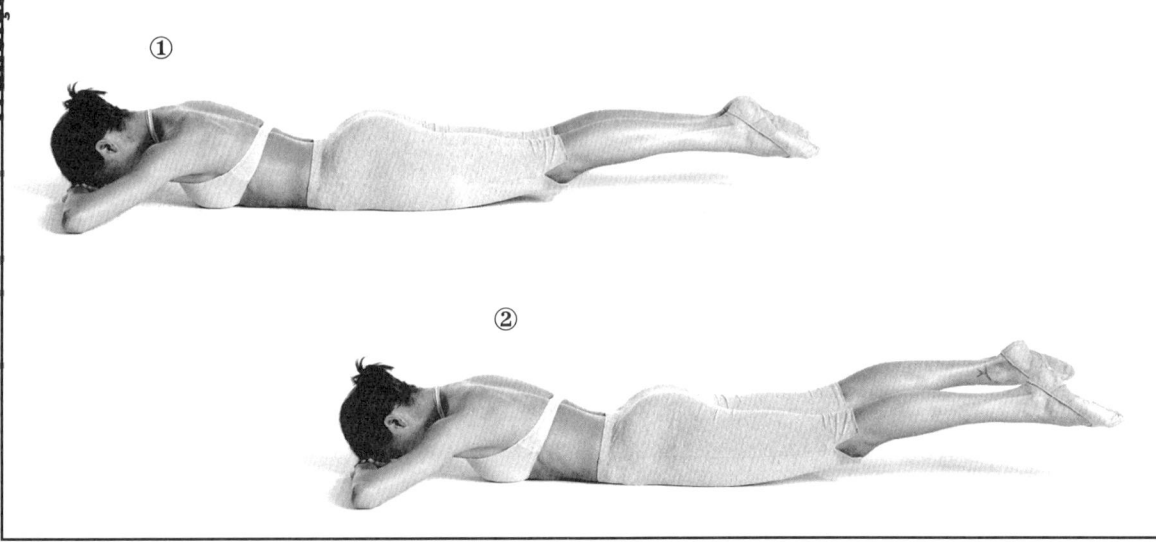

Heel beats **trabalha a casa de força e a região posterior das pernas.**

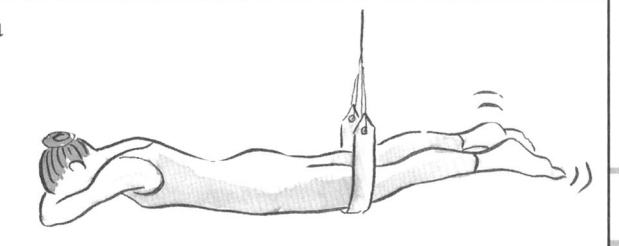

Dicas e sugestões

- Manter o tronco absolutamente imóvel enquanto as pernas elevadas batem uma contra a outra, ou dobram e estendem.
- Mantenha o umbigo pressionado para a coluna, protegendo a lombar.
- Deixe o tronco superior e os ombros relaxados durante os batimentos. Se necessário, estique os braços alongados para a frente.
- Contraia os glúteos fortemente a fim de proteger a lombar e estabilizar o tronco.
- Mantenha as pernas tão elevadas quanto possível durante os batimentos.
- Conserve os joelhos tão elevados quanto possível durante a Variação avançada.
- Não bata os calcanhares tão fortemente a ponto de provocar equimoses. Trabalhe as pernas como um todo.
- Certifique-se de que as coxas não estão tocando o colchonete durante o movimento.

Variação avançada

①

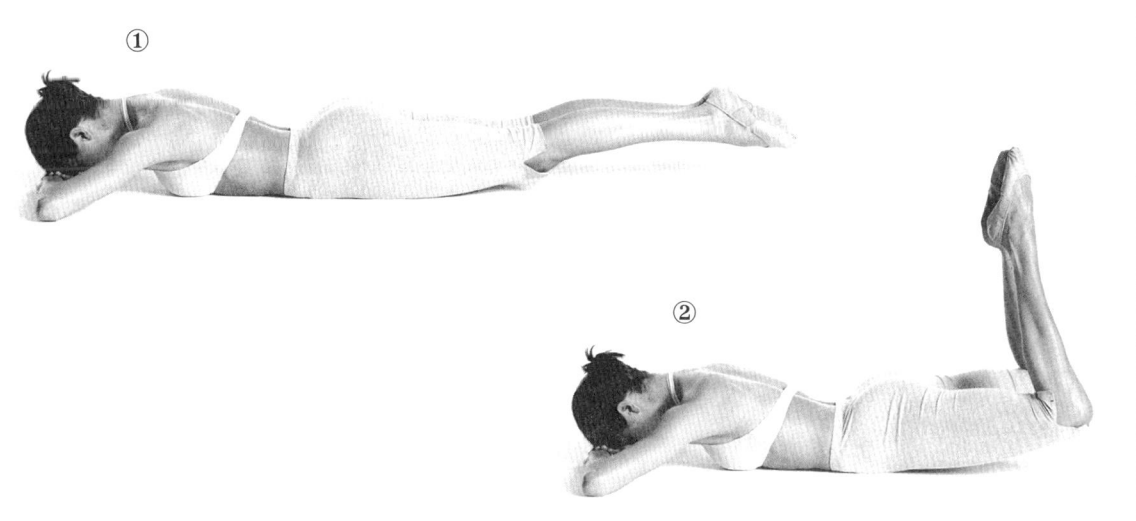

②

TEASER (Preparation I)
(Provocador – Preparação I)

Passo a passo

1. Deite-se de costas com as plantas dos pés apoiadas no colchonete e joelhos e coxas pressionados um contra o outro. (Joelhos em um ângulo de 45 graus.)
2. Estenda os braços acima da cabeça e a ponta dos dedos para a parede de trás. Mantenha as costas apoiadas, acionando a casa de força.
3. Traga os braços para a frente e permita que a cabeça e a região superior do corpo os sigam para a frente e para cima. *Imagine-se sendo erguido por um balão preso ao peito.*
4. Inspire, role para cima até onde os abdominais estejam ainda acionados e mantenha-se nessa posição contando até três.
5. Expire começando a rolar a coluna para trás e para baixo, pressionando uma vértebra por vez contra o colchonete.
6. Quando a cabeça tocar o apoio, comece a elevar os braços para trás acima da cabeça e alongue a ponta dos dedos em direção à parede de trás. Mantenha o pescoço alongado.
7. Repita essa seqüência três vezes e então prossiga para o *Teaser (Preparation II)*.

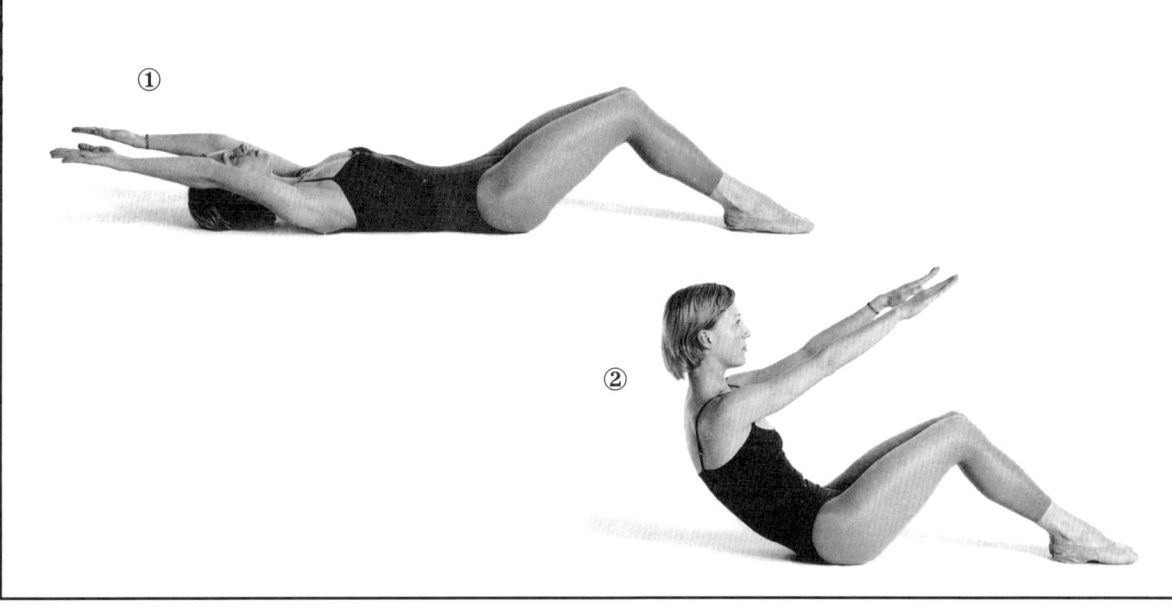

Use essa variação para testar a potência da casa de força antes de evoluir para o *Teaser* completo.

Dicas e sugestões

OBJETIVO
- Manter-se absolutamente imóvel na região inferior do corpo enquanto se rola para cima e para baixo.

PONTOS-CHAVE
- Tente concentrar-se em elevar-se para cima mais do que para a frente, a fim de manter a casa de força acionada.
- Contraia os glúteos e aperte a região interna das coxas e os joelhos um contra o outro durante todo o tempo.
- Alongue-se ao rolar para baixo, mantendo o sacro (osso da bacia) pressionado contra o colchonete.

PRECAUÇÕES
- Não deixe que os pés se movam ao rolar para cima.
- Não role sobre o cóccix.

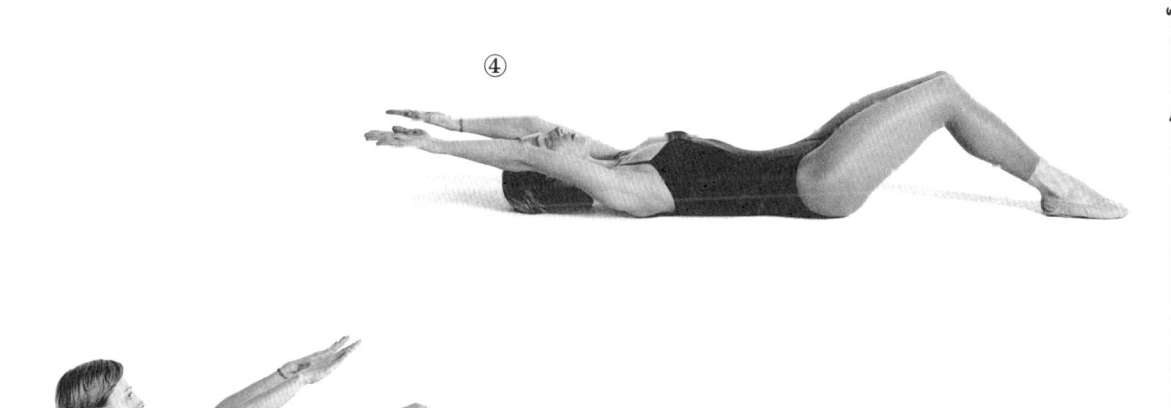

PROVOCADOR (PREPARAÇÃO I)

TEASER (Preparation II)
(Provocador – Preparação II)

Passo a passo

1. Deite-se de costas na posição do *Teaser* (Preparação I).
2. Alongue uma perna para cima, num ângulo de 45 graus em relação ao chão, e cole-a contra o joelho oposto. Gire ligeiramente a coxa para fora no quadril e pressione os glúteos e a região interna das coxas uma contra a outra.
3. Repita a mesma seqüência da Preparação I, sem permitir que os joelhos se separem durante o movimento.
4. Erga o corpo na direção do pé da perna alongada, mantendo o peito erguido. Endireite-se pela cintura enquanto inspira. *Imagine-se sendo puxado para cima pela força de um ímã.*
5. Enquanto expira, comece a rolar a coluna para baixo sobre o colchonete e alongue os braços acima da cabeça.

    NOTA: Para um desafio abdominal, ao alcançar o ponto mais alto, expire e gire a região superior do corpo para a direita. Inspire e retorne ao centro. Expire e gire para a esquerda. Inspire e retorne ao centro. Expirando, role para trás sobre o colchonete.

6. Repita cada variação duas ou três vezes com cada perna e termine puxando os joelhos para o peito, relaxando as costas antes de fazer o *Teaser* completo.

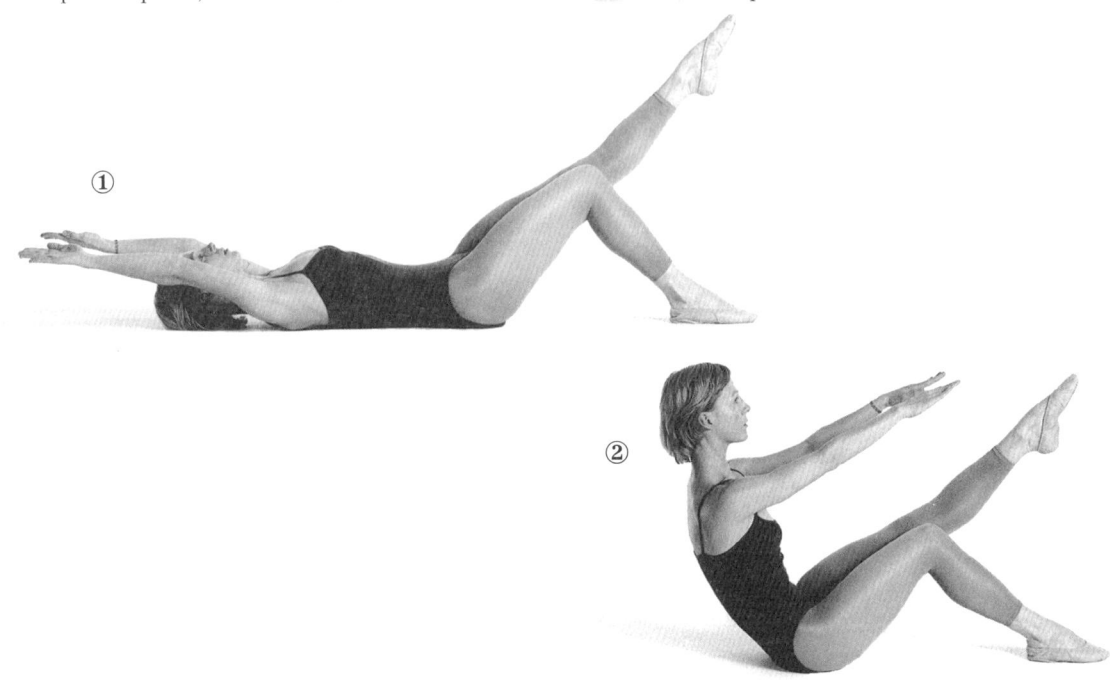

Essa variação trabalha a casa de força e estabiliza a região inferior do corpo, preparando-o para o *Teaser* completo.

Dicas e sugestões

- Manter os joelhos colados e a perna esticada durante toda a seqüência.
- Trabalhar usando os músculos profundos da casa de força para controlar o movimento.
- A chave para chegar ao topo é sentir-se "flutuando" lentamente para cima, sempre com controle.
- Eleve-se pelo peito e pressione os ombros para baixo e para longe das orelhas.
- Lembre-se de mobilizar as articulações da coluna ao rolar para cima e para baixo, criando espaço entre as vértebras.
- Certifique-se de que os joelhos não se descolam durante os movimentos. (Não trapaceie mantendo um joelho em cima do outro!)
- Ao elevar-se, não permita que os ombros subam para as orelhas. Não prenda a respiração ou jogue o peso do corpo para cima.

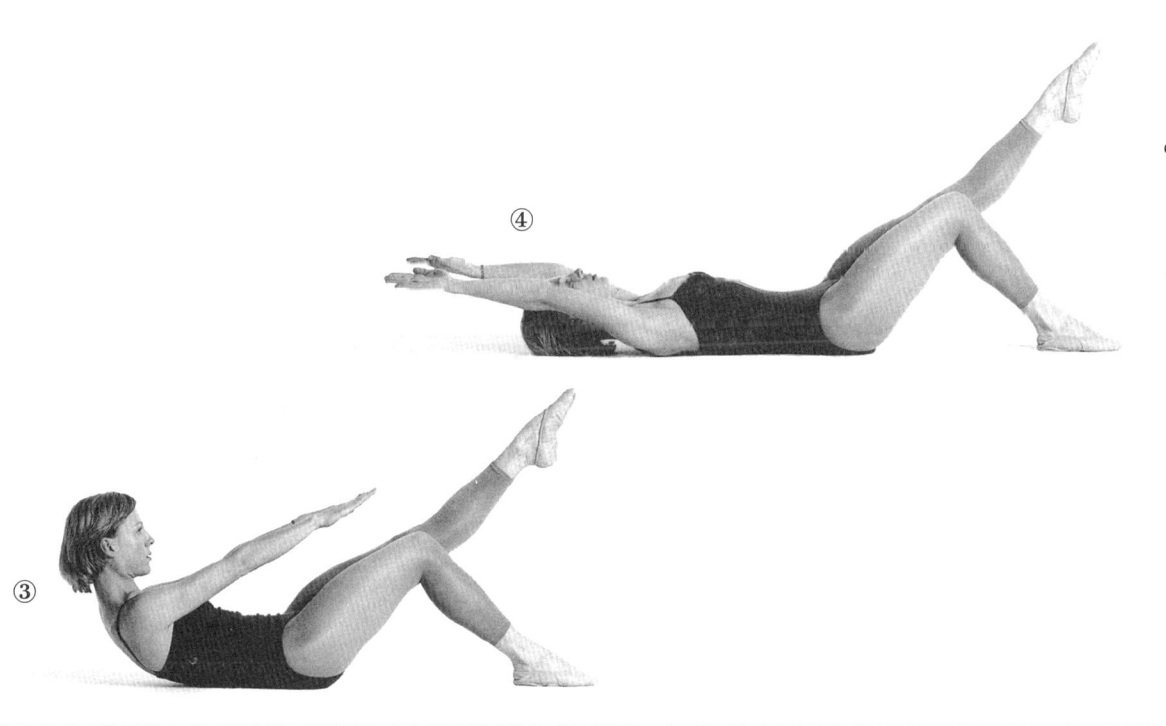

PROVOCADOR (PREPARAÇÃO II)

INTERMEDIÁRIO

TEASER I
(Provocador I)

Passo a passo

1. Deite-se de costas com ambas as pernas retas em direção ao teto em postura Pilates.
2. Estique os braços alongados acima da cabeça, mantendo as costas apoiadas.
3. Abaixe as pernas a 45 graus do chão, pressionando o umbigo fortemente para a coluna.
4. Inspire e traga os braços de cima da cabeça para alcançar os dedos dos pés.
5. Permita que o corpo "flutue" na direção dos pés, trazendo o queixo para o peito e "destacando" a região superior do corpo do colchonete.
6. *Imagine uma mola dos tornozelos ao peito puxando-o para cima na direção dos pés.*
7. Mantenha essa posição em V, equilibrando-se sobre o cóccix, e expire ao começar a rolar a coluna para o colchonete. *Sinta a puxada da mola em oposição ao descer.* Contraia fortemente os glúteos, certificando-se de que as pernas se mantêm imóveis.
8. Quando a cabeça voltar ao colchonete, estique os braços alongados acima da cabeça e repita a seqüência, inspirando ao "flutuar" para cima e expirando ao pressionar uma vértebra de cada vez contra o colchonete para trás.
9. Repita a seqüência três vezes e termine sentando-se com a sola dos pés no colchonete, preparando-se para o *Seal*.

NOTA: Para um nível mais avançado, termine na posição elevada em V, preparando-se para o *Teaser II*.

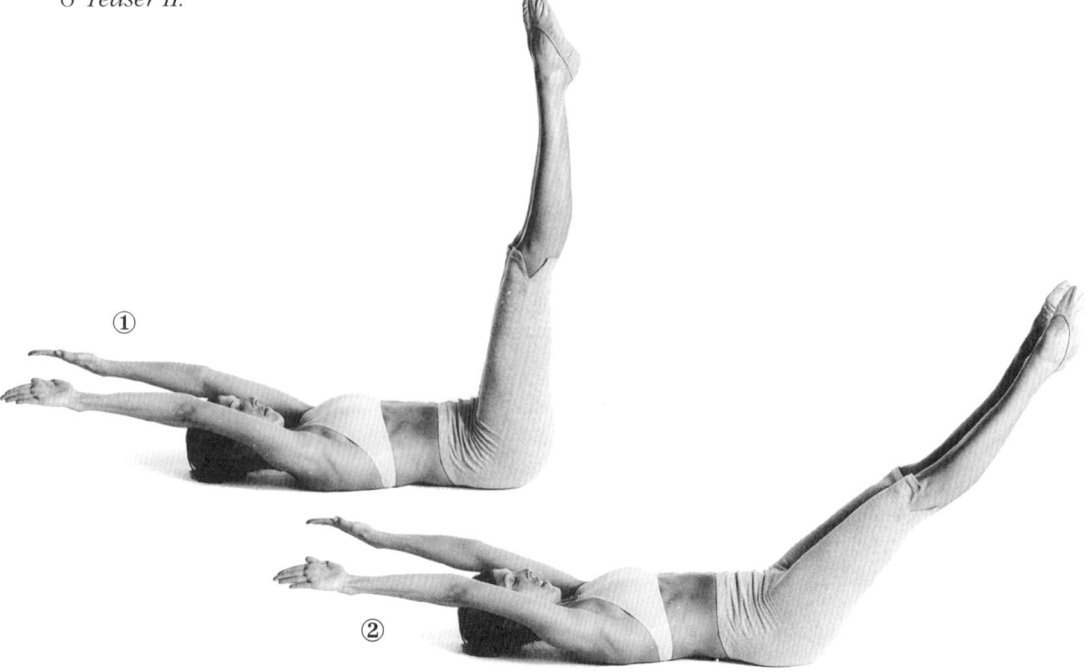

O *Teaser I* é um dos grandes favoritos do método Pilates. Testa o controle da casa de força ao máximo e é uma ótima forma de avaliar seu progresso.

Dicas e sugestões

Se as costas doerem, pare. Deite-se de costas e puxe os joelhos para o peito, relaxando a lombar.

- Permanecer com a região inferior do corpo perfeitamente imóvel durante a realização dos movimentos do *Teaser*.
- O segredo para a série *Teaser* é relaxar a mente e encontrar o ritmo para a realização do movimento.
- É preciso *respirar* enquanto se realiza essa seqüência. Se você prender a respiração, não estará utilizando os músculos eficientemente.
- Pressione o umbigo fortemente para a coluna, contraia os glúteos e aperte a região posterior interna das coxas a fim de acionar a casa de força.
- Não abaixe as pernas além do ponto de controle. Se sentir as costas começando a arquear para fora do colchonete, reposicione as pernas para cima em direção ao teto.
- Os *Teasers* consistem em movimentos muito controlados. Não se permita "jogar" o corpo para cima ou deixar que caia para trás.
- Mantenha os braços esticados para o teto, junto às orelhas, enquanto rola para baixo. Tente alongar-se a partir das pernas enquanto se movimenta.

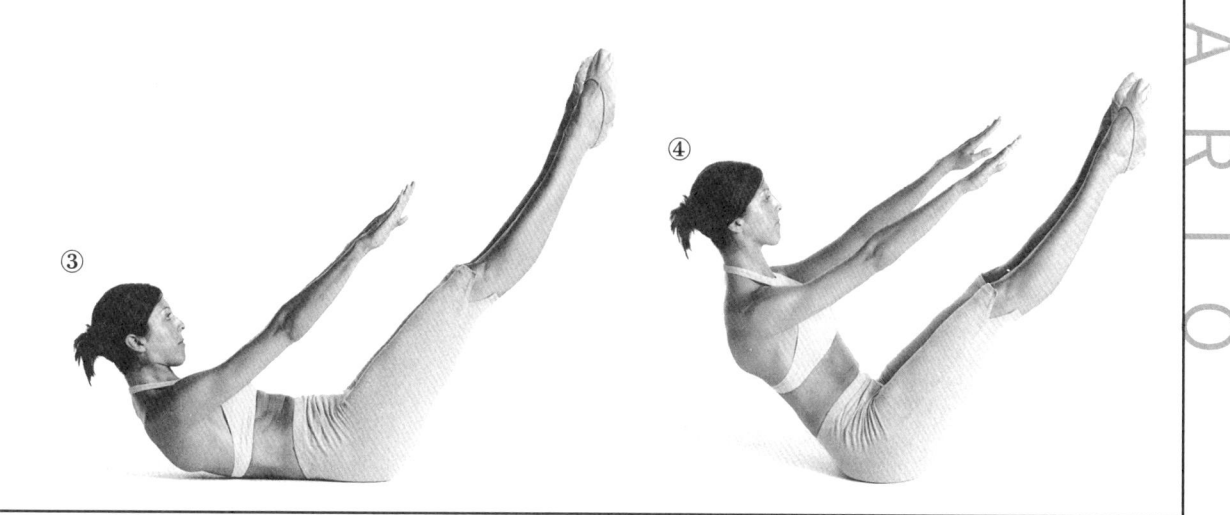

AVANÇADO

TEASER II
(Provocador II)

Passo a passo

1. Fique na posição elevada em V do *Teaser I*, equilibrando-se sobre o cóccix e pressionando o umbigo fortemente para a coluna.
2. Mantenha a região superior do corpo absolutamente estática enquanto move as pernas em direção ao colchonete.
3. Abaixe e eleve as pernas três vezes, certificando-se de trabalhar usando a casa de força e mantendo o umbigo pressionado para a coluna, apertando também os glúteos e a região interna das coxas fortemente uma contra a outra.
4. *Imagine suas pernas como flechas partindo dos quadris ou suspensas por molas, presas nos tornozelos. Elas são sustentadas conforme você puxa as molas para baixo e resistem à puxada no caminho para cima.*
5. Inspire ao abaixar as pernas e expire ao retornar à posição em V.
6. Termine na posição elevada em V, preparando-se para o *Teaser III*.

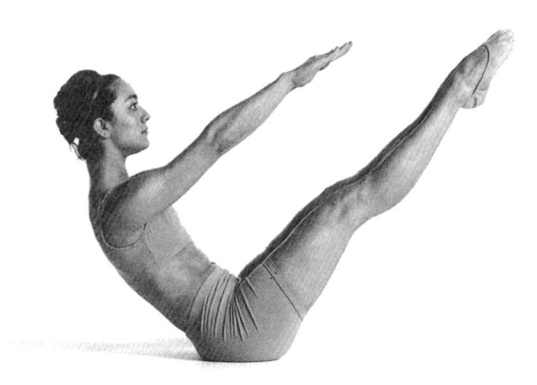

O *Teaser II* melhora o equilíbrio e a coordenação e trabalha a casa de força.

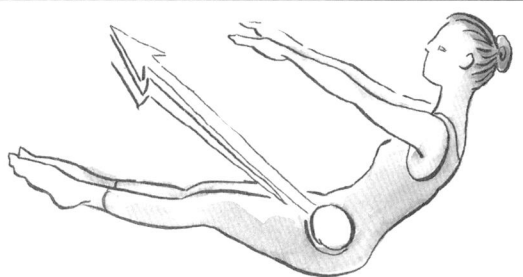

Dicas e sugestões

Se as costas doerem, pare. Deite-se de costas e puxe os joelhos para o peito, relaxando a lombar.

OBJETIVO
- Manter a região superior do tronco rígida e elevada enquanto as pernas sobem e descem controladamente.

PONTOS-CHAVE
- Certifique-se de estar com as coxas levemente giradas para fora nos quadris, em postura Pilates, acionando os músculos internos das coxas, dos quadris e os glúteos.
- Mantenha-se de peito erguido como se estivesse sendo suspenso no teto. Eleve as pernas em direção ao peito toda vez que as trouxer para cima.
- Pressione os ombros para baixo e para longe das orelhas visando relaxar os músculos do pescoço e ombros.
- Como o controle total é o ponto central desses movimentos, realize-os lenta e conscientemente até dominá-los.

PRECAUÇÕES
- Não balance para a frente e para trás sobre o cóccix.
- Não deixe que as costas arqueiem ou afundem ao abaixar as pernas. Continue contraindo a região posterior das pernas e não as abaixe além do ponto de controle.
- Não deixe as pernas caírem.

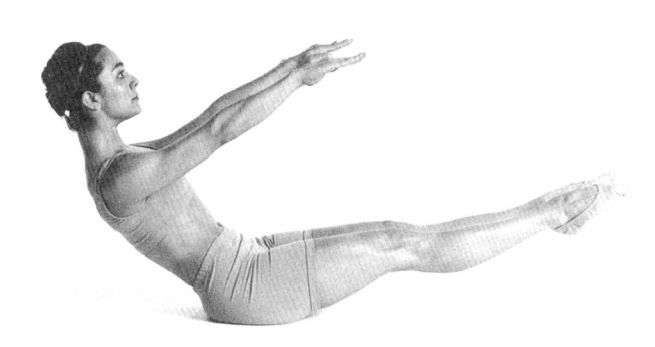

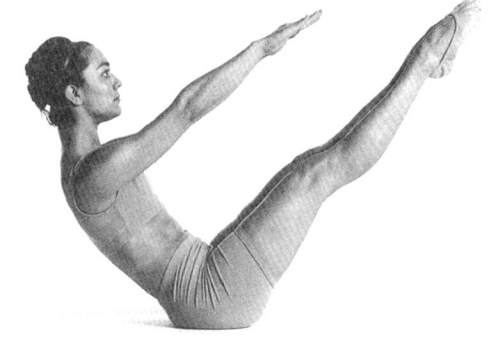

AVANÇADO

TEASER III
(Provocador III)

Passo a passo

1. Assuma a posição elevada em V do *Teaser II*, equilibrando-se sobre o cóccix e pressionando o umbigo fortemente para a coluna.
2. Eleve os braços para o teto junto das orelhas e, lentamente, role o corpo inteiro para trás sobre o colchonete. Inicie o enrolamento pressionando o umbigo fortemente para a coluna e alongue-se em oposição enquanto se move, esticando a região superior das costas para longe dos tornozelos, permitindo que cada vértebra seja pressionada para baixo. Alongue a ponta dos dedos em direção à parede atrás de si.
3. Utilize os movimentos do *Teaser I* e do *Teaser II* para começar a dobrar-se de volta à posição em V, elevando simultaneamente a região superior do corpo e as pernas até que os dedos das mãos toquem os dos pés.
4. *Imagine-se resistindo à puxada de uma mola pesada, presa entre o osso do peito e os tornozelos, ou ainda que você é formado por duas flechas que se articulam nos quadris.*
5. Alongue os braços para cima e para trás, junto das orelhas, e expire enquanto lentamente começa a alongar a mola de volta, crescendo a região superior das costas para longe dos tornozelos, até que cada vértebra tenha sido pressionada contra o colchonete.
6. Inicie o enrolamento para trás pressionando o umbigo fortemente para a coluna e apertando a região interna posterior das coxas e glúteos para dar suporte à lombar.
7. Repita três vezes e termine mantendo-se na posição elevada em V. Traga os braços para trás e posicione-os com a palma das mãos para baixo e os dedos apontados para longe, preparando-se para os *Hip circles*.

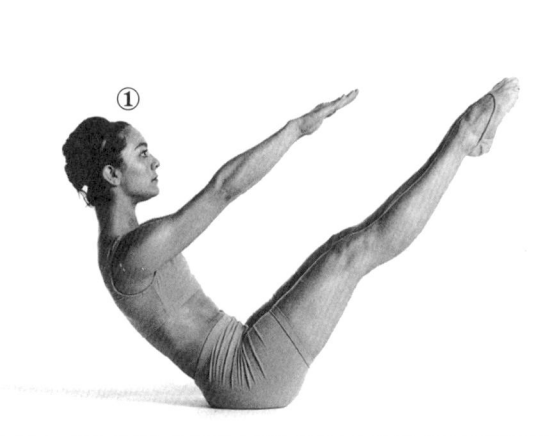

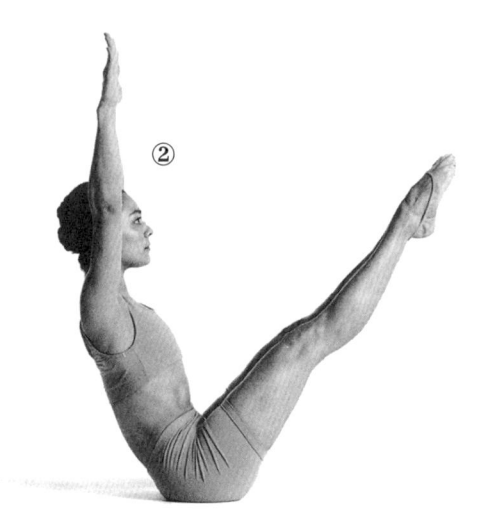

Combinação dos *Teasers I* e *II*, o *Teaser III* utiliza todos os músculos do corpo, com ênfase nos da casa de força.

Dicas e sugestões

Se as costas doerem, pare. Deite-se de costas e puxe os joelhos para o peito, relaxando a lombar.

OBJETIVO
- Alongar e flexionar o corpo tanto quanto possível utilizando o controle da casa de força.

PONTOS-CHAVE
- Certifique-se de iniciar o movimento do *Teaser III* usando a casa de força.
- Dobre-se em torno de seu centro, pressionando o umbigo fortemente para a coluna e contraindo os glúteos para começar.
- Sinta-se "flutuando" ao elevar o corpo para a posição em V.
- Se tiver dificuldade de fazer a postura, tente inverter a seqüência de respiração.
- Mantenha os ombros pressionados para baixo e para longe das orelhas a fim de relaxar os músculos do pescoço e ombros.

PRECAUÇÃO
- Não prenda a respiração, para não impedir seu progresso.

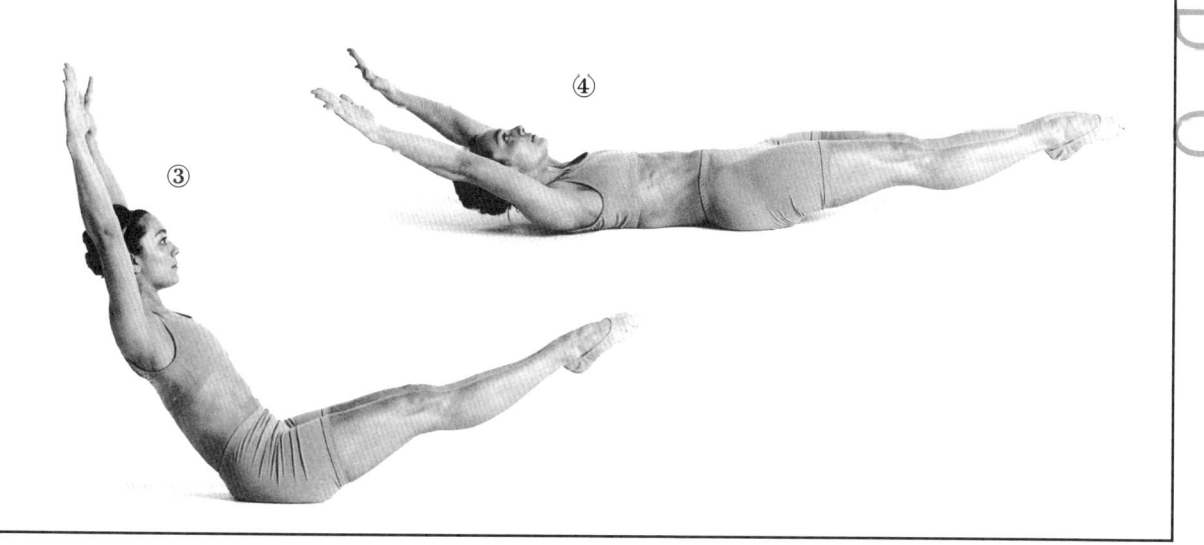

AVANÇADO

PROVOCADOR III

AVANÇADO

HIP CIRCLES
(Círculos de quadril)

Passo a passo

1. Equilibre-se sobre o cóccix, com as pernas mantidas na posição em V dos *Teasers*, alongue os braços para trás e coloque a palma das mãos sobre o colchonete atrás de si.
2. Inspire e mova as pernas, ainda na postura Pilates, girando para baixo e para a direita.
3. Expire e complete o círculo, trazendo as pernas para a esquerda e de volta para a posição inicial em V.
4. *Imagine-se com as mãos presas no cimento e o tronco incapaz de mover-se a não ser para crescer em direção ao teto.*
5. Lembre-se de que a região superior do tronco possibilita o contrabalanço conforme o peso das pernas move-se em círculos para baixo; assim, você deve *pressionar as mãos mais profundamente no cimento à medida que o peso se desloca*.
6. Troque o sentido a cada círculo, inspirando ao começar giro e expirando ao completá-lo. Tente sentir as pernas muito leves durante o círculo, de forma que possam acionar os músculos abdominais e dos quadris, e não os das coxas.
7. Complete essas seqüências de *Hip circles* e termine trazendo as pernas para baixo no colchonete, virando-se de bruços com os braços alongados para a frente, preparando-se para o *Swimming*.

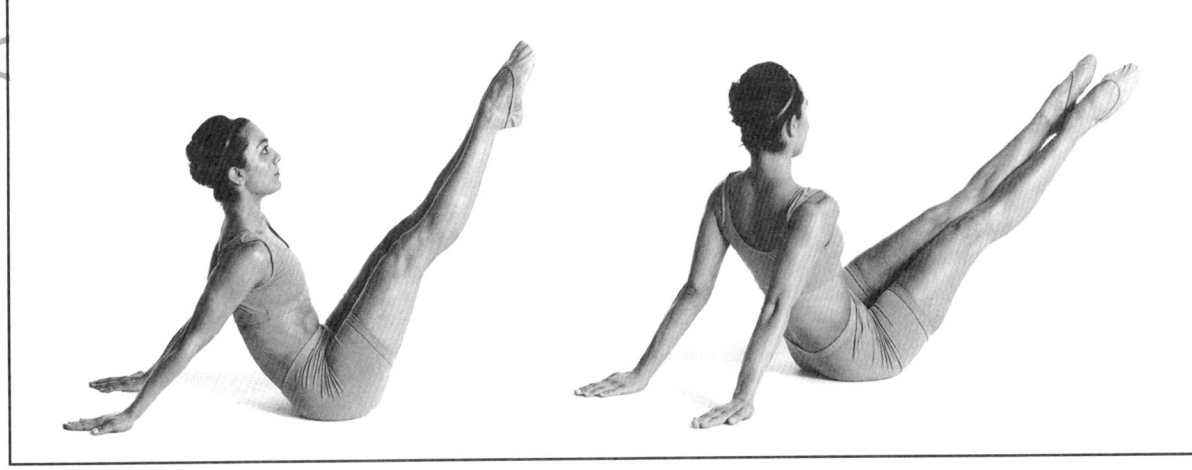

Os *Hip circles* concentram-se nos músculos da casa de força e alongam a região anterior dos ombros, passando pelo peito e descendo pelos braços.

Dicas e sugestões

Não faça esse exercício se tiver problemas de ombros ou músculos fracos na região das costas.
Se as costas doerem, pare. Deite-se e puxe o joelho para o peito, relaxando a lombar.

OBJETIVO
- Manter o peito elevado e firme com os braços esticados enquanto as pernas giram.

PONTOS-CHAVE
- Pressione o peito para cima e para longe do apoio das mãos de forma a não afundar o pescoço ou as costas.
- A ênfase dos círculos é no balanço para cima. Assim, use toda a potência da casa de força ao trazer as pernas de volta ao centro. Traga as pernas estendidas na direção do nariz.
- Pressione os ombros para baixo e para longe das orelhas.
- Mantenha as costas retas com as costelas empurradas para dentro durante todo o tempo.

PRECAUÇÕES
- Não permita que a região superior do tronco se mova ou que o pescoço se estique para a frente.
- Não deixe que as pernas caiam abaixo de seu ponto de controle.

MODIFICAÇÃO
- Se manter os braços esticados for muito difícil, sustente-se sobre os cotovelos.

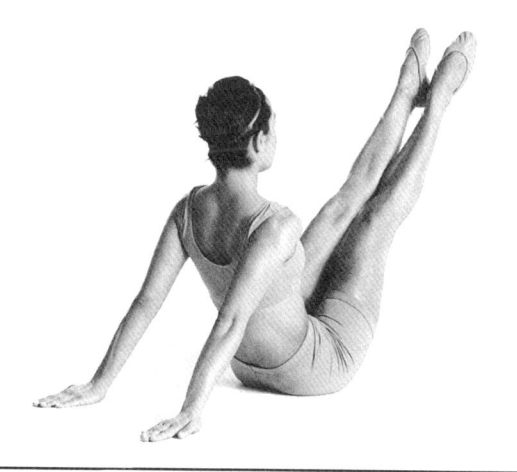

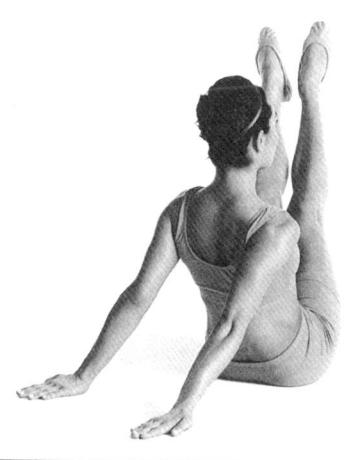

AVANÇADO CÍRCULOS DE QUADRIL

AVANÇADO

SWIMMING
(Nadando)

Passo a passo

1. Deite-se de barriga para baixo, completamente alongado sobre o colchonete, com as pernas pressionadas uma contra a outra na postura Pilates. Cresça a ponta dos dedos em direção à parede da frente.
2. Inspire, pressionando o umbigo para a coluna ao trazer, simultaneamente, o braço direito e a perna esquerda para cima. Mantenha-os nessa posição enquanto eleva também a cabeça e o peito do colchonete.
3. Troque braços e pernas, elevando o braço esquerdo e a perna direita acima do colchonete.
4. Continue alternando os membros até obter um movimento de nado ou de bater na água, espirrando-a levemente. Inspire contando até cinco e expire contando até cinco.
5. *Imagine-se equilibrado sobre uma pedra dentro da água, precisando manter os movimentos controlados para não escorregar.*
6. Complete duas ou três seqüências de cinco inspirações/expirações e então sente-se sobre os calcanhares para relaxar a lombar.
7. Termine deitando-se sobre a barriga, com a palma das mãos para baixo sob os ombros, pernas pressionadas uma contra a outra, preparando-se para o *Leg pull-down*.

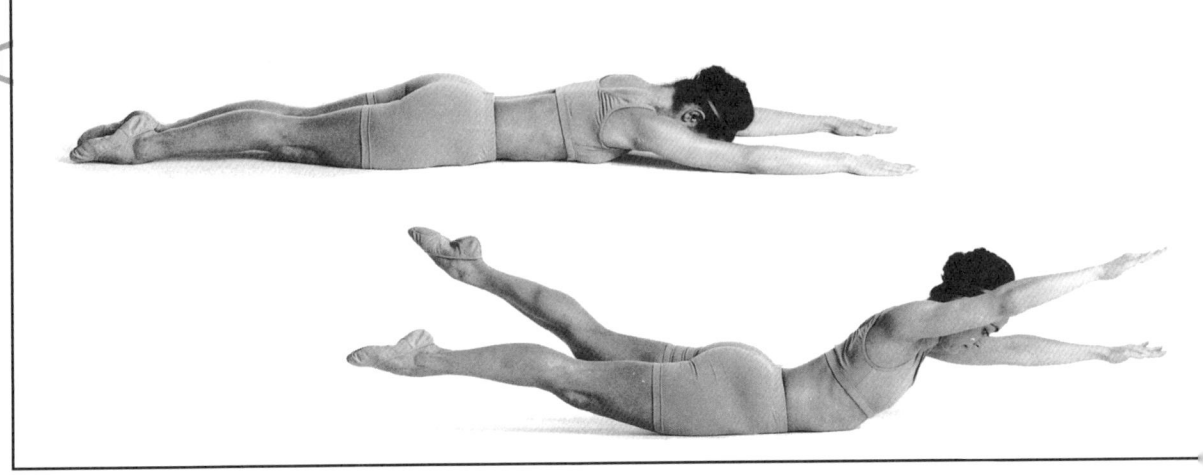

O *Swimming* alonga e fortalece os músculos da coluna.

Dicas e sugestões

OBJETIVO
- Manter o seu centro firme e elevado durante o movimento do *Swimming*.

PONTOS-CHAVE
- O segredo para executar o *Swimming* é manter o controle usando seu centro.
- Use a casa de força para manter-se elevado e conserve a linha de visão *acima da superfície da água*.
- Lembre-se de manter os glúteos pressionados fortemente um contra o outro a fim de proteger a lombar e trabalhar a parte posterior das pernas.
- Sinta-se alongando em oposição: dedos das mãos e dos pés crescendo em direção às paredes opostas da sala.
- Alongue a região posterior do pescoço sentindo a energia fluir do topo da cabeça.
- Mantenha braços e pernas tão esticados quanto possível durante todo o exercício, sem permitir que toquem o colchonete entre as elevações.
- Certifique-se de que peito e coxas mantenham-se erguidos o tempo todo.

PRECAUÇÕES
- Não permita que os membros caiam durante o movimento do *Swimming*.
- Não deixe a barriga cair, para não sentir o efeito na lombar!
- Não permita que o pescoço se espiche para trás.

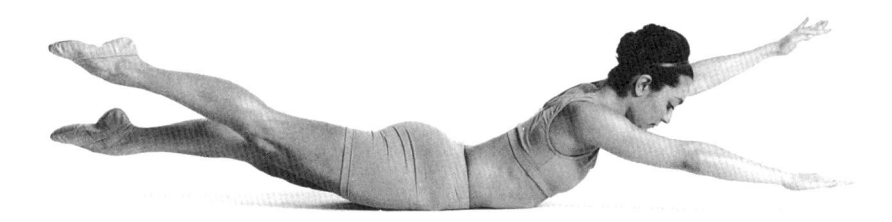

AVANÇADO

THE LEG PULL-DOWN
(Elevação da perna para trás)

Passo a passo

1. Coloque a palma das mãos sobre o colchonete, abaixo dos ombros, e pressione o umbigo para a coluna enquanto se coloca na posição de um exercício de flexão de braço.
2. Aperte a região posterior das pernas e certifique-se de que o corpo se mantém em linha reta, como se preso por uma haste de aço da cabeça ao calcanhar.
3. Balance o peso do corpo para trás, pressionando os calcanhares em direção ao colchonete, e retorne para a frente, apoiando a base dos dedos dos pés. *Imagine-se suspenso por um cordão do umbigo ao teto.*
4. Faça duas ou três repetições para aquecer os tendões. Então inspire elevando uma perna esticada, mantendo-a no ar ao expirar e repetindo o movimento de balanço.
5. Troque as pernas a cada seqüência respiratória.
6. Complete três seqüências e deite-se de costas para o *Leg pull-up*.

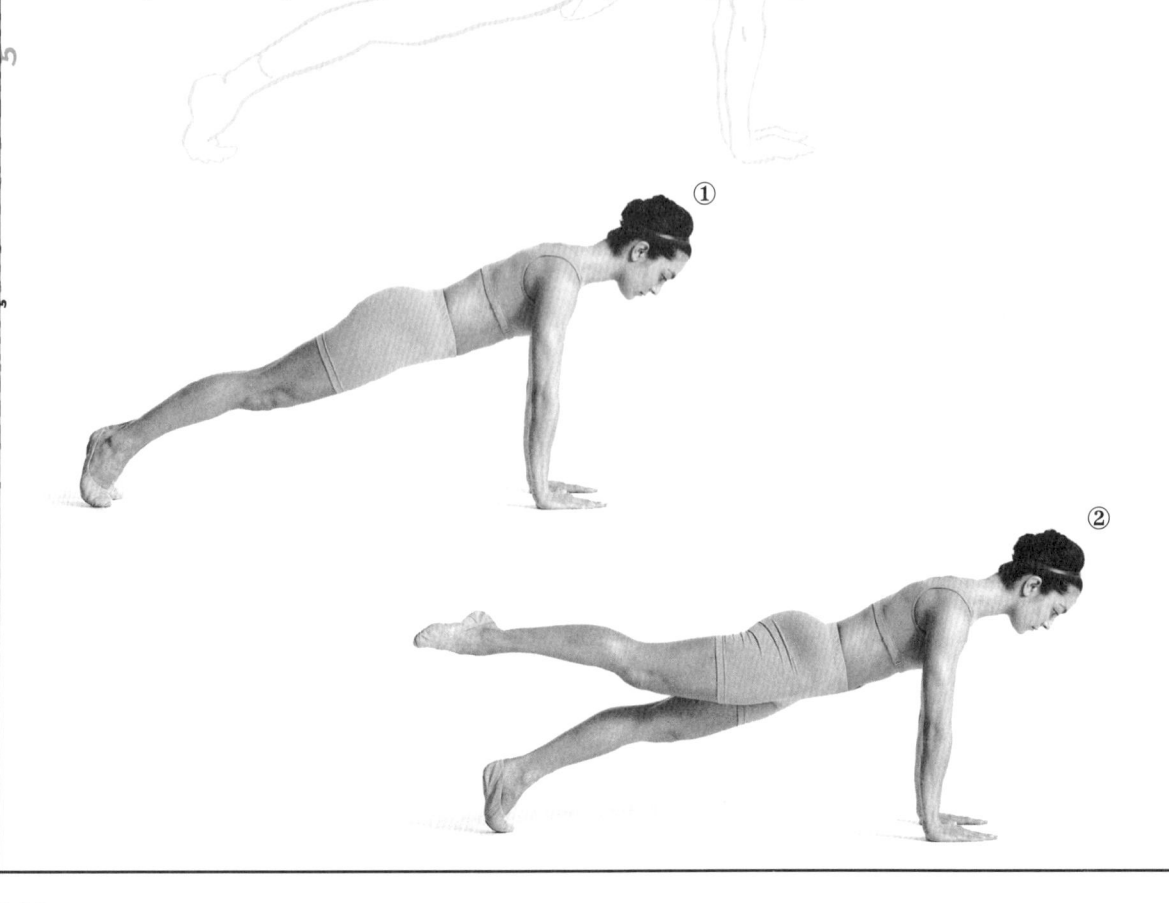

O *Leg pull-down* alonga o tendão de Aquiles (atrás do tornozelo) e as panturrilhas, além de estabilizar a casa de força.

Dicas e sugestões

OBJETIVO

- Manter o centro rígido durante todo o movimento. (Pense no movimento *como um aríete sendo puxado para trás e balançado para a frente.* Imagine o topo da cabeça como ponto de contato.)

PONTOS-CHAVE

- Mantenha braços e pernas completamente esticados durante o movimento e pense em empurrar para cima e para longe do "calcanhar" das mãos,* de forma a não afundar sobre os punhos.
- Conserve o umbigo fortemente pressionado para a coluna.
- Mantenha o pescoço alongado e a cabeça alinhada com a coluna.

PRECAUÇÕES

- Não permita que a cabeça caia.
- Não deixe a barriga cair – como quer a gravidade.
- Não gire os quadris ao elevar a perna.

* N. da T.: Região que compreende a base do polegar e do dedo mínimo.

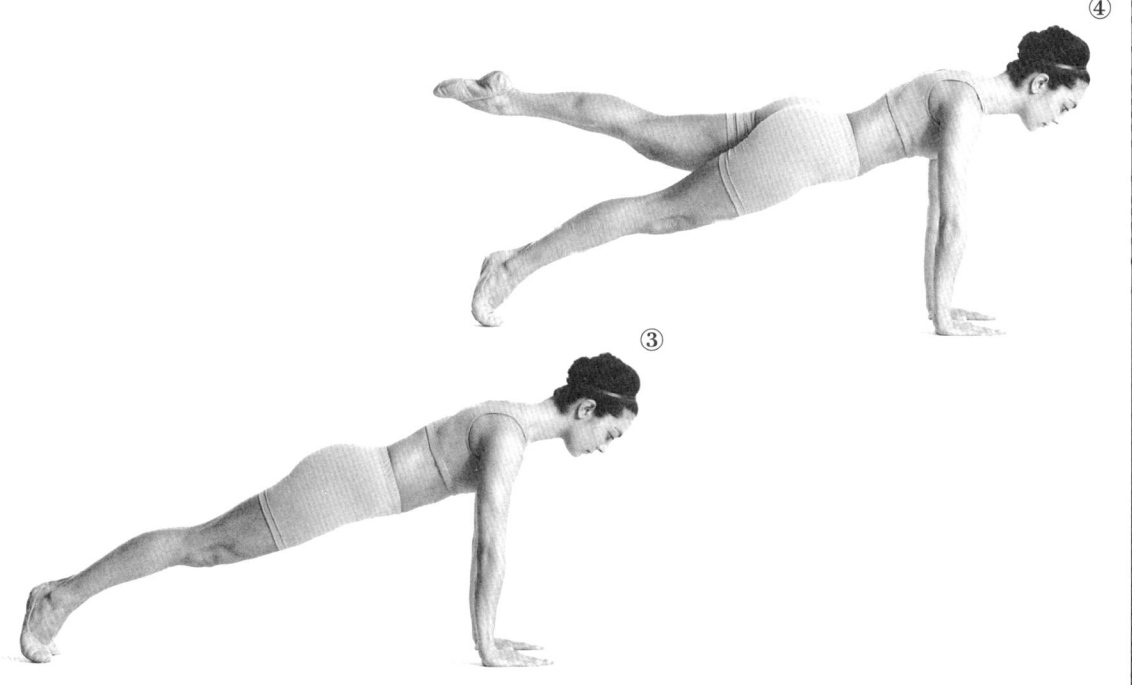

ELEVAÇÃO DA PERNA PARA TRÁS

AVANÇADO

THE LEG PULL-UP
(Elevação da perna para a frente)

Passo a passo

1. Sente-se ereto com a palma das mãos ao lado do corpo sobre o colchonete.
2. Eleve os quadris e firme o centro com as pernas alongadas e pressionadas uma contra a outra.
3. Com os braços esticados e os dedos dos pés apoiados no colchonete, inspire e chute uma perna para cima tão alto quanto puder sem mover a cintura.
4. Flexione o pé no ponto mais alto do chute e expire enquanto abaixa a perna lentamente, forçando o calcanhar para longe.
5. Quando o calcanhar aproximar-se do colchonete, coloque o pé em ponta e chute a perna para cima, inspirando novamente.
6. *Imagine-se suspenso por uma tipóia em torno dos quadris, a qual mantém o centro elevado e imóvel.*
7. Repita o movimento três vezes e faça o mesmo com a outra perna.
8. Termine descendo as nádegas na direção do colchonete. Ajoelhe-se – joelhos alinhados com a borda anterior do colchonete – e siga para os *Side kicks* ainda ajoelhado.

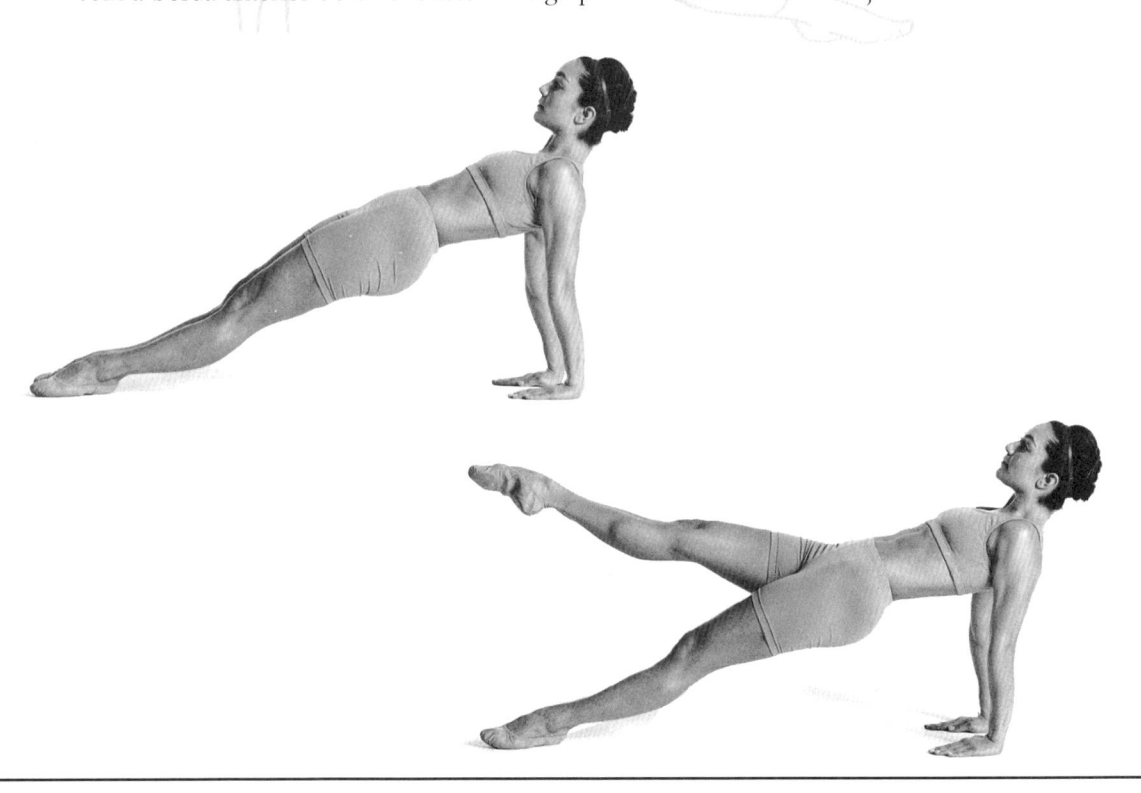

O *Leg pull-up* concentra-se na casa de força com ênfase nos glúteos. Também trabalha braços e ombros e possibilita o alongamento dos isquiotibiais.

Dicas e sugestões

Se tiver problemas de punho ou ombro, não faça esse exercício.

OBJETIVO
- Manter o centro rígido e elevado no decorrer de todos os movimentos.

PONTOS-CHAVE
- Certifique-se de que os braços permanecem esticados e faça pressão a partir dos calcanhares das mãos para não afundar nos punhos e ombros.
- Mantenha os quadris erguidos o tempo todo, *como se houvesse um alfinete longo e pontiagudo sob suas nádegas.*
- Lembre-se de manter o umbigo fortemente pressionado para a coluna, a fim de não permitir que a barriga salte para fora quando você chutar.

PRECAUÇÕES
- Não afunde no pescoço e nos ombros.
- As pernas devem permanecer esticadas por todo o exercício. Não dobre o joelho, ou não estará trabalhando a partir dos quadris e glúteos como se pretende.

MODIFICAÇÃO
- Deixe o queixo descansar sobre o peito. À medida que progredir, tente manter cabeça e pescoço alinhados com a coluna.

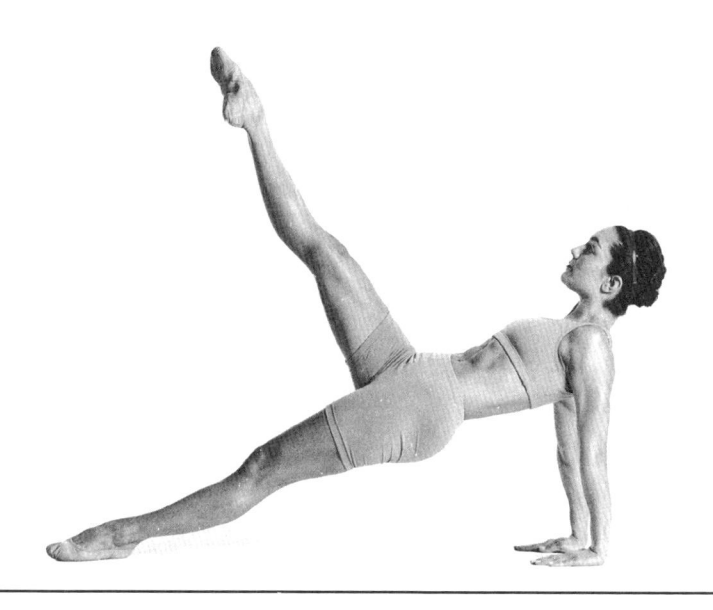

ELEVAÇÃO DA PERNA PARA A FRENTE

AVANÇADO

KNEELING SIDE KICKS
(Chutes laterais ajoelhado)

Passo a passo

1. Ajoelhado na borda anterior do colchonete, coloque a palma de uma das mãos apoiada diretamente sob o ombro e alinhada com os quadris.
2. Coloque a outra mão atrás da cabeça, com o cotovelo apontando para o teto.
3. Estique a perna de cima para fora, ao longo do colchonete e alinhada com o corpo, certificando-se de que o tronco está assentado e o centro, firme.
4. Eleve a perna esticada para longe do colchonete, o mais próximo possível da altura do quadril em que você consiga se equilibrar. *Imagine-se pendurado no teto por uma tipóia em torno da cintura.*
5. Inspire ao chutar a perna na direção da parede da frente, certificando-se de não fechar a cintura. *Imagine-se chutando uma bola suspensa à sua frente.*
6. Expire e traga a perna de volta, alongando-a tanto quanto possível sem girar nos quadris ou empurrar a barriga para a frente.
7. *Imagine o topo da cabeça pressionado contra a parede e impossibilitado de mover-se durante o movimento de chutar.*
8. Complete quatro seqüências de chutes de um lado e repita a seqüência equilibrando-se do outro lado.

   NOTA: Para um desafio mais avançado, tente realizar outras variações de *Side kicks* descritas nas páginas 114 a 131 enquanto se equilibra na posição ajoelhada.

9. Termine pousando o quadril no colchonete e trazendo os calcanhares na direção das nádegas. Permaneça apoiando uma das mãos e prossiga para o *Mermaid*.

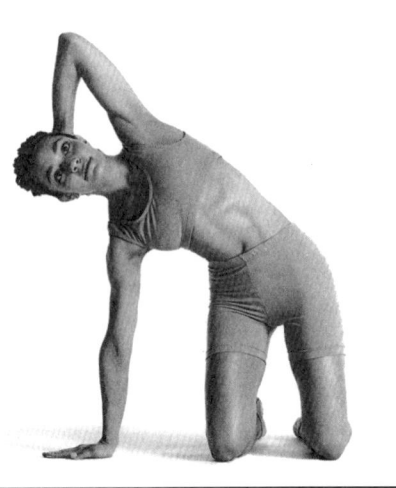

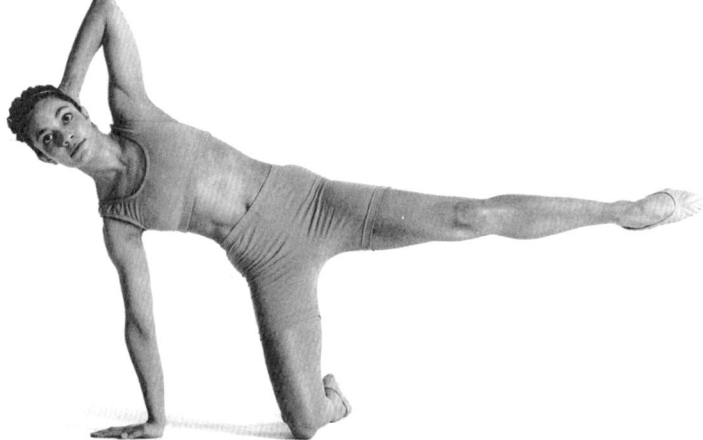

Os **Kneeling side kicks** concentram-se na linha da cintura e nos quadris, bem como no equilíbrio e na coordenação.

Dicas e sugestões

Se tiver problemas de joelhos, não faça esse exercício. Os Kneeling side kicks *são essencialmente os chutes laterais realizados em equilíbrio sobre os joelhos. Use imagens semelhantes para dominar os movimentos.*

OBJETIVO
- Permanecer perfeitamente imóvel e rígido na região superior do corpo durante a realização dos chutes.

PONTOS-CHAVE
- Mantenha o cotovelo apontado para o teto, deixando ombro e peito abertos durante todo o exercício.
- Mantenha o umbigo firmemente pressionado para a coluna e os quadris imóveis o tempo todo.
- Conserve a cabeça erguida e alinhada com a coluna.

PRECAUÇÃO
- Não afunde no pescoço ou nos ombros.

PROGRESSÃO
- Comece com pequenos chutes para a frente e para trás e concentre-se no equilíbrio e no controle antes de tentar movimentos mais amplos. Assim que conseguir permanecer com o tronco imóvel enquanto chuta, comece a chutar mais forte, desafiando a si mesmo.

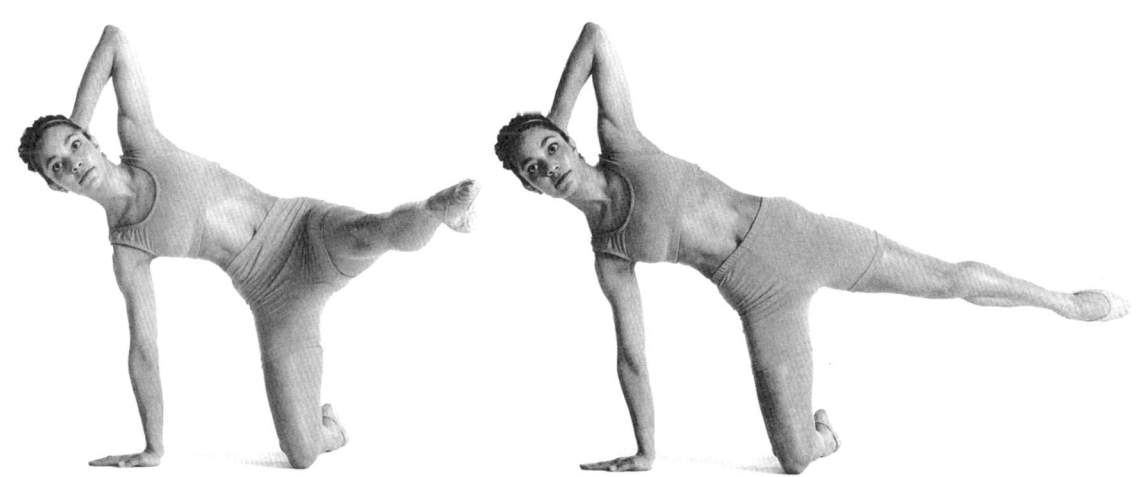

AVANÇADO CHUTES LATERAIS AJOELHADO

AVANÇADO

MERMAID/SIDE BENDS
(Sereia/Flexão lateral)

Passo a passo

1. Sente-se de lado com os joelhos ligeiramente dobrados e juntos. Coloque o pé de cima sobre o colchonete, em frente ao outro.
2. Apóie a palma da mão no colchonete diretamente abaixo do ombro. Descanse a outra mão sobre a perna.
3. Pressione elevando-se sobre um braço esticado e traga o pé de cima para descansar sobre o outro. Equilibre-se sobre a mão e o lado do pé, com o corpo elevado e reto, alinhado da cabeça aos dedos dos pés. *Imagine-se suspenso pelos quadris por uma tipóia presa no teto.*
4. Gire a cabeça para o teto e tente abaixar o queixo na direção do ombro de cima. Alongando braço e dedos para os pés, expire lentamente e permita uma leve queda dos quadris. Você deve sentir um alongamento do lado inferior do corpo.
5. Inspire profundamente e eleve o braço esticado acima da cabeça, ao lado da orelha, distanciando-se o máximo possível dos pés. Eleve os quadris e retorne a cabeça para uma posição alinhada com a coluna. Agora a sensação deve ser de alongamento do lado superior do corpo.
6. Repita os movimentos três vezes e abaixe os quadris na direção do colchonete. Então, segure os tornozelos com a mão de cima e traga o braço de apoio para cima da cabeça, inclinando-se na direção das pernas a fim de alongar o lado em uma pose de sereia. Mude para o outro lado.
7. Termine pousando os quadris no colchonete e sente-se ereto com as pernas estendidas para a frente e a palma das mãos descansando ao lado do corpo, preparando-se para o *Boomerang*.

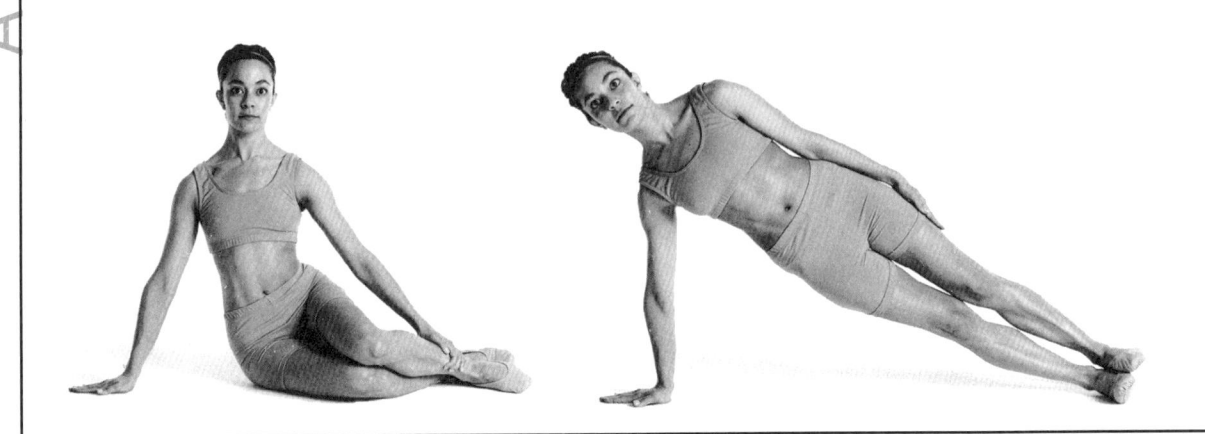

O *Mermaid* concentra-se nos músculos dos braços, ombros e punhos. Também alonga quadris e a linha da cintura e ajuda a desenvolver equilíbrio.

Dicas e sugestões

Se tiver problemas de punho ou ombro, não faça esse exercício.

OBJETIVO
- Manter o corpo rígido e em perfeito equilíbrio o tempo todo.

PONTOS-CHAVE
- Permaneça elevado para longe do ombro durante todo o movimento.
- Permaneça com o centro firme e quadris elevados.
- Mantenha o movimento lento e controlado para facilitar o equilíbrio.

PRECAUÇÕES
- Não permita que o peso corporal caia sobre o punho e o ombro.
- Mantenha o braço diretamente ao lado da orelha quando alongá-lo para cima da cabeça. Não lance o corpo para a frente durante o movimento.

PROGRESSÃO
- Como essa é uma posição difícil de manter, tente planejar as etapas do movimento antes de elevar-se sobre o braço. Treine alongar o braço e girar a cabeça enquanto o quadril ainda estiver no colchonete. Quando sentir-se seguro, tente apenas manter a posição elevada e equilibre-se nela por uma respiração. Finalmente, junte os movimentos para realizar o exercício completo.

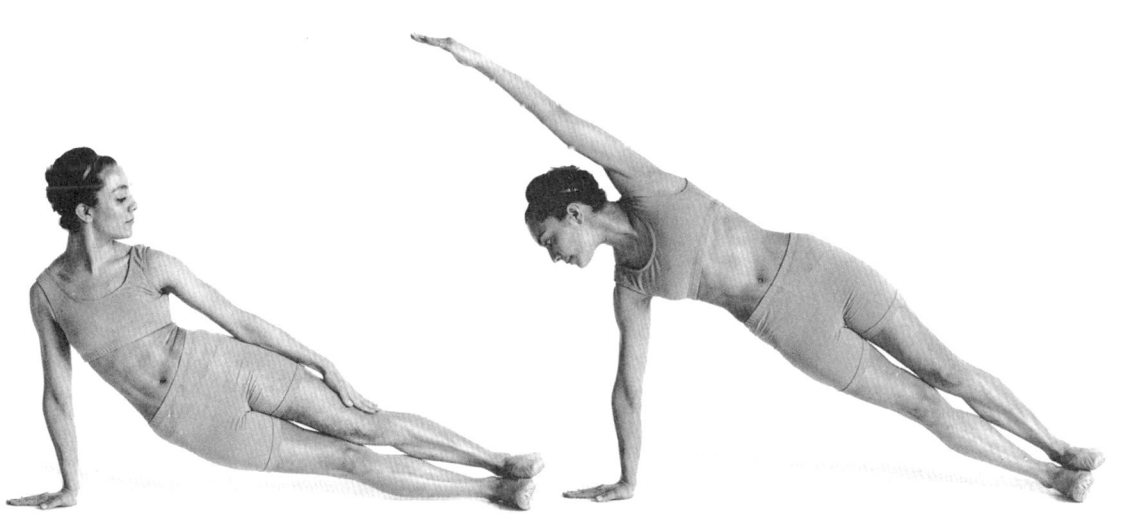

A SEREIA/FLEXÃO LATERAL AVANÇADO

AVANÇADO

THE BOOMERANG
(O bumerangue)

Passo a passo

1. Sente-se ereto com as pernas esticadas e cruze o tornozelo direito sobre o esquerdo. Pressione as mãos contra o colchonete ao lado do corpo para erguer-se a partir dos quadris.
2. Inspire e role para trás até que as pernas se encontrem acima da cabeça. Não role sobre o pescoço.
3. Mantenha essa posição estável enquanto abre e fecha as pernas em um rápido movimento, cruzando novamente os tornozelos, agora o esquerdo sobre o direito.
4. Inspire e role para cima na posição em V, trazendo os braços para os dedos dos pés.
5. Equilibre-se nessa posição, traga os braços para baixo, circundando as laterais do corpo, e prenda-os juntos atrás das costas, alongando-os para longe do tronco.
6. Lentamente e com muito controle, expire e comece a inclinar-se para a frente até que as pernas toquem o colchonete e o nariz esteja sobre os joelhos, em um arco acentuado.
7. Mantendo os braços erguidos atrás de si, solte suavemente as mãos e leve-as para os dedos dos pés.
8. Complete de duas a quatro repetições, alternando os tornozelos a cada vez. Termine sentando-se ereto e levando as nádegas para a frente, em direção aos calcanhares, preparando-se para o *Seal*.

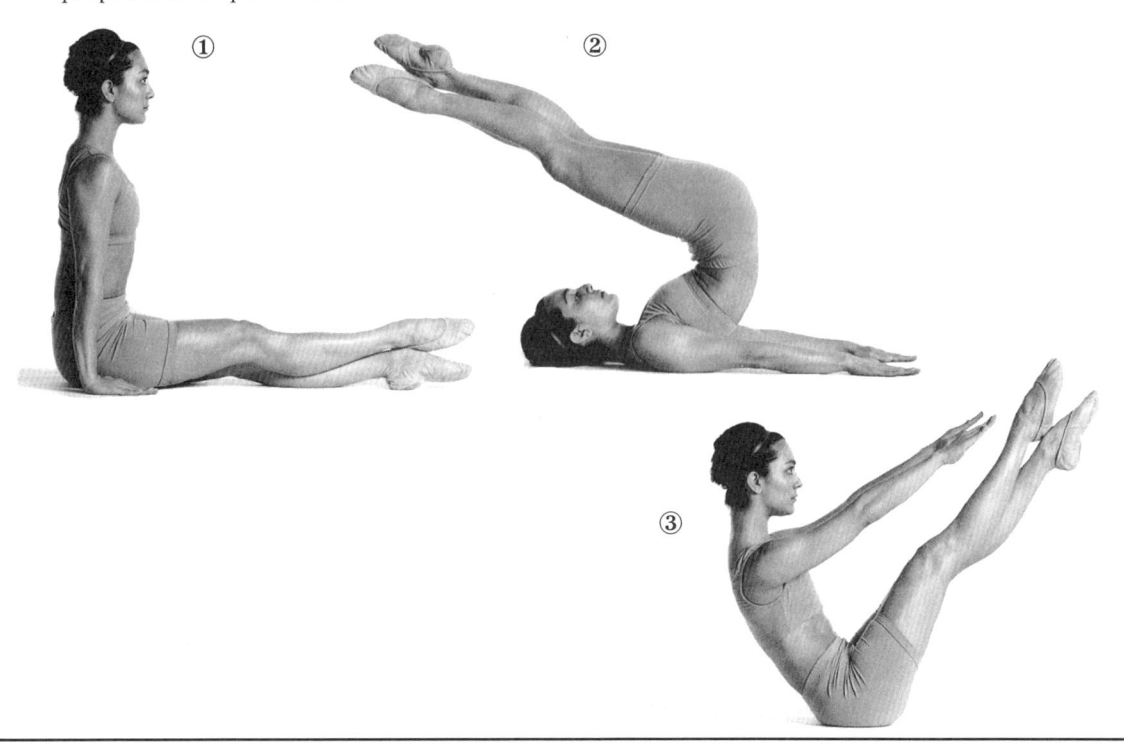

O *Boomerang* é um dos exercícios mais abrangentes do trabalho no solo. Alonga e fortalece quase todos os músculos do corpo.

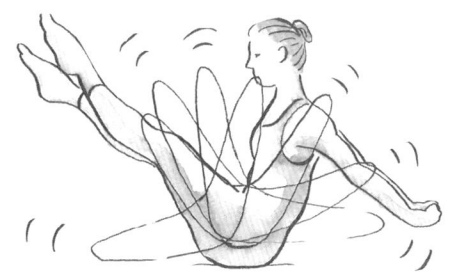

Dicas e sugestões

Esse exercício pode intimidar de início; contudo, utilizando as imagens do Rollover *e dos* Teasers *para ajudá-lo a encontrar o foco, você o executará rapidamente*

PONTOS-CHAVE

- Inicie pela casa de força, mantendo o corpo rígido, sem deixar os movimentos frouxos.
- Permaneça com os braços tão esticados quanto possível e empurre a palma das mãos ao elevar as pernas.
- Equilibre seu peso atrás dos ombros enquanto cruza novamente os tornozelos.
- Se tiver demasiada flexibilidade na região dos ombros, não eleve os braços muito para trás, fazendo os ombros estalarem. Mantenha os movimentos sob controle o tempo todo.
- Relaxe o pescoço ao alongar-se para a frente, acima das pernas, mas não relaxe por tempo demais a ponto de interromper o fluxo da seqüência de exercícios.

PRECAUÇÕES

- Não role sobre o pescoço.
- Não permita que as pernas caiam no colchonete depois de se equilibrar na posição do *Teaser*. "Flutue" para a frente enquanto lentamente abaixa as pernas e o tronco com controle.

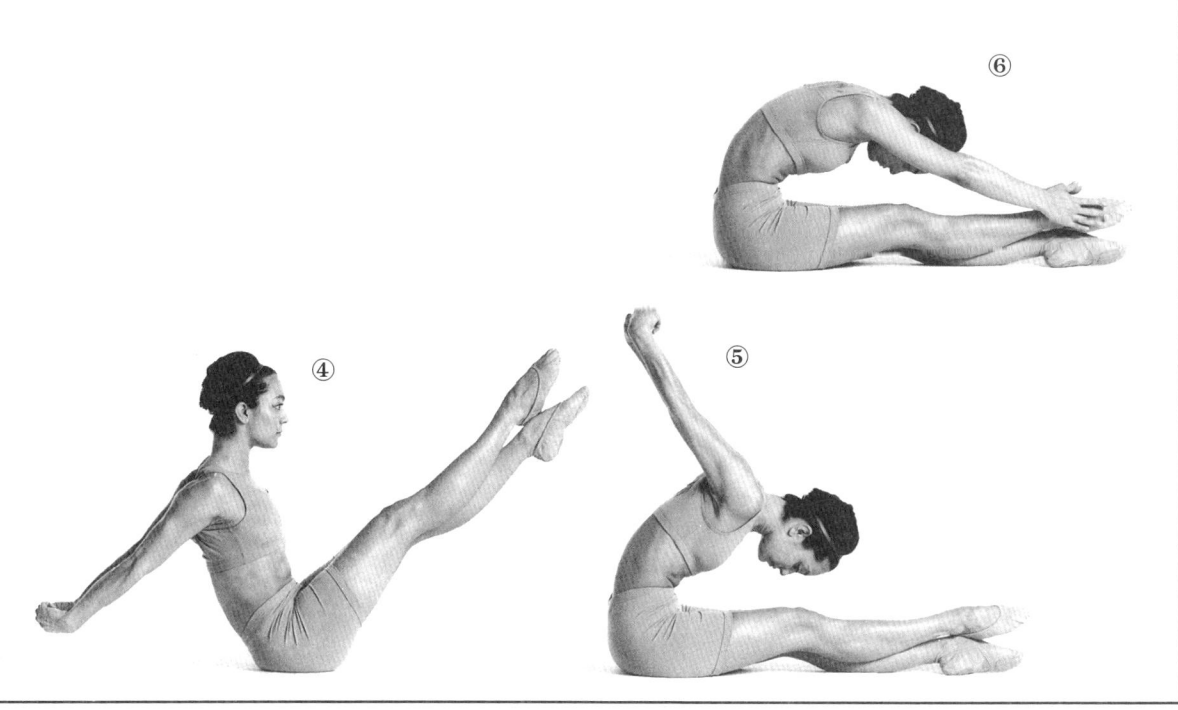

INICIANTE

THE SEAL
(A foca)

Passo a passo

1. Sente-se na borda do colchonete com os joelhos dobrados na direção do peito e os calcanhares juntos. Abra os joelhos numa distância igual à largura dos ombros e escorregue as mãos para baixo de cada tornozelo, contornando-os. Puxe os pés acima do colchonete até equilibrar-se sobre o cóccix.
2. Inspire e pressione o umbigo para a coluna.
3. Role para trás, puxando os pés simultaneamente – não role sobre o pescoço. Equilibre-se na região posterior dos ombros, permitindo que os joelhos se estendam ligeiramente até que os pés fiquem acima da cabeça.
4. Equilibrando-se na posição posterior, bata os calcanhares três vezes, *como uma foca batendo as nadadeiras*.
5. Expire ao rolar para a frente, levando o queixo em direção ao peito. Puxe os tornozelos para subir.
6. Equilibre-se na posição anterior e bata os calcanhares três vezes.
7. *Imagine-se em um suporte de uma cadeira de balanço, balançando para a frente e para trás, tentando não cair para nenhum dos dois sentidos.*
8. Repita a seqüência seis vezes, sentindo a massagem para cima e para baixo nos músculos das costas.
9. Para um desafio avançado de transição, comece a armar um impulso ao aproximar-se da sexta repetição. Cruze os tornozelos quando estiver na posição posterior, solte as mãos e role para cima e para a frente até ficar em pé. Use a casa de força e a dinâmica dos braços a fim de alcançar a posição anterior, puxando-se para cima.

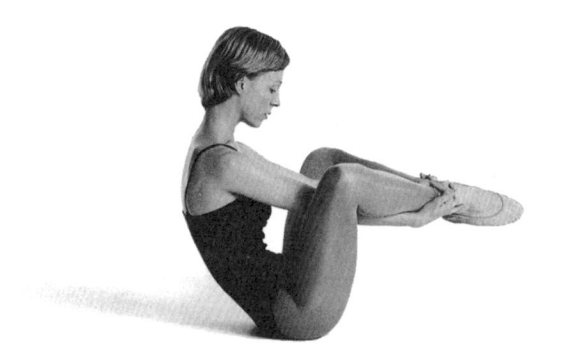

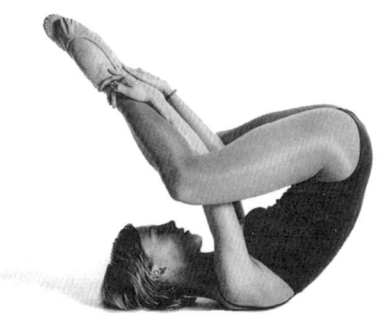

O *Seal* massageia os músculos espinhais, trabalha a casa de força e testa o equilíbrio e a coordenação.

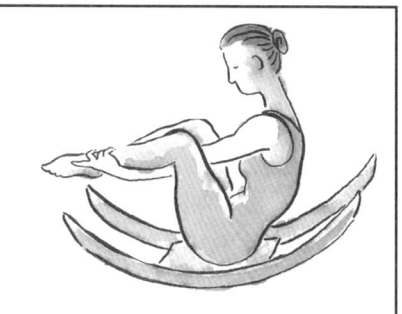

Dicas e sugestões

Se tiver problemas de pescoço, não faça esse exercício.

OBJETIVO
- Estar apto a equilibrar-se, tanto para a frente como para trás, com os pés posicionados a apenas alguns centímetros do colchonete em ambas as posições.

PONTOS-CHAVE
- Relaxe e aproveite o movimento. De brincadeira, esse exercício é chamado de "sobremesa" do trabalho de solo, por fazê-lo sentir-se muito bem após o duro trabalho já executado.
- Utilize o controle da casa de força e da respiração para ir para a frente e para trás.
- Permita que as pernas alonguem-se ligeiramente ao levá-las acima da cabeça, mas mantenha os quadris para baixo.

PRECAUÇÕES
- Não jogue a cabeça para trás e para a frente visando conseguir o movimento de balanço desse exercício. Inicie o movimento pela casa de força e puxe os tornozelos para ajudar a armar o impulso ao iniciar.
- Não role sobre o pescoço. Permaneça com o peso sobre a região posterior dos ombros.
- Esse movimento deve ser relaxante; portanto, não tensione os ombros ou as pernas ao rolar.

MODIFICAÇÃO
- Se for muito difícil dominar o movimento de bater os pés na posição posterior, bata os pés apenas na posição de equilíbrio anterior.

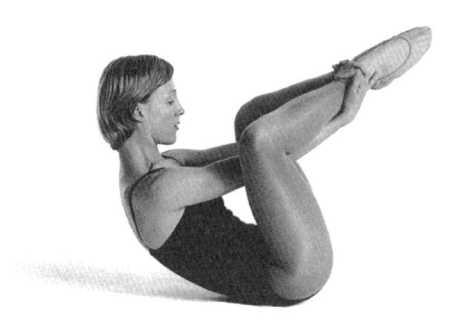

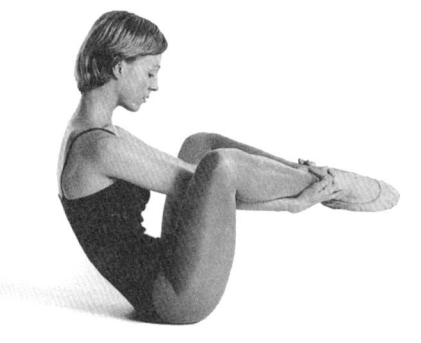

AVANÇADO

PUSH-UPS
(Flexão de braços)

Passo a passo

1. Fique em pé na borda do colchonete com pés e pernas na postura Pilates.
2. Inspire profundamente e pressione o umbigo para a coluna.
3. Expire e desça as mãos pela frente das pernas até que as palmas estejam apoiadas sobre o colchonete. Alongue a região posterior das pernas para cima.
4. Inspire e ande com as mãos sobre o colchonete até que as palmas estejam diretamente abaixo dos ombros.
5. Expire e abaixe os quadris até que se alinhem com o resto do corpo. *Imagine-se suspenso por uma mola pesada que pende do teto e se prende em seu cinto.*
6. Faça três *Push-ups* dobrando e estendendo os braços, com os cotovelos próximos ao corpo. (Respire normalmente.)
7. No último *Push-up*, dobre-se em torno de seu centro trazendo o peito em direção às pernas. Expire pressionando a palma das mãos e os calcanhares contra o colchonete e pressione o umbigo ainda mais fortemente para um alongamento completo. *Imagine seu centro sendo puxado para cima pela mola.*
8. Inspire e ande com as mãos para trás na direção dos pés. Mantenha as pernas tão alongadas quanto possível durante o movimento.
9. Expire e role o corpo para cima até ficar em pé.
10. Não repita a seqüência mais que três vezes.

    NOTA: Para um desafio suplementar, tente realizar a seqüência completa do *Push-up* equilibrando-se em uma única perna. Nesse caso, siga os mesmos passos, mas lembre-se de manter a perna de trás erguida durante todo o tempo. Repita a seqüência sobre a outra perna.

11. Termine mantendo-se bem ereto e orgulhoso. Você acaba de terminar a seqüência completa do trabalho de solo do Pilates!

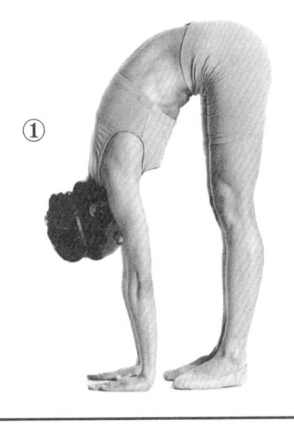

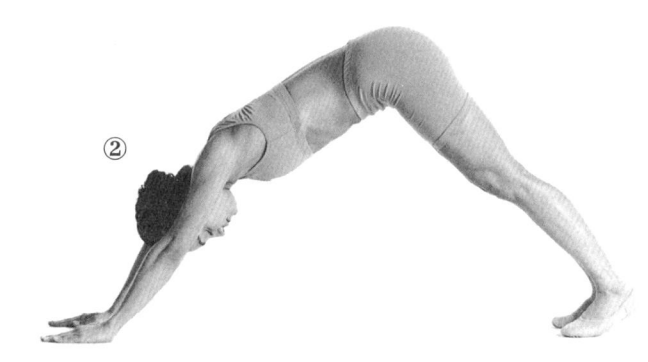

Os *Push-ups* (exercícios de flexão de braços) concentram-se nos ombros, nos braços, no peito e na região superior das costas. Os *Push-ups* do Pilates também alongam ombros e isquiotibiais.

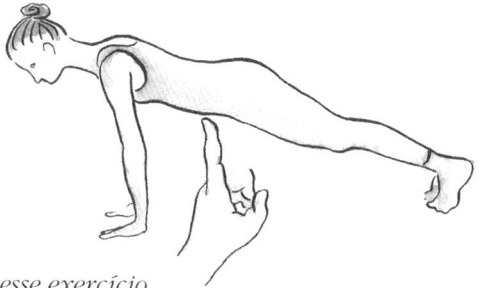

Dicas e sugestões

Se tiver problemas de punhos ou ombros, não faça esse exercício.

- Manter o corpo rígido e os cotovelos proximos ao corpo durante a flexão dos braços.
- Mantenha seu centro firme, com o umbigo pressionado para a coluna e glúteos e pernas pressionando-se fortemente uns contra os outros atrás de si. Casa de força!
- Conserve corpo e cabeça em linha reta. Pense em tocar o queixo no colchonete enquanto abaixa o corpo e use o apoio nas mãos para se empurrar ao elevar-se.
- Quanto mais for capaz de manter o corpo rígido, menor a chance de seu centro desabar. Mantenha movimentos curtos e progrida lentamente.
- Não deixe que seu centro desabe: isso colocaria a maior parte de seu peso sobre os ombros.
- Não permita que a cabeça caia durante o movimento.
- Se achar muito difícil manter os cotovelos próximos ao corpo, você pode mantê-los ligeiramente abertos. Mas não faça disso um hábito!
- Ao andar com as mãos para trás em direção às pernas após os *Push-ups* sobre uma perna só, erga a perna de trás ainda mais e mantenha a altura enquanto tenta elevar ambas as mãos do chão simultaneamente. Eleve-se alongando os braços para a frente e cresça a perna de trás, como em um *arabesque**. Junte os pés e endireite-se antes de repetir a seqüência com a outra perna.

* N. da T.: *Arabesque* é uma posição da dança clássica na qual o bailarino permanece apoiado em uma perna enquanto a outra se eleva estendida e virada externamente para trás.

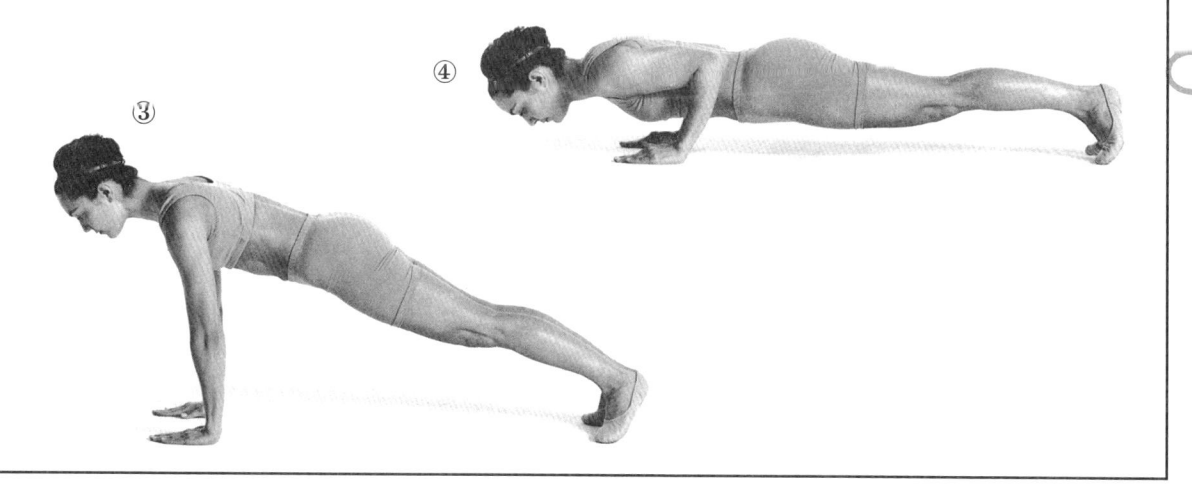

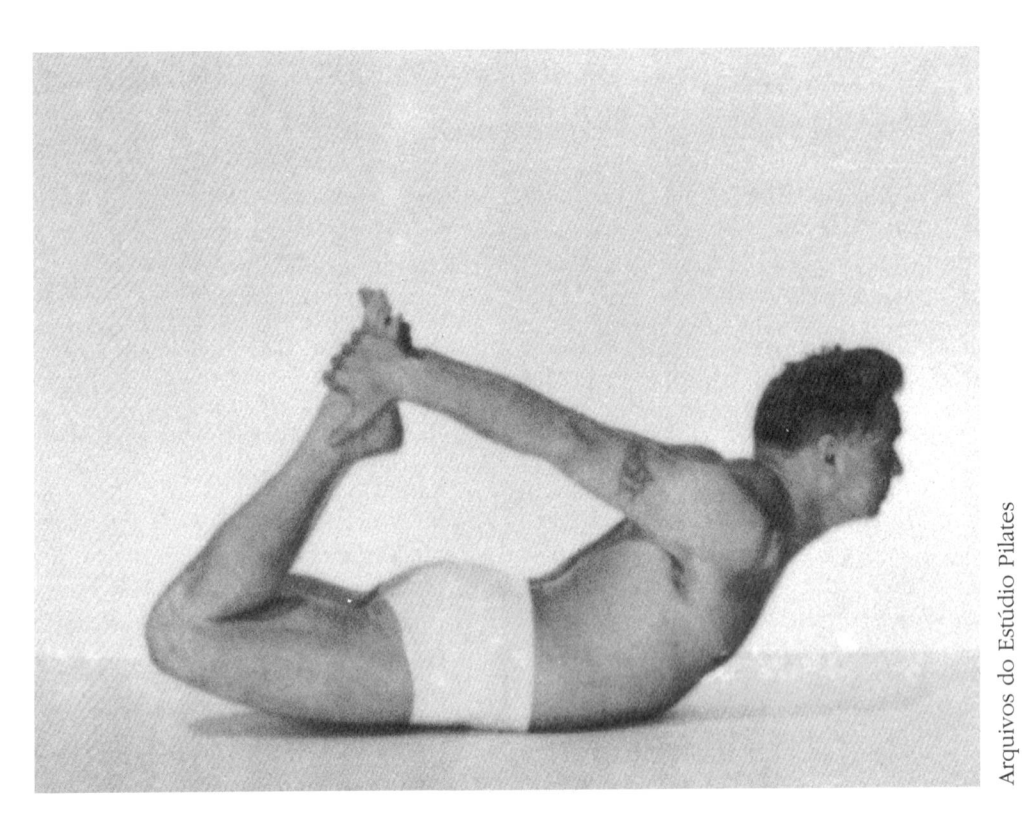

Joseph Pilates demonstra o Rocking.

Arquivos do Estúdio Pilates

Exercícios avançados extras

Esses exercícios são na maioria adaptados dos aparelhos e destinam-se apenas aos alunos avançados.

1. *Rowing III* – Remada III
2. *Rowing IV* – Remada IV
3. *Rowing I* – Remada I
4. *Twist I* – Torção I
5. *Twist II* – Torção II
6. *Rocking* – Balanço

AVANÇADO EXTRA

ROWING III
(Remada III)

Passo a passo

1. Sente-se ereto, com as pernas estendidas à frente, e pressione uma contra a outra. Deixe os pés relaxados ou em suave ponta.
2. Traga os cotovelos para os lados e sente-se ainda mais ereto, elevando-se do colchonete contraindo os glúteos.
3. Inspire e estique os braços para a frente em uma diagonal para cima, elevando-se nas costas, e não nos ombros.
4. Expire e pressione a palma das mãos em um movimento para baixo, na direção do chão, *como se estivesse pressionando uma alavanca muito pesada*. Sinta os ombros também pressionando para baixo e para longe das orelhas. Mantenha o peito elevado.
5. Inspire e eleve os braços acima da cabeça, à frente das orelhas, sem afundar as costas ou os ombros.
6. Expire e abra os braços para os lados, pressionando a palma das mãos para baixo *como se estivesse empurrando dois bancos para baixo, um de cada lado*. Certifique-se de que as mãos permanecem dentro de seu campo de visão e de que você está elevando-se nas costas e no peito.
7. Dobre firmemente os cotovelos para trás, ao lado do corpo, e repita a seqüência de três a cinco vezes.
8. Termine trazendo a palma das mãos para baixo, sobre o colchonete e ao lado dos quadris, e evolua para o *Rowing IV*.

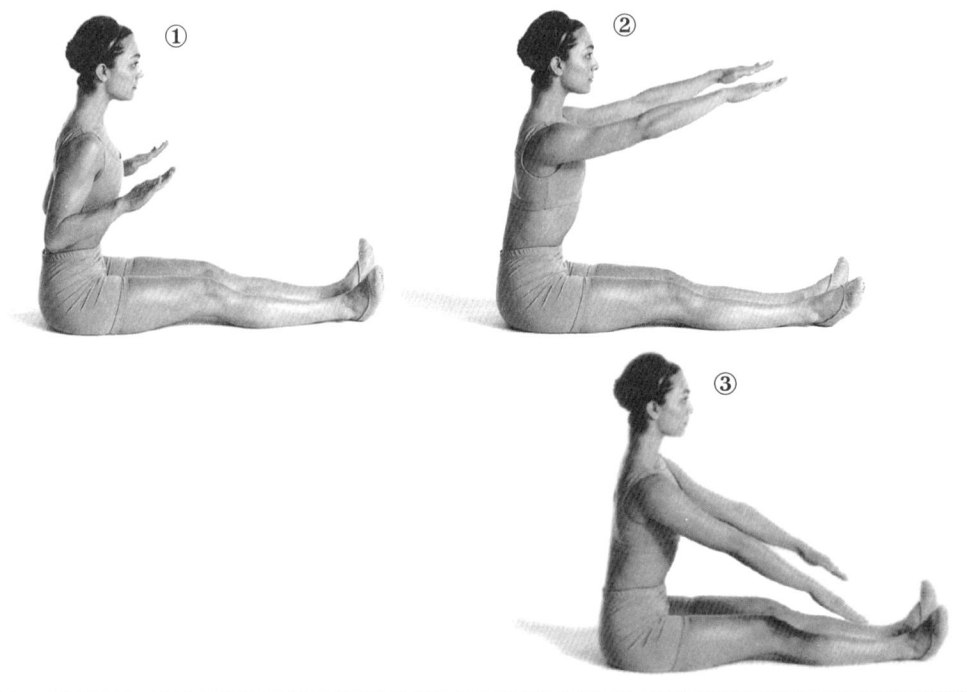

Os exercícios do *Rowing* enfocam a postura e o controle abdominal. Apesar de seu alvo principal ser o movimento da região superior do corpo, a estabilidade na região inferior é essencial para dominar o exercício.

Dicas e sugestões extras

Embora esse exercício possa parecer um simples giro de braços, o importante é a forma como você realiza o movimento!

OBJETIVO
- O desafio desse exercício é permanecer completamente imóvel durante toda a seqüência, em que se endireita o tronco e diminui-se o contorno da cintura.

PONTOS-CHAVE
- Pressione fortemente glúteos e pernas uns contra os outros em postura Pilates no decorrer do movimento.
- Mantenha o peito elevado e ligeiramente à frente dos quadris visando alongar-se para cima e para a frente sem afundar para trás sobre o cóccix.
- Certifique-se de que a região posterior do pescoço permanece alongada e elevada a partir do topo da cabeça.
- Mantenha os ombros pressionados para baixo e para longe das orelhas, a fim de alongar o pescoço.

PRECAUÇÃO
- Não permita que os ombros subam para as orelhas.

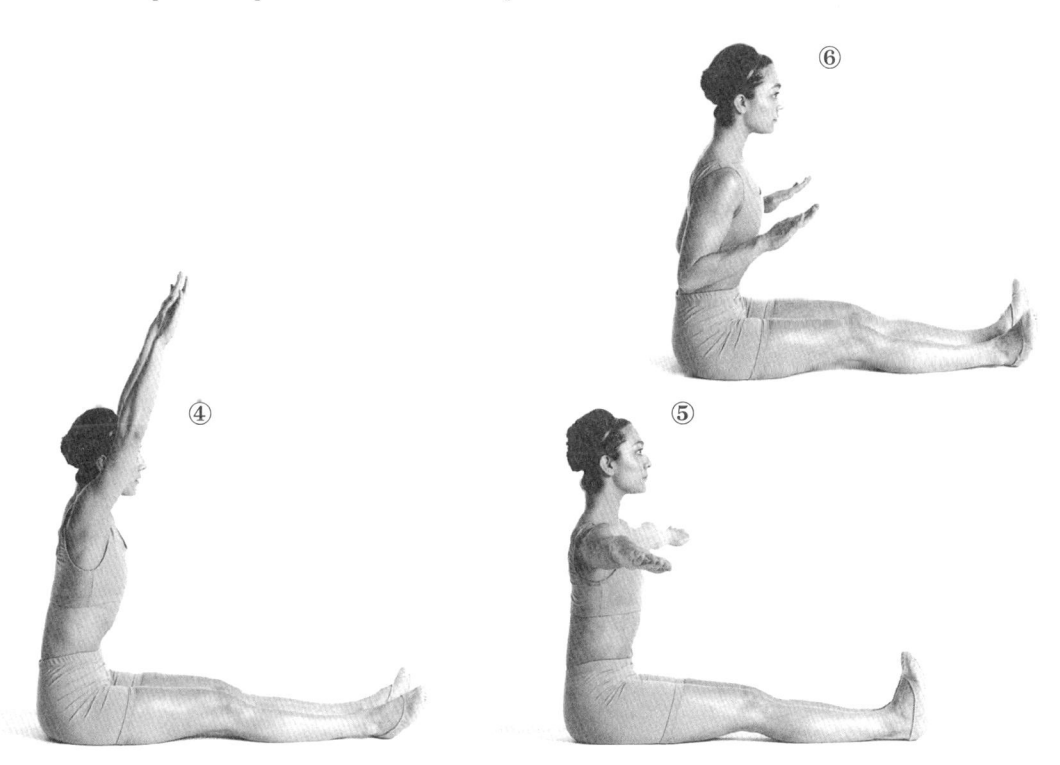

AVANÇADO EXTRA

ROWING IV
(Remada IV)

Passo a passo

1. Inicie sentando-se ereto, com as pernas estendidas à frente, pés flexionados (pelos tornozelos, não pelos dedos) e palmas ao lado pressionando o colchonete.
2. Inspire pressionando o umbigo fortementemente para a coluna e expire dobrando o corpo ao meio, trazendo cabeça e peito para baixo em direção às pernas.
3. Inspire e escorregue as mãos pelo colchonete passando os calcanhares. Mantenha-se levando os calcanhares energicamente para longe.
4. Expire ao rolar lentamente para cima até a posição sentada, elevando-se a partir das costas e cintura, e não pelos ombros. *Imagine-se pressionando cada vértebra contra uma parede* ao desenrolar-se para cima até a posição sentada. Os braços devem agora ser mantidos no ar, paralelos às pernas.
5. Inspire ao elevar os braços acima da cabeça. Pare antes de chegar às orelhas e alongue-se ainda mais, mantendo os pés flexionados e pressionados para longe os calcanhares.
6. Expire e abra os braços para os lados, pressionando a palma das mãos para baixo *como se estivesse empurrando dois bancos para baixo, um de cada lado*. Lembre-se de manter as mãos dentro de seu campo de visão ao trazê-las de volta para o colchonete.
7. Inspire e dobre-se ao meio, repetindo a seqüência de três a cinco vezes.
8. Termine sentando-se ereto com as mãos puxadas para o esterno, preparando-se para o *Rowing I*.

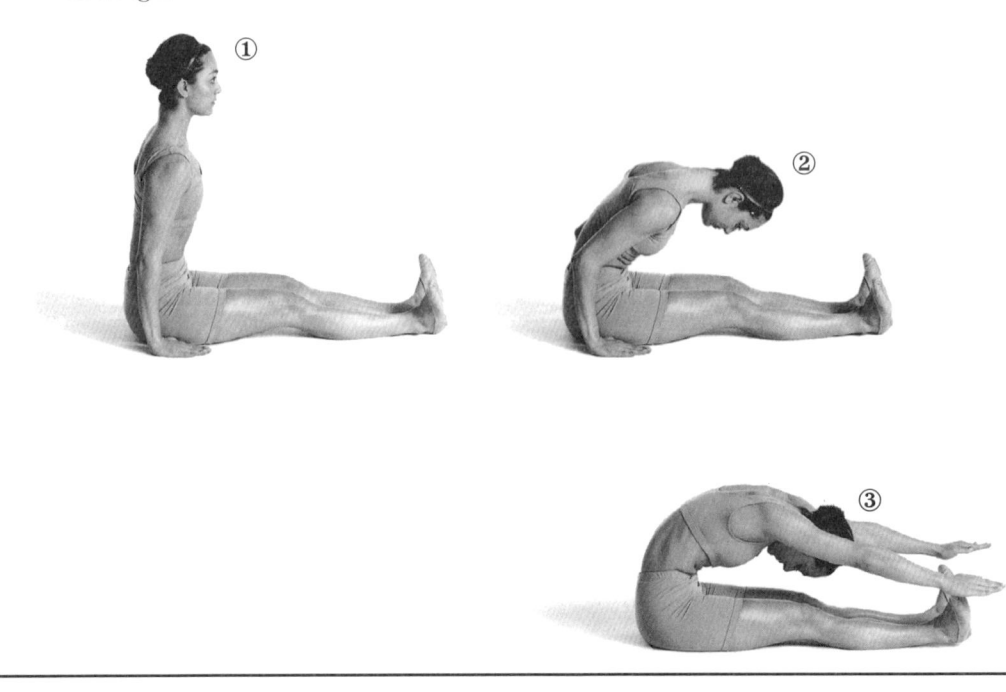

Esse exercício trabalha a casa de força, alonga as costas e os isquiotibiais e melhora a postura.

Dicas e sugestões extras

- Manter-se erguido e ereto a partir da cintura e lombar durante os movimentos de braços.
- Fluidez! Permita-se senti-la ao executar os movimentos.
- Pressione a palma das mãos sobre o colchonete quando escorregá-las além dos calcanhares, a fim de acionar os abdominais.
- Mantenha-se alongado para a frente ao desenrolar-se para cima. *Imagine-se inflando com ar.*
- Permaneça ligeiramente inclinado para a frente nos quadris, visando manter a casa de força acionada. Umbigo para a coluna!
- Pressione fortemente glúteos e pernas uns contra os outros em postura Pilates durante os movimentos.
- Empurre os calcanhares para longe de si enquanto rola para cima.
- Não se enrole para cima usando a cabeça ou os ombros.
- Não se sente atrás do cóccix ao subir para a posição sentada ereta.
- Não eleve os ombros ao girar os braços acima da cabeça.

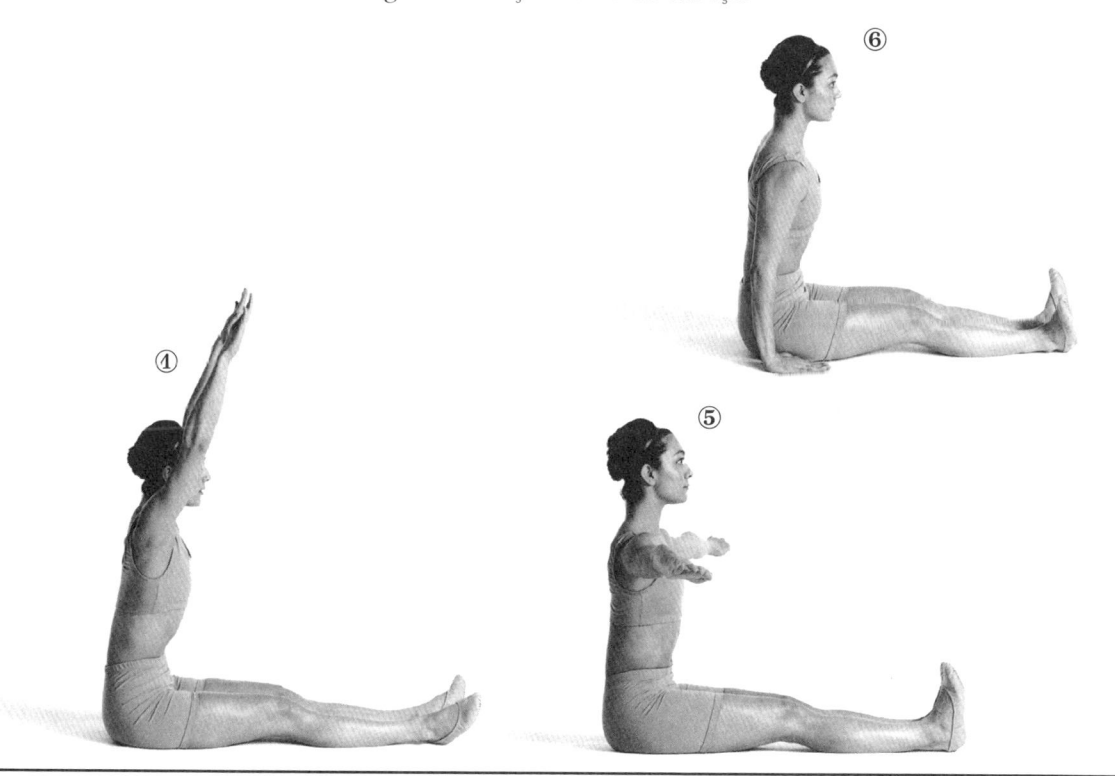

AVANÇADO EXTRA

ROWING I
(Remada I)

Passo a passo

1. Sente-se ereto, com as pernas estendidas à frente, pés flexionados e mãos, com punhos fechados, diante do esterno. Afaste os cotovelos sem elevar os ombros.
2. Inspire ao rolar a região superior do corpo para trás, escavando a barriga para o colchonete e contraindo fortemente os glúteos e pressionando a região superior interna das coxas para obter estabilidade.
3. Mantendo-se imóvel graças à casa de força, abra os braços para os lados com as palmas das mãos voltadas para trás.
4. Expire e traga a região superior do tronco à frente dos braços. *Imagine-se pressionando as palmas para trás, contra uma parede*, e alongue-se para baixo em direção às pernas. Permita que as mãos se prendam à região do cóccix ao alongar-se para a frente.
5. Inspire e lentamente eleve as mãos unidas para cima, alongando os braços em direção ao teto. Não permita que os braços girem em excesso ou desloquem-se (estalando a articulação) durante o movimento.
6. Lentamente, solte as mãos e expire conforme faz um círculo com os braços em direção aos pés, num amplo movimento controlado. Visualize o movimento dos braços no nado borboleta ao realizar esse exercício.
7. Role para cima até sentar-se com as costas eretas, puxando as mãos em direção ao esterno, e repita a seqüência de três a cinco vezes.

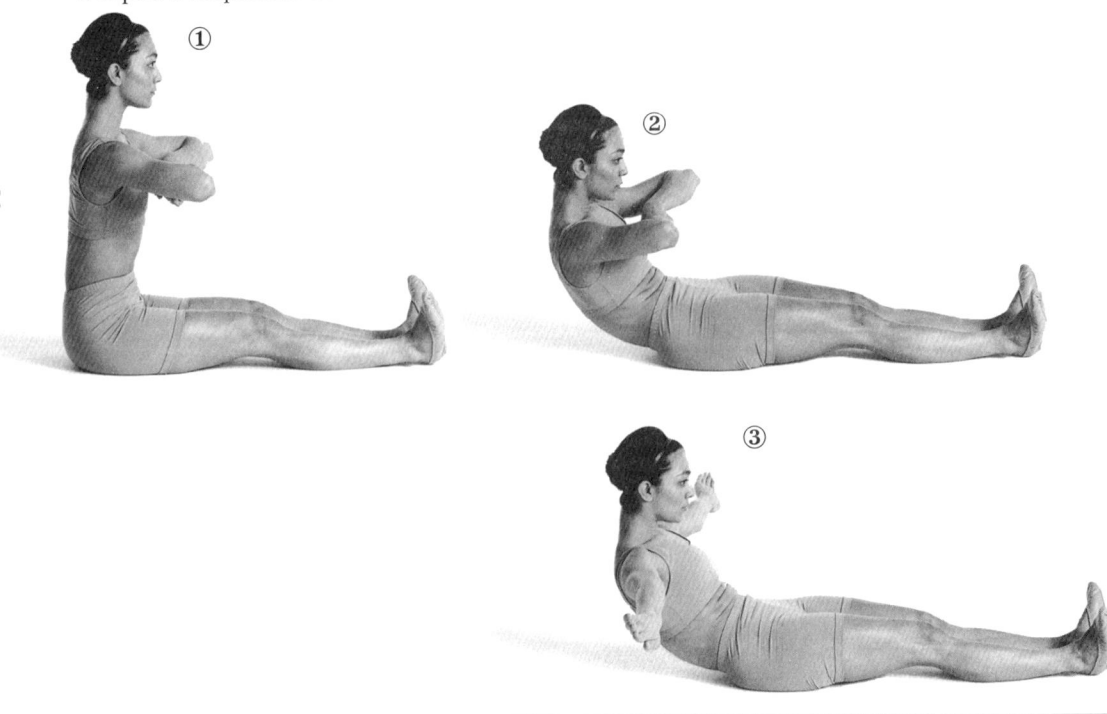

Esse exercício trabalha a casa de força enquanto alonga braços, costas, ombros e isquiotibiais. Melhora o equilíbrio e testa o controle muscular.

Dicas e sugestões extras

OBJETIVO
- Permanecer alongado a partir da lombar durante todo o movimento.

PONTOS-CHAVE
- *Imagine-se puxando molas presas na parede à sua frente.*
- Mantenha glúteos contraídos e pernas pressionadas fortemente na postura Pilates por todo o tempo.
- Permaneça com os calcanhares fortemente plantados no colchonete.
- Umbigo para a coluna!
- Crie resistência ao pressionar os braços para trás e ao alongá-los para a frente.

PRECAUÇÕES
- Não role excessivamente para trás, evitando perder controle da casa de força ou cair para trás.
- Não permita que os ombros subam para as orelhas.
- Não desabe para a frente em direção às pernas. Puxe para trás na casa de força para aumentar o alongamento.
- Não deixe que as articulações dos ombros girem excessivamente.

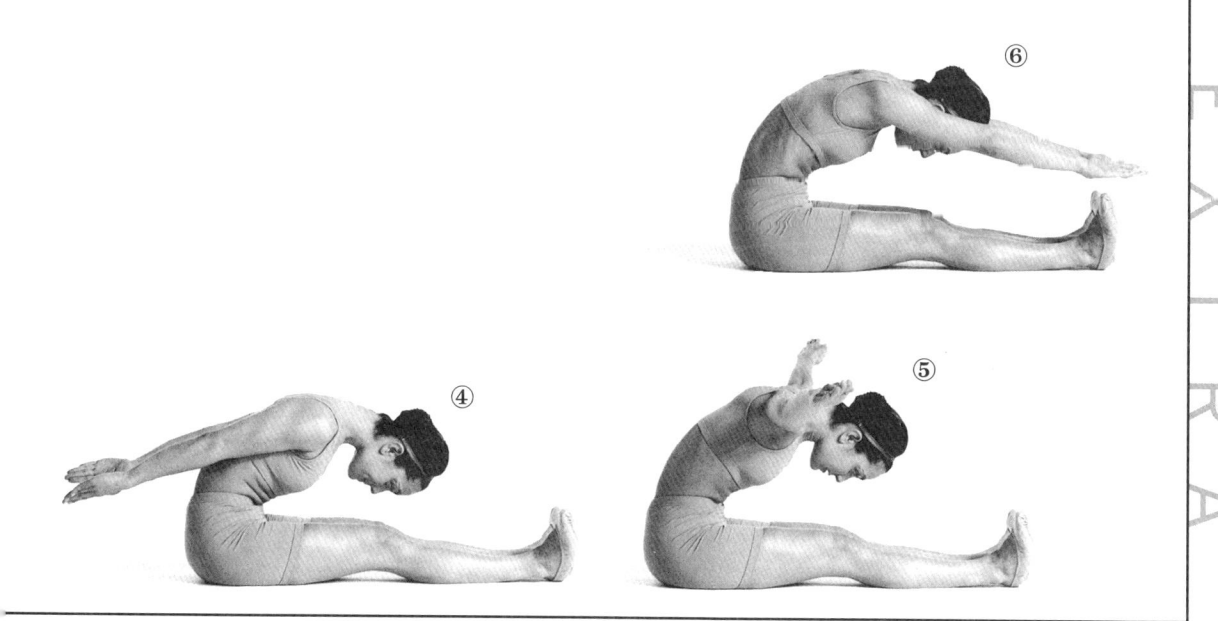

AVANÇADO EXTRA

TWIST I
(Torção I)

Passo a passo

1. Sente-se de lado sobre o quadril, apoiado no braço esticado e com os dedos voltados para longe de si.
2. Dobre os joelhos e cruze o pé de cima sobre o de baixo. Mantenha os tornozelos próximos às nádegas com o auxílio da mão de cima e incline-se ligeiramente sobre a mão de apoio.
3. Em um único movimento, pressione o umbigo para a coluna, inspire e eleve o quadril inferior em direção ao teto alongando as pernas. *Imagine-se sendo puxado por uma faixa em torno de seu centro.*
4. Conforme o quadril inferior elevar-se atrás de si, traga o braço de cima para o alto, na linha da cabeça. *Imagine-se puxando um grande arco acima do corpo.*
5. Mantenha os olhos focados na mão de apoio durante todo o tempo e cresça o pescoço alongando-se a partir do topo da cabeça. Cresça o braço de cima pelo lado.
6. Inverta o movimento do giro retornando o quadril inferior para o colchonete, em um movimento lento e controlado. Concentre-se em alongar o braço para cima e para longe do corpo quando retornar ao colchonete.
7. Complete três torções controladas e mude de lado, trabalhando o quadril oposto três vezes.

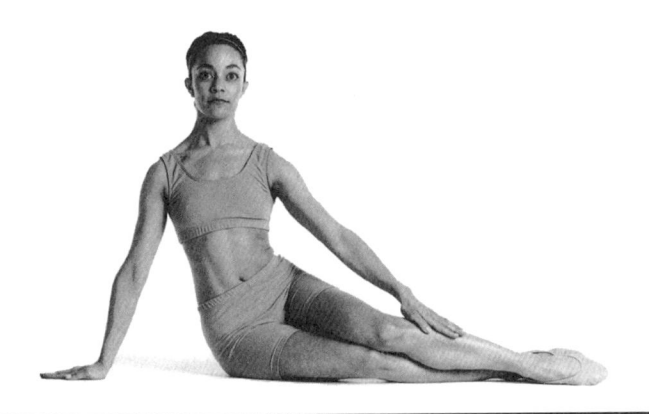

O *Twist I* trabalha abdominais, braços e linha da cintura, além de alongar o lado do corpo e melhorar equilíbrio e coordenação.

Dicas e sugestões extras

OBJETIVO
- Manter o corpo perfeitamente estável durante todo o movimento de torção.

PONTOS-CHAVE
- Deixe o quadril de baixo elevado em direção ao teto, crescendo o braço de cima para aumentar o alongamento da lateral do corpo.
- Eleve a barriga para longe do braço de apoio a fim de liberar a pressão sobre o punho.
- Alongue ativamente o topo da cabeça para longe do corpo visando dar suporte ao pescoço.

PRECAUÇÃO
- Não desabe sobre os ombros ou punhos em nenhum momento da seqüência.

PROGRESSÃO
- Quanto mais perto do corpo você deixar o braço de apoio, mais difícil se tornará o exercício.

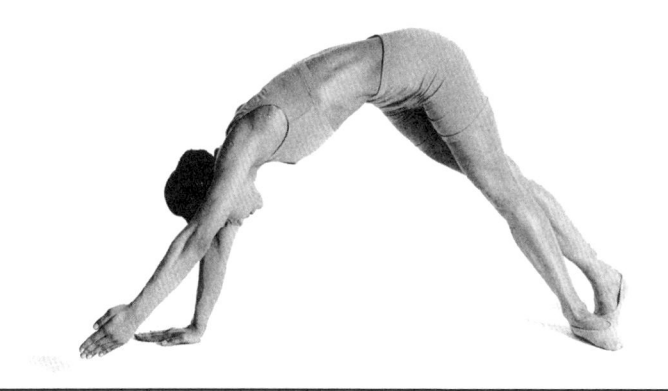

AVANÇADO EXTRA

TWIST II
(Torção II)

Passo a passo

1. Sente-se de lado, com os joelhos ligeiramente dobrados e juntos, e o pé de cima em frente ao outro sobre o colchonete.
2. Coloque a mão, com a palma para baixo e os dedos para fora, quase diretamente sob o ombro. Deixe a outra mão sobre o joelho.
3. Em um único movimento, faça força para cima sobre o braço esticado e estique as pernas, trazendo o outro braço acima da cabeça até que esteja ao lado da orelha. Olhe para a mão alongada para fora.
4. Equilibre-se sobre a mão e os lados dos pés, com o corpo erguido e reto, alinhado da cabeça aos dedos dos pés. *Imagine-se suspenso por uma mola forte presa do seu cinto até o teto.*
5. Mantendo o equilíbrio, traga o braço superior para baixo e passe-o pelo espaço entre o corpo erguido e o chão. Permita que a cabeça e a região superior do corpo o sigam lentamente, torcendo-se até estar defronte ao colchonete, sem mover os quadris.
6. Leve o braço para fora e para trás, fazendo a região superior do corpo torcer-se em direção ao teto.
7. Retorne à posição alongada e alinhada do passo 4. Então, trazendo o braço num arco longo para baixo, desça lentamente o quadril para o colchonete.
8. Inspire ao elevar-se e expire ao torcer-se diante do colchonete; inspire ao torcer-se para o teto e expire ao abaixar-se.
9. Faça duas ou três torções de cada lado.

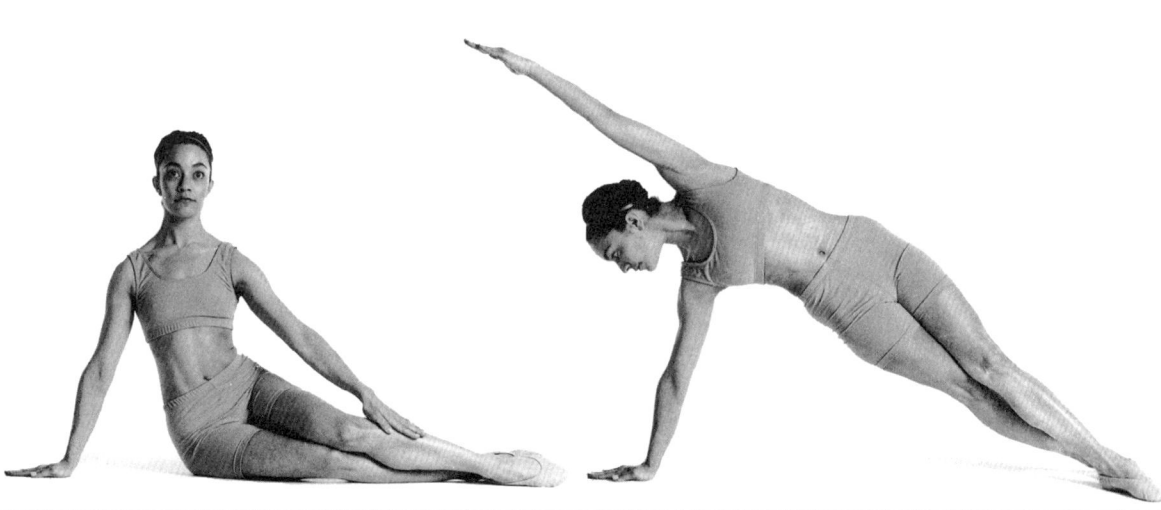

O *Twist II* testa equilíbrio e controle. Trabalha os músculos abdominais, incluindo os oblíquos, e alonga os quadris e a linha da cintura.

Dicas e sugestões extras

OBJETIVO
- Manter perfeito equilíbrio e controle nos quadris enquanto se alonga e gira a região superior do corpo.

PONTOS-CHAVE
- Alongue o corpo tanto quanto possível.
- Mantenha os quadris estáveis quando torcer o tronco.
- Plante os pés com firmeza ao realizar os movimentos.

PRECAUÇÕES
- Não permita que os quadris ou pernas girem durante os movimentos.
- Não afunde nos ombros ou nos quadris.
- Não apóie todo o corpo no punho ou nos joelhos.

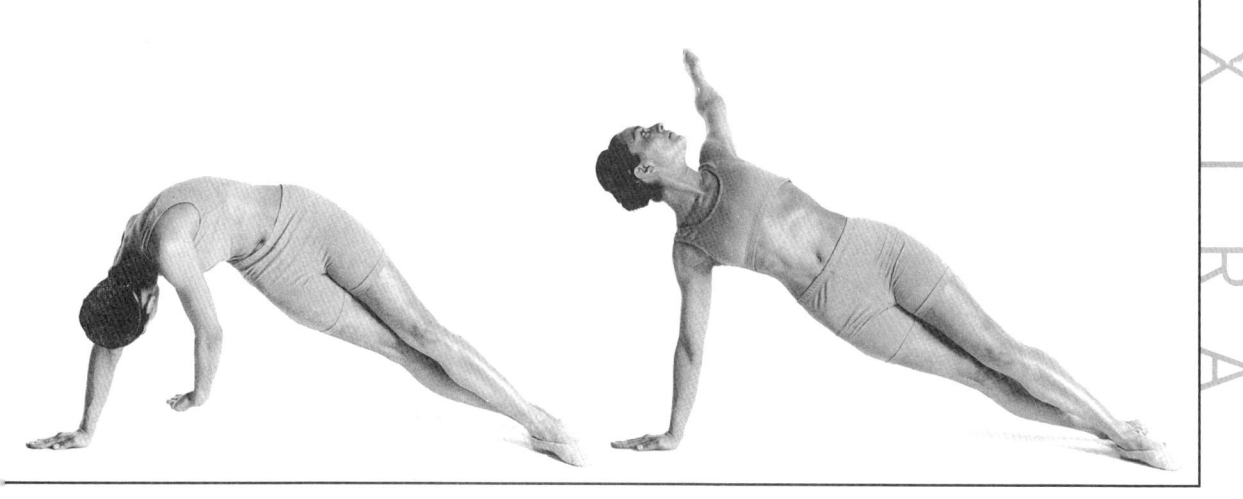

AVANÇADO EXTRA

ROCKING
(Balanço)

Passo a passo

1. Deite-se de barriga para baixo e dobre os joelhos trazendo os calcanhares para as nádegas.
2. Leve as mãos para trás e agarre os tornozelos (um de cada vez, se necessário).
3. Inspire e lentamente alongue o corpo para cima, erguendo o peito e os joelhos do colchonete. Leve a sola dos pés para trás da cabeça. *Imagine-se sendo erguido para o teto pelas mãos e pelos pés.*
4. Balance para a frente, puxando os tornozelos para cima em direção à cabeça e simultaneamente empurrando o peito para o colchonete. Expire ao balançar para a frente.
5. Inspire e balance de volta, elevando o peito e puxando para trás os tornozelos. Mantenha o umbigo pressionado para a coluna. *Imagine-se como um cavalo de balanço.*
6. Balance para trás e para a frente quatro vezes. Termine liberando os tornozelos e sentando-se sobre os calcanhares, com os braços esticados para a frente e a testa no colchonete. Isso liberará os músculos da lombar.

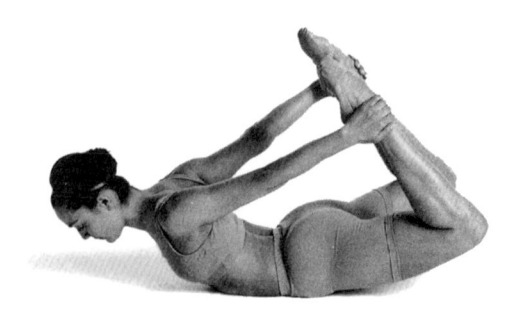

O *Rocking* alonga ombros, costas, quadríceps e joelhos.
Exige costas tonificadas e muito controle abdominal.

Dicas e sugestões extras

OBJETIVO
- Criar um ritmo confortável de respiração e movimento durante o balanço.

PONTOS-CHAVE
- Use a respiração para conseguir a dinâmica do balanço.
- Mantenha os braços esticados e as pernas tensionadas o tempo todo.
- Puxe constantemente o peito e os joelhos enquanto balança.
- Mantenha a cabeça estável e alongue o pescoço para sustentar o peso da cabeça.

PRECAUÇÕES
- Não jogue a cabeça para a frente e para trás a fim de iniciar os movimentos de balanço.
- Não permita que calcanhares e mãos caiam em direção às nádegas durante o movimento.

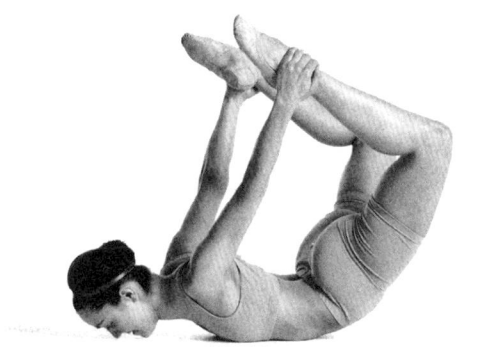

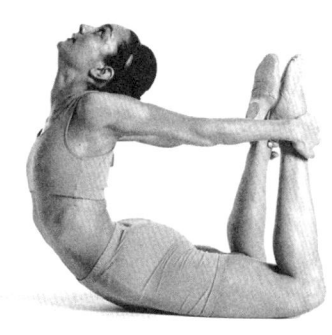

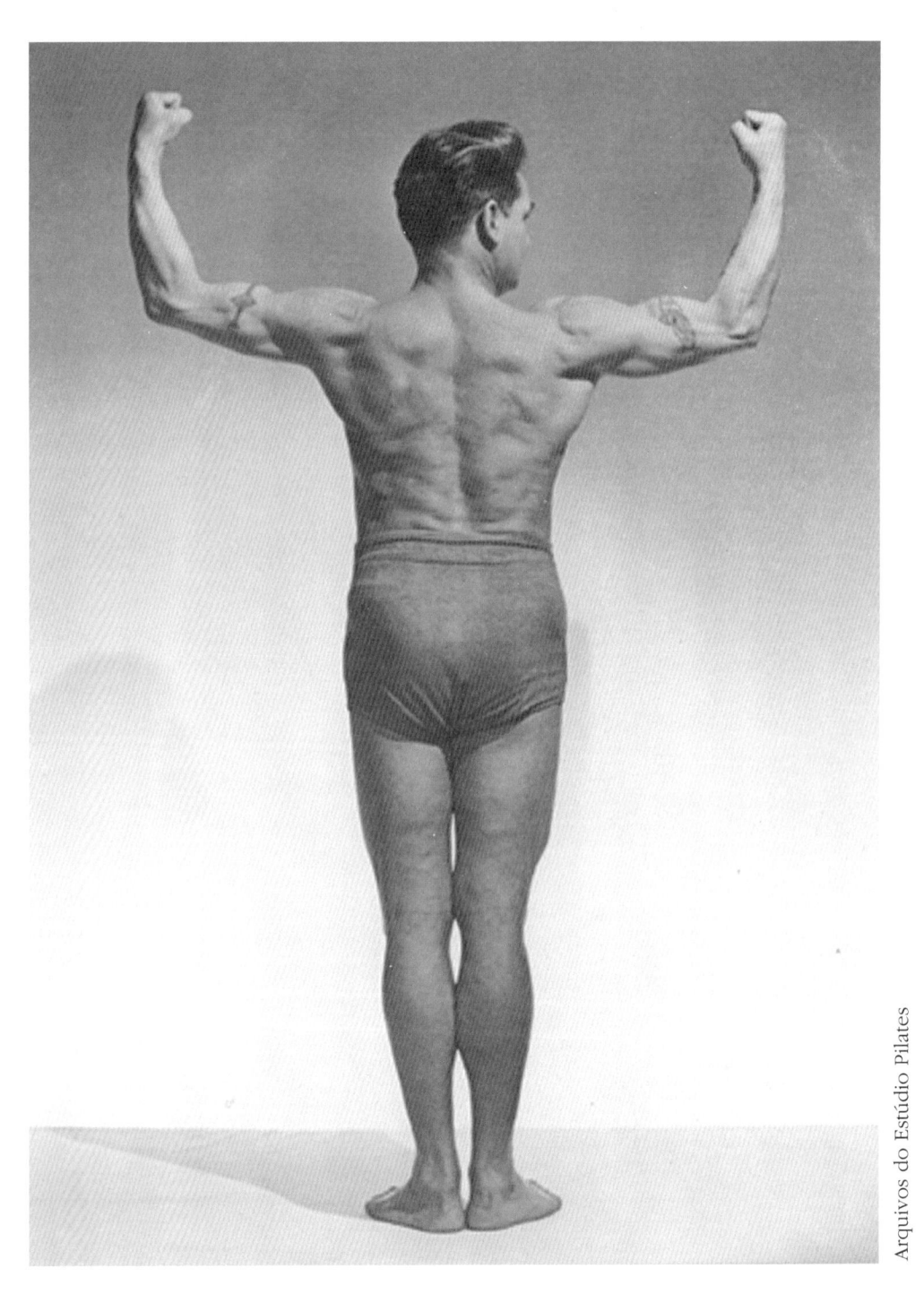

Joseph Pilates mostra o resultado de seu método.

Série de braços na posição em pé

1. *Zip up* – Zíper
2. *Chest expansion* – Expansão de peito
3. *Shaving the head* – Raspar a cabeça
4. *Arm circles* – Círculos de braços
5. *Biceps curl I* – Flexão de bíceps I
6. *Biceps curl II* – Flexão de bíceps II
7. *Triceps extension* – Extensão de tríceps
8. *The bug* – O besouro
9. *Boxing* – Boxe
10. *Lunges* – Avanços

Esses exercícios podem ser realizados com ou sem pesos nas mãos. (Não se recomenda mais que 1 quilo.)

Não é necessário realizar toda a Série de braços na posição em pé a cada vez. Escolha os exercícios que complementem melhor seu nível de trabalho.

INICIANTE

ZIP UP
(Zíper)

Passo a passo

1. Fique em pé na postura Pilates com os braços pendendo em frente ao corpo.
2. Inspire e comece a puxar as mãos para cima, pela linha central do corpo, dobrando os cotovelos para os lados durante o movimento.
3. *Imagine-se puxando um zíper apertado para cima, pela linha central do corpo.*
4. Expire e abaixe mãos e braços lentamente, resistindo à gravidade.
5. *Imagine-se pressionando para baixo o detonador de uma caixa de dinamite.*
6. Faça de três a cinco seqüências, movendo-se lenta e deliberadamente para criar resistência.

PROGRESSÕES

- Eleve-se na ponta dos pés ao "puxar o zíper para cima" e abaixe os calcanhares lentamente ao fazer pressão para baixo.
- Não permita que os calcanhares afastem-se durante o movimento.

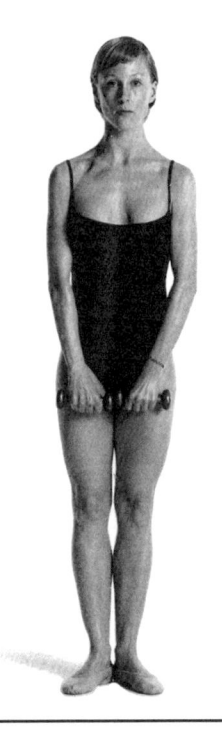

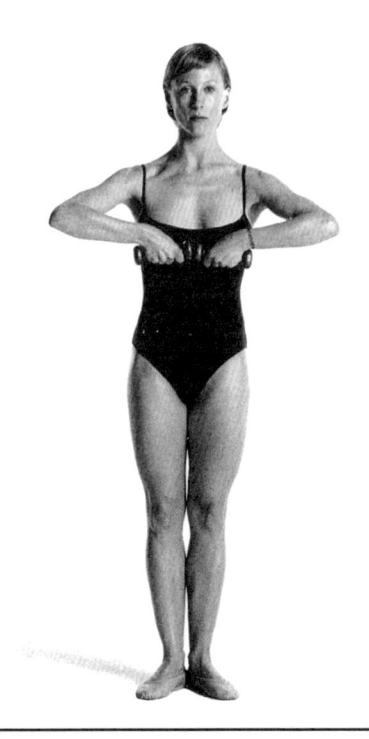

INICIANTE

CHEST EXPANSION
(Expansão de peito)

Passo a passo

1. Fique em pé na postura Pilates com os braços alongados ao lado do corpo.
2. Inspire e pressione a palma das mãos para trás, elevando o tórax aberto durante o movimento.
3. Suspenda a respiração girando lentamente a cabeça para a esquerda e para a direita, alongando os músculos do pescoço e ombros. *Imagine-se puxando para trás uma mola forte presa à parede em frente.*
4. Volte a cabeça para o centro e expire soltando os braços de volta para os lados do corpo.
5. Repita quatro seqüências, alternando o sentido inicial para o qual gira a cabeça em cada movimento.

PROGRESSÃO
- Eleve-se sobre a ponta dos pés ao pressionar os braços para trás e equilibre-se assim enquanto gira a cabeça para um lado e outro. Abaixe os calcanhares ao expirar e retorne à posição inicial.

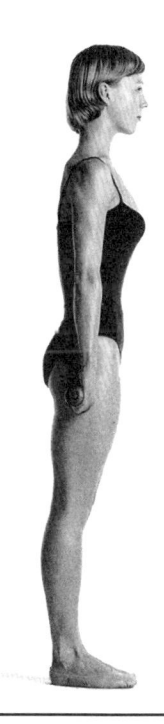

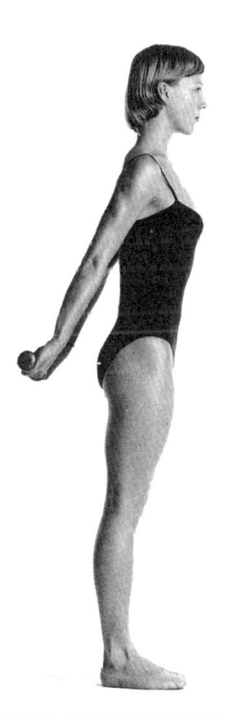

INICIANTE

SHAVING THE HEAD
(Raspar a cabeça)

Passo a passo

1. Fique em pé na postura Pilates com as mãos em posição de triângulo atrás da cabeça. Não erga os ombros ao realizar esse exercício.
2. Inspire e pressione as mãos para cima em uma ligeira diagonal para a frente. *Imagine-se empurrando com as mãos uma grande pedra montanha acima.*
3. Expire e lentamente traga as mãos de volta para trás da cabeça, *como se o peso da pedra girando pairasse acima de sua cabeça durante o movimento.*
4. Use a casa de força para controlar os movimentos.
5. Repita a seqüência cinco vezes.

PROGRESSÕES

- Coloque-se sobre a ponta dos pés ao esticar os braços para cima, abaixe os calcanhares ao expirar e retorne à posição inicial.
- Não permita que os calcanhares se afastem durante o movimento.

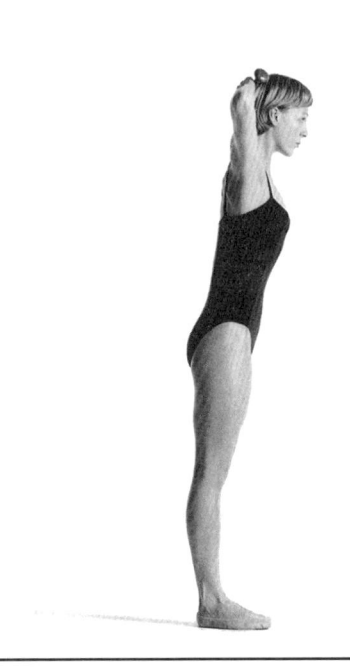

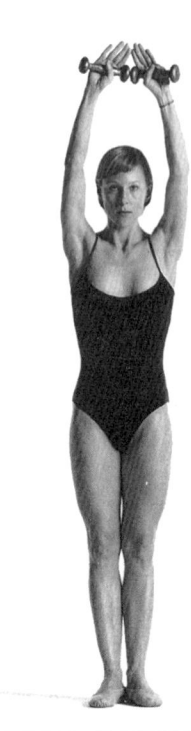

INICIANTE

ARM CIRCLES
(Círculos de braços)

Passo a passo

1. Fique em pé na postura Pilates com os braços pendendo em frente ao corpo.
2. Comece a fazer círculos pequenos e controlados com os braços, elevando-os à frente.
3. Gire o braço todo a partir do ombro, e não do punho ou antebraço. *Imagine-se segurando um balde pesado em cada mão.*
4. Continue os círculos até que os braços estejam acima dos ombros e inverta o sentido dos movimentos, trazendo-os de volta para os lados do corpo.
5. Certifique-se de que os ombros estão pressionados para baixo e para longe das orelhas durante os movimentos de elevação e abaixamento.
6. Complete de três a cinco seqüências.

PROGRESSÕES

- Coloque-se sobre a ponta dos pés ao fazer os círculos com os braços para cima e desça os calcanhares para o colchonete quando abaixar os braços.
- Se estiver realizando os movimentos corretamente, você deve sentir a casa de força trabalhando durante todo o exercício. Lembre-se de manter o peso corporal ligeiramente deslocado para a frente, sobre os artelhos.

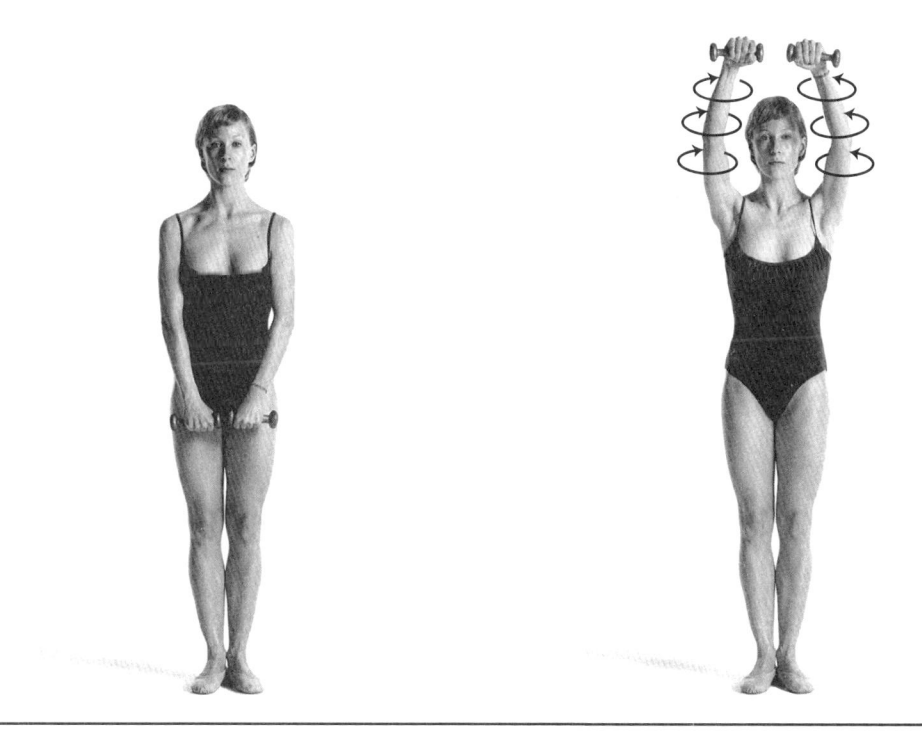

INICIANTE

BICEPS CURL I
(Flexão de bíceps I)

Passo a passo

1. Fique em pé na postura Pilates com os braços estendidos para a frente, mãos fechadas voltadas para o teto.
2. Inspire e lentamente mova os punhos e cotovelos em direção aos ombros, *como se estivesse puxando duas molas fortes presas à parede em frente.*
3. Expire e lentamente desenrole antebraços e punhos para a posição inicial, *tentando resistir à força das molas imaginárias.*
4. Não deixe que os cotovelos caiam durante os movimentos de enrolar e desenrolar.
5. Mantenha os ombros pressionados para baixo e para longe das orelhas.
6. Complete de três a cinco repetições.

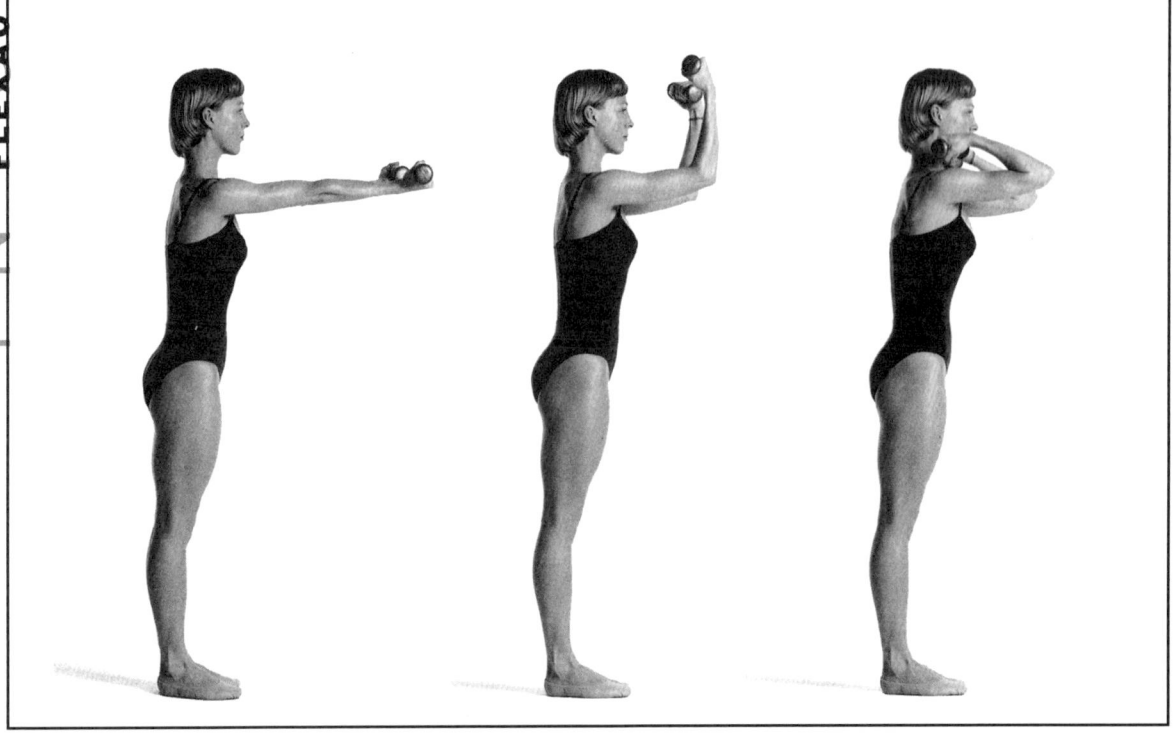

INICIANTE

BICEPS CURL II
(Flexão de bíceps II)

Passo a passo

1. Fique em pé na postura Pilates com os braços estendidos para os lados, mãos fechadas voltadas para o teto.
2. Certifique-se de que os braços encontram-se ligeiramente à frente dos ombros, mantendo as mãos dentro de seu campo de visão.
3. Inspire movendo os punhos e antebraços em direção aos ombros, em um movimento lento e controlado, *como se estivesse puxando molas pesadas presas às paredes.*
4. Expire e *resista à puxada* enquanto lentamente desenrola os braços de volta à posição inicial.
5. Não permita que os ombros se elevem ao levar os braços para dentro.
6. Certifique-se de que os braços encontram-se alinhados com os ombros durante todo o movimento.
7. Complete de três a cinco repetições.

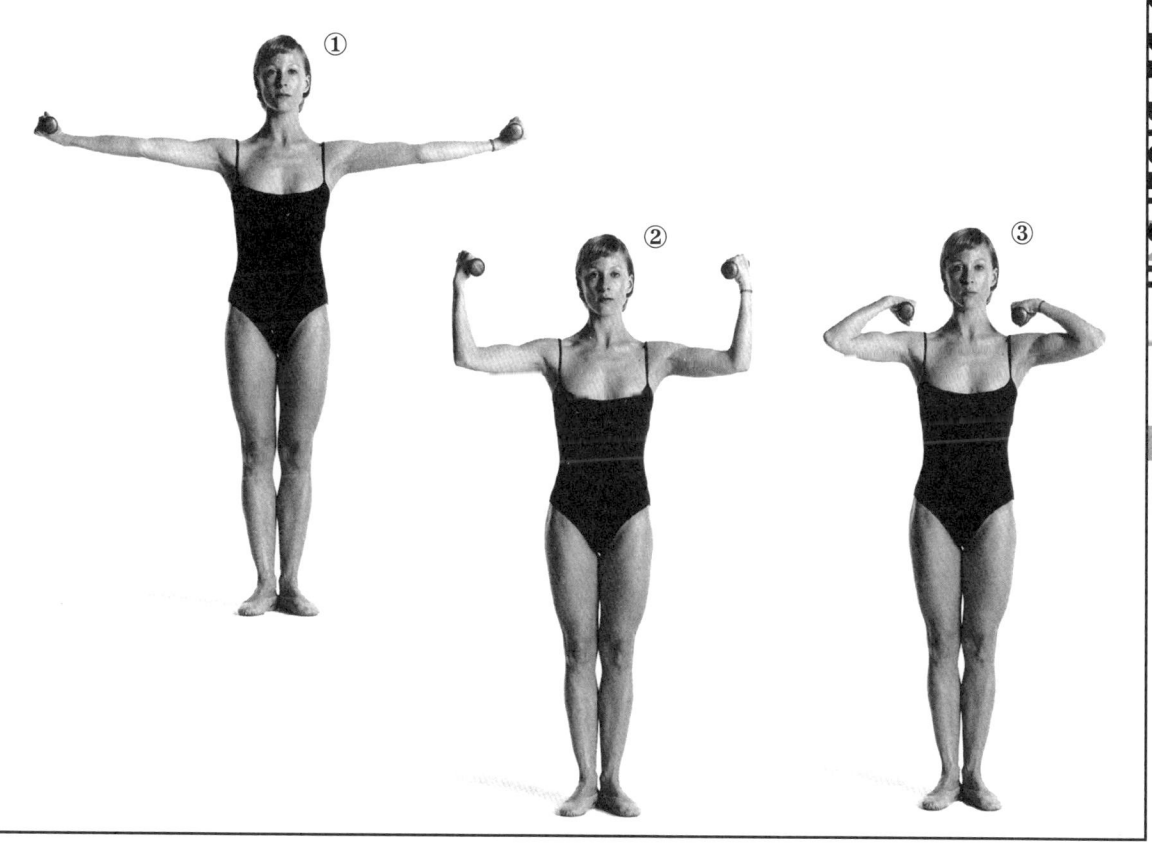

INTERMEDIÁRIO

TRICEPS EXTENSION
(Extensão de tríceps)

Passo a passo

1. Fique em pé com os pés paralelos e alinhados diretamente sob os quadris.
2. Dobre os joelhos até que a frente destes alinhe-se com os dedos dos pés.
3. Dobre o corpo para a frente até que as costas estejam *retas como uma mesa* e a cabeça alinhada com a coluna.
4. Com as mãos fechadas, uma em frente à outra, dobre os cotovelos vigorosamente para os lados do corpo, trazendo os punhos para os ombros.
5. Inspire e lentamente estenda os braços retos para trás, *como se estivesse puxando duas molas presas na parede em frente.*
6. Estenda totalmente os braços para trás, mantendo os cotovelos pressionados contra os lados do corpo.
7. Expire e *resista à puxada das molas imaginárias* enquanto traz as mãos de volta para os ombros.
8. Mantenha os joelhos dobrados e use a casa de força para controlar os movimentos.
9. Complete de três a cinco repetições.

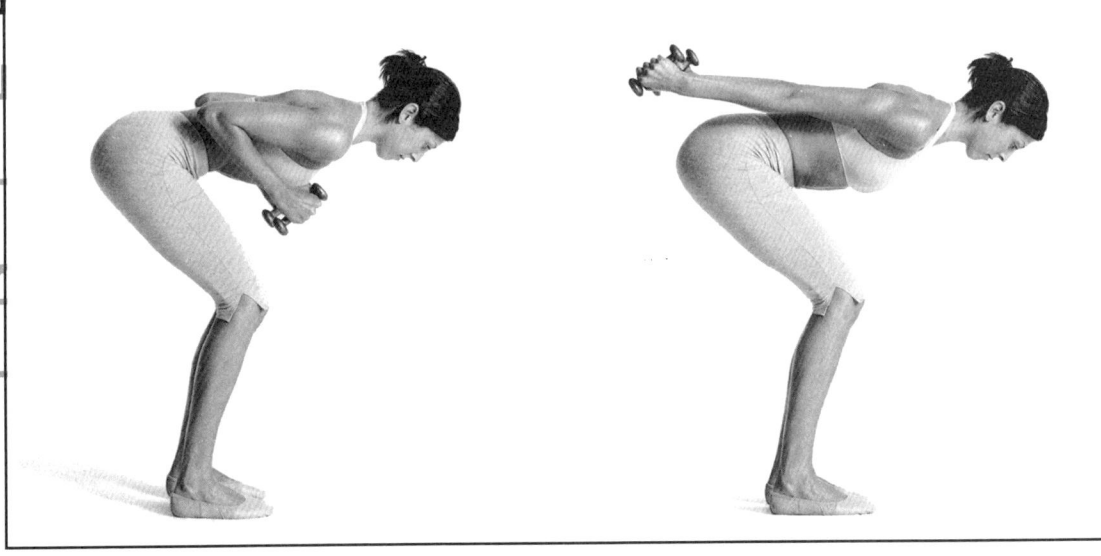

INTERMEDIÁRIO

THE BUG
(O besouro)

Passo a passo

1. Fique em pé com os pés paralelos e alinhados diretamente sob os quadris. *Tente desenhar uma linha imaginária dos ossos dos quadris aos calcanhares.*
2. Dobre os joelhos até que a frente destes alinhe-se com os dedos dos pés.
3. Dobre o corpo para a frente até que as costas eretas permitam que os braços soltem-se retos para baixo, na direção do colchonete.
4. Com as mãos fechadas, nós dos dedos frente a frente, abra os cotovelos para os lados.
5. Em um movimento lento e controlado, inspire e comece a elevar os cotovelos até que se alinhem com os ombros. *Imagine-se tentando abrir um alçapão pesado.*
6. Expire e *resista à força do alçapão* enquanto lentamente traz de volta os punhos unidos.
7. Certifique-se de que a cabeça permanece alinhada com a coluna e não cai para a frente ou eleva-se para trás. *Imagine-se pressionando o topo da cabeça na parede da frente.*
8. Se as costas doerem durante a seqüência, pare. Arredonde-se para a frente e *role* para cima até ficar em pé.
9. Lembre-se de manter os joelhos dobrados e alinhados com os quadris, usando a casa de força para controlar os movimentos.
10. Complete de três a cinco repetições.

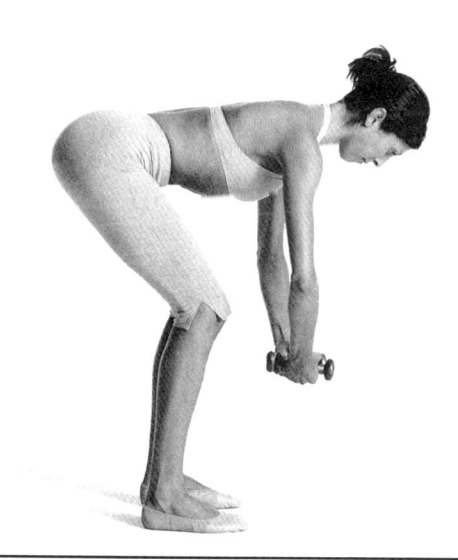

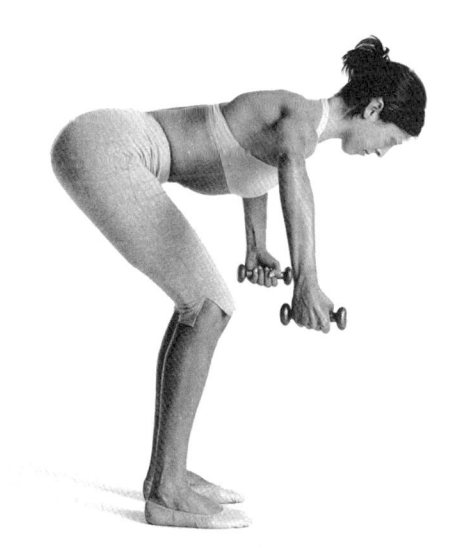

AVANÇADO

BOXING
(Boxe)

Passo a passo

1. Assuma a posição inicial do *Triceps extension* (p. 182).
2. Inspire e simultaneamente estenda os braços retos, um para a frente e outro para trás. Gire os punhos enquanto realiza o movimento, de forma que a palma anterior volte-se para baixo e a posterior para cima.
3. Expire e retorne os punhos para os lados.
4. Inspire ao repetir a seqüência com os braços trocados. Certifique-se de que os braços estendidos estejam alinhados com o corpo.
5. Complete de três a cinco seqüências.
- Não jogue os braços para a frente ou para trás.
- Esse movimento deve ser lento e controlado pela casa de força.

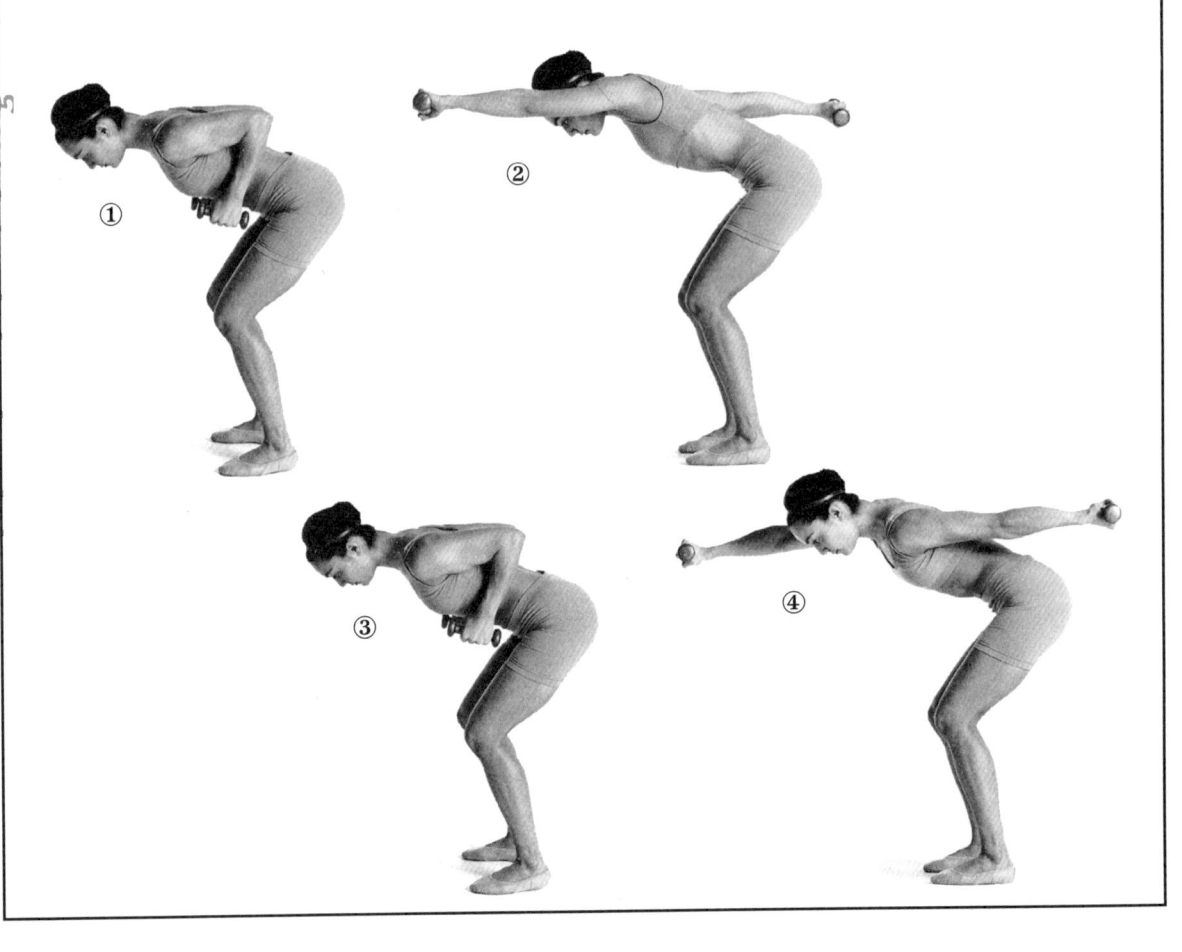

AVANÇADO

LUNGES
(Avanços)

Passo a passo

1. Fique em pé na postura Pilates modificada, com o calcanhar do pé esquerdo contra o arco do pé direito (terceira posição da dança clássica).
2. Gire a parte superior do corpo para a esquerda com os braços ao lado.
3. Em um movimento rápido e controlado, dê um passo com o pé esquerdo para fora num avanço diagonal e incline a parte superior do corpo sobre ele, trazendo os braços para cima ao lado das orelhas. Inspire ao fazer o avanço. *Imagine-se segurando uma multidão atrás de si.*
4. Expirando, empurre o pé esquerdo e volte à posição inicial.
5. Faça três avanços de cada lado.

PROGRESSÕES

- Na posição alongada do avanço, abaixe e eleve os braços esticados sem mover o tronco. Mantenha alongados a região posterior do pescoço e o topo da cabeça em direção à parede para obter estabilização. Expire ao abaixar os braços, inspire ao elevá-los. Não faça mais que três repetições.
- Não leve os quadris para baixo dos joelhos durante o avanço.
- Para manter o alinhamento, deixe o joelho diretamente acima do pé que avança.
- Não descanse o tronco sobre a coxa durante o avanço.
- Faça pressão para baixo na direção da perna reta, visando distribuir o peso uniformemente.
- Mantenha o umbigo pressionado fortemente para a coluna durante os movimentos.

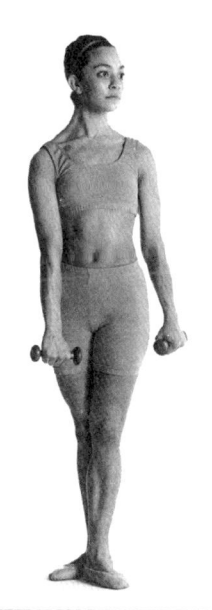

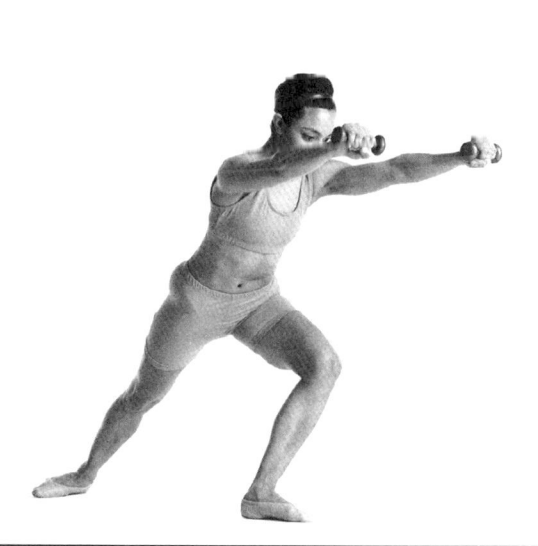

A parede
(desaquecimento)

1. *Circles on the wall* – Círculos na parede
2. *Slinding down the wall* – Deslizando para baixo na parede
3. *Rolling down the wall* – Rolando para baixo na parede

DESAQUECIMENTO

CIRCLES ON THE WALL
(Círculos na parede)

Passo a passo

1. Fique em pé na postura Pilates, com as costas contra a parede e os pés de quinze a vinte centímetros distantes dela.
2. Pressione as costas de forma que todas as vértebras comprimam a parede.
3. Comece a fazer círculos com os braços à frente, sem que se elevem acima da altura dos ombros ou que as mãos saiam de seu campo de visão. *Imagine-se carregando uma lata de tinta pesada em cada mão.*
4. Inspire ao iniciar o círculo, expire ao completá-lo.
5. Complete cinco círculos em cada direção.

Dicas e sugestões

- Certifique-se de que as costas não se arqueiam durante o movimento.
- Mantenha os ombros pressionados para baixo e para longe das orelhas, utilizando os músculos da casa de força, e não dos ombros, para realizar os movimentos circulares.
- De início, pode parecer difícil manter toda a coluna apoiada; assim, certifique-se de que ao menos a região média das costas e a lombar estão em contato com a parede.
- Mantenha-se cada vez mais ereto durante o movimento. Não afunde na região lombar ou nos ombros.

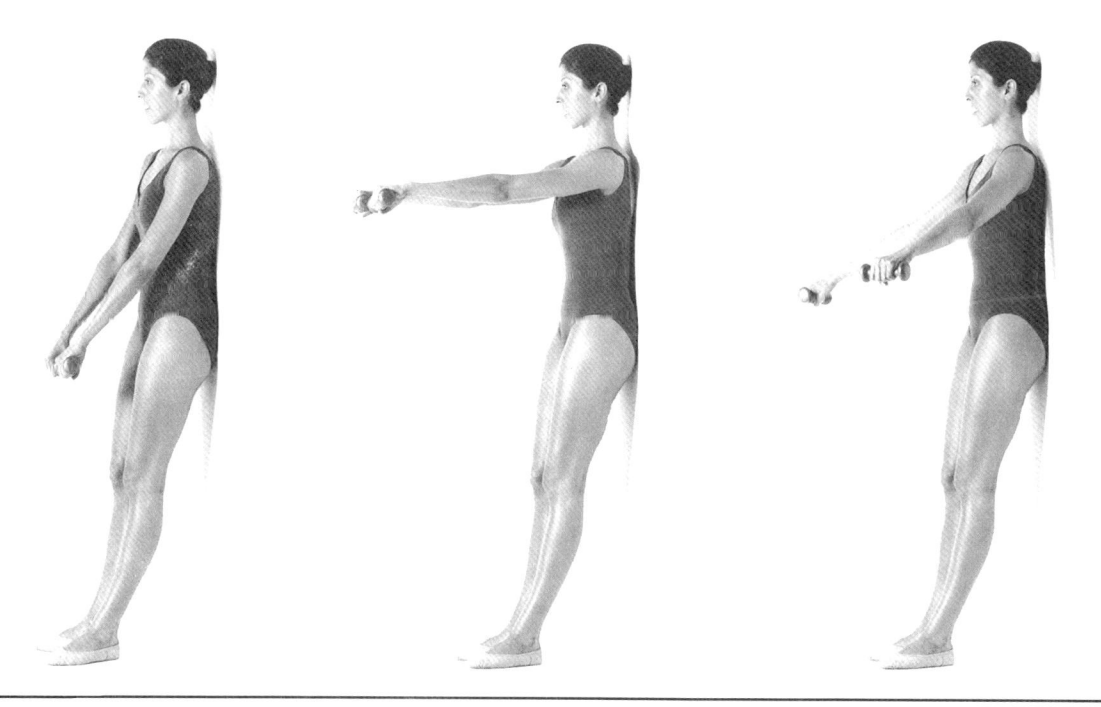

DESAQUECIMENTO

SLIDING DOWN THE WALL
(Deslizando para baixo na parede)

Passo a passo

1. Fique em pé com as costas pressionadas contra a parede, pés afastados na largura dos quadris e distantes cerca de quinze a vinte centímetros da parede. (A distância varia conforme sua altura.)
2. Comece a deslizar as costas para baixo, dobrando os joelhos. Mantenha os joelhos alinhados com os quadris e não deixe que as nádegas cheguem abaixo da altura dos joelhos. Pare ao sentir que é capaz de manter confortavelmente a posição sentada.
3. Certifique-se de que toda a coluna está em contato com a parede, continuando a trabalhar a partir da casa de força. *Imagine-se sendo puxado para trás por um ímã muito forte atrás da parede.*
4. Inspire deslizando para baixo e então prenda a respiração tanto quanto possível.
5. Expire deslizando para cima, pressionando a sola dos pés.
6. Repita a seqüência três vezes, permanecendo na posição o máximo que puder.

PROGRESSÃO

- Na posição sentada, você pode acrescentar os círculos de braços do exercício *Arm circles* (p. 179) ou simplesmente elevar os braços à altura dos ombros ao deslizar para baixo e abaixá-los ao deslizar para cima (como nas fotos a seguir). Prenda a respiração enquanto mantém os braços na altura dos ombros. Expire ao abaixá-los.

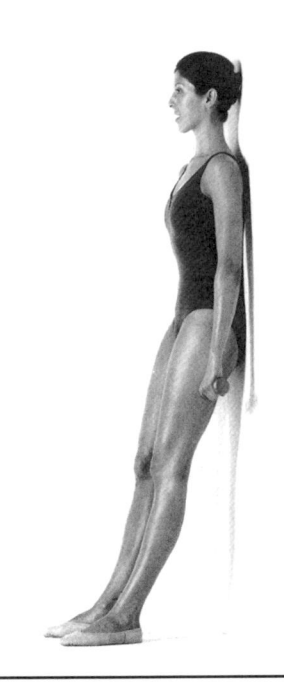

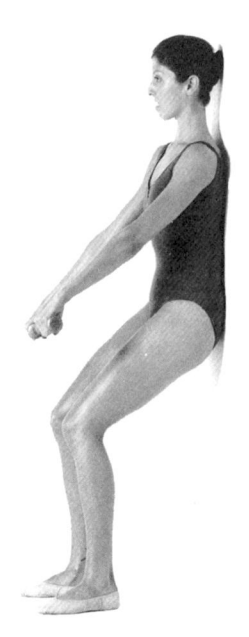

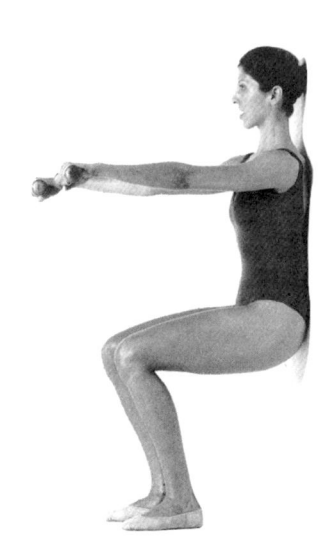

DESAQUECIMENTO

ROLLING DOWN THE WALL
(Rolando para baixo na parede)

Faça esse exercício quando precisar relaxar ou ao final dos exercícios, para alongar os músculos.

Passo a passo

1. Fique em pé com as costas pressionadas contra a parede e os pés na postura Pilates, distantes cerca de vinte a vinte e cinco centímetros da parede.
2. Inspire, comece a rolar para baixo trazendo o queixo em direção ao peito e então "destaque" uma vértebra por vez da parede. *Imagine cola grudando-o na parede enquanto você rola para baixo.*
3. Role apenas até o ponto em que o cóccix ainda mantenha contato com a parede e deixe os braços caírem soltos durante o movimento.
4. Pressione o umbigo fortemente para a coluna visando aumentar o alongamento. Acione os músculos da casa de força para manter o controle nessa posição. *Imagine-se pendurado numa grade.*
5. Deixe os braços desenharem círculos livremente e relaxe cabeça e pescoço.
Respire naturalmente.
6. Após cinco círculos em cada direção, inspire e role de volta para cima contra a parede, recolocando uma vértebra de cada vez.

Dicas e sugestões

- Use a casa de força, e não a cabeça, para subir. (A cabeça deve ser a última a chegar ao topo.)
- Você talvez sinta necessidade de soltar os joelhos ou enrolar ligeiramente a pelve a fim de iniciar o desenrolamento para cima.
- Certifique-se de finalizar o exercício pressionando toda a coluna contra a parede, abrindo o peito e expirando.

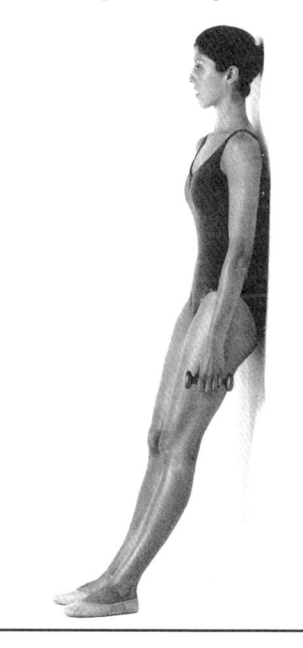

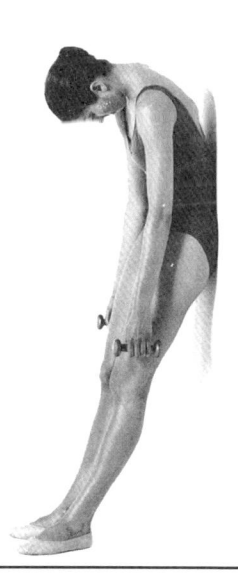

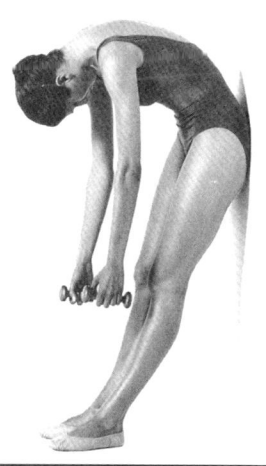

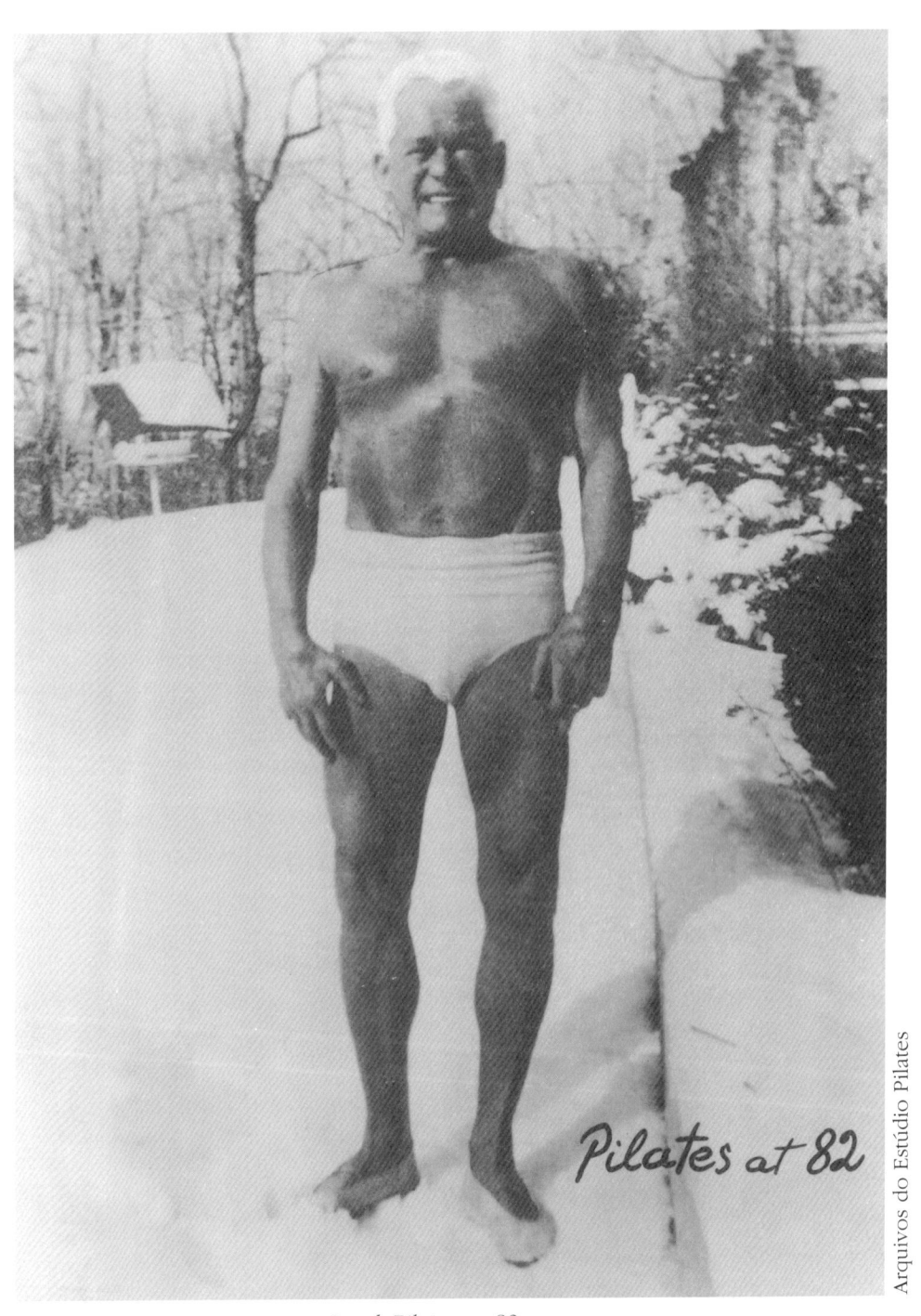

Joseph Pilates aos 82 anos.

Glossário

Aqui você encontra referências básicas sobre os termos e nomes de músculos que aparecem neste livro. Para informações mais detalhadas, consulte um livro de anatomia.

MÚSCULOS

Bíceps: músculos que correm pela região interna do braço, desde a região interna do cotovelo até o ombro.

Isquiotibiais: músculos que correm atrás das coxas, dos joelhos até as nádegas.

Oblíquos: músculos laterais do abdome.

Quadríceps: grande grupo muscular que corre pela frente da coxa, do joelho ao quadril.

Tríceps: grupo muscular que corre atrás do braço, do cotovelo ao ombro.

TERMOS

Alongamento: ato de esticar sem excesso de tensão. (O que muito se recomenda em Pilates.)

Amplitude de movimento: alcance do movimento no qual um músculo pode ser exercitado confortavelmente.

Casa de força: faixa muscular que circunda o corpo logo abaixo da linha da cintura.

Dinâmica: energia com a qual se realiza o movimento. No trabalho de solo, a dinâmica se sobrepõe à velocidade. A energia deve se adequar a seu nível de controle.

Escavar: ato de pressionar o umbigo para a coluna, contraindo os abdominais, para criar um côncavo ou a sensação de uma concha na barriga.

Hiperextensão: estender ou esticar uma parte do corpo além de seus limites normais. Por exemplo, se a perna "arqueia" para trás na articulação do joelho, considera-se que foi hiperestendida.

Momentum (nesta edição traduzido como "impulso"): força com a qual se exercem os movimentos. Nenhum exercício de solo deve ser realizado "jogando" o corpo para balançá-lo. O *momentum* de cada movimento deve se iniciar no centro ou casa de força, e permanecer sob controle.

Postura Pilates: posição em V dos pés, calcanhares juntos e dedos dos pés afastados alguns centímetros, com as pernas pressionadas uma contra a outra, dos calcanhares até a região póstero-superior interna das coxas.

Soltar uma articulação (*softening*, no original): posicioná-la em um ponto no qual pernas ou braços estão estendidos sem bloqueio. Por exemplo, "soltar" os joelhos significa não bloqueá-los ou colocá-los em posição de hiperextensão.

Umbigo para a coluna: ato físico e mental de conectar os abdominais com a coluna visando protegê-la e acionar os músculos da casa de força.

Pequeno guia de nomes dos exercícios

Seqüência básica

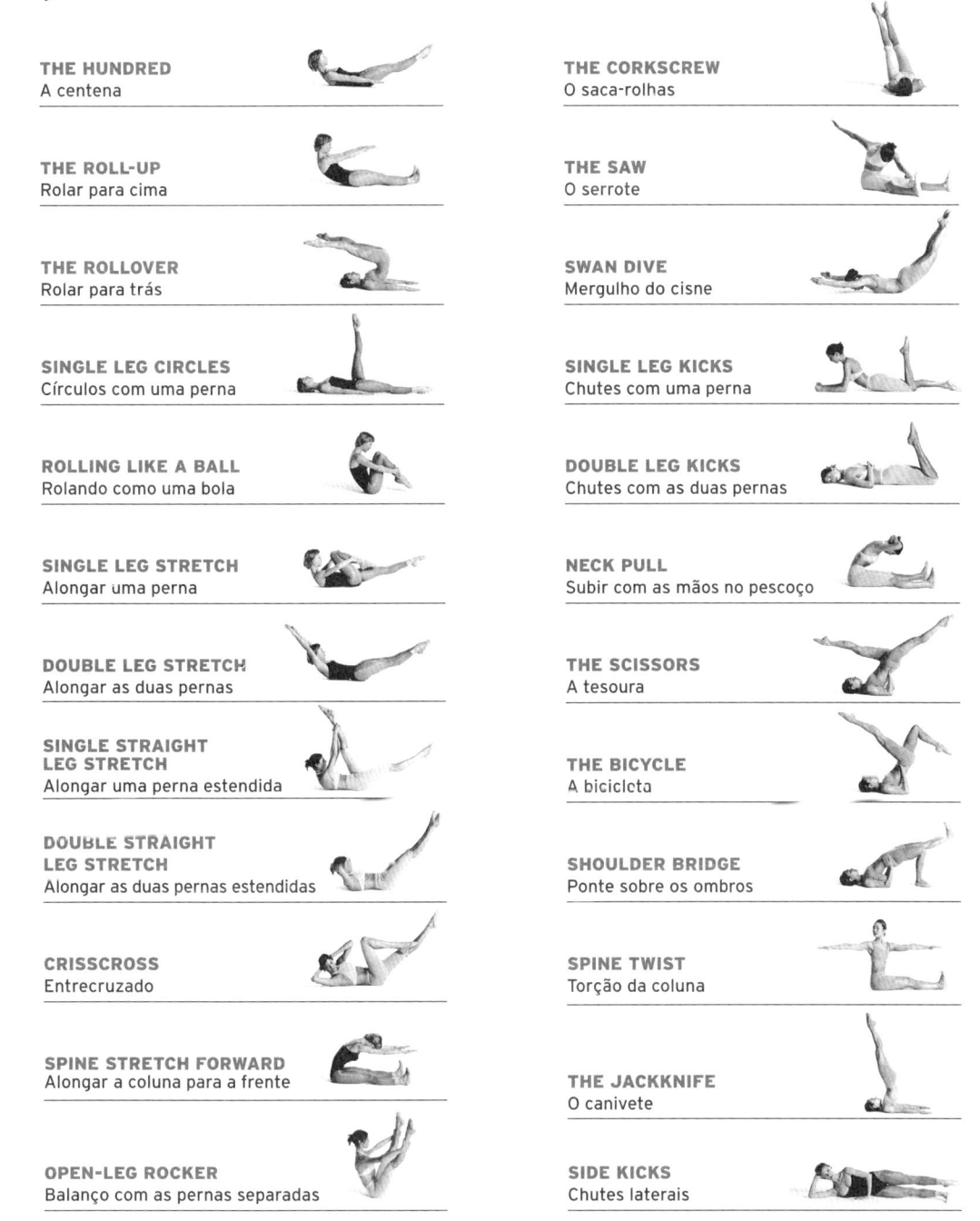

THE HUNDRED
A centena

THE ROLL-UP
Rolar para cima

THE ROLLOVER
Rolar para trás

SINGLE LEG CIRCLES
Círculos com uma perna

ROLLING LIKE A BALL
Rolando como uma bola

SINGLE LEG STRETCH
Alongar uma perna

DOUBLE LEG STRETCH
Alongar as duas pernas

SINGLE STRAIGHT LEG STRETCH
Alongar uma perna estendida

DOUBLE STRAIGHT LEG STRETCH
Alongar as duas pernas estendidas

CRISSCROSS
Entrecruzado

SPINE STRETCH FORWARD
Alongar a coluna para a frente

OPEN-LEG ROCKER
Balanço com as pernas separadas

THE CORKSCREW
O saca-rolhas

THE SAW
O serrote

SWAN DIVE
Mergulho do cisne

SINGLE LEG KICKS
Chutes com uma perna

DOUBLE LEG KICKS
Chutes com as duas pernas

NECK PULL
Subir com as mãos no pescoço

THE SCISSORS
A tesoura

THE BICYCLE
A bicicleta

SHOULDER BRIDGE
Ponte sobre os ombros

SPINE TWIST
Torção da coluna

THE JACKKNIFE
O canivete

SIDE KICKS
Chutes laterais

TEASER
Provocador

HIP CIRCLES
Círculos de quadril

SWIMMING
Nadando

THE LEG PULL-DOWN
Elevação da perna para trás

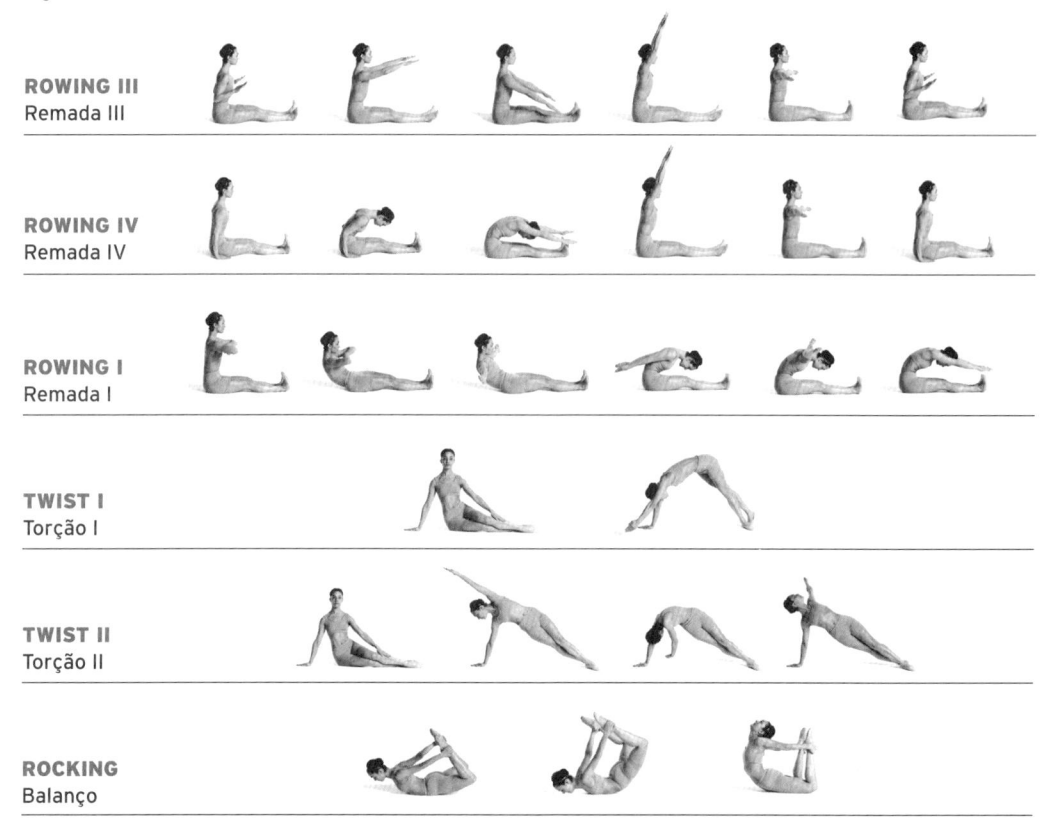

THE LEG PULL-UP
Elevação da perna para a frente

KNEELING SIDE KICKS
Chutes laterais ajoelhado

MERMAID/SIDE BENDS
Sereia/Flexão lateral

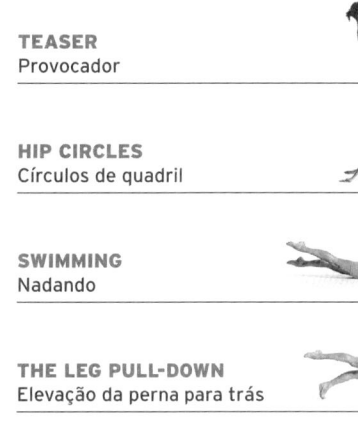

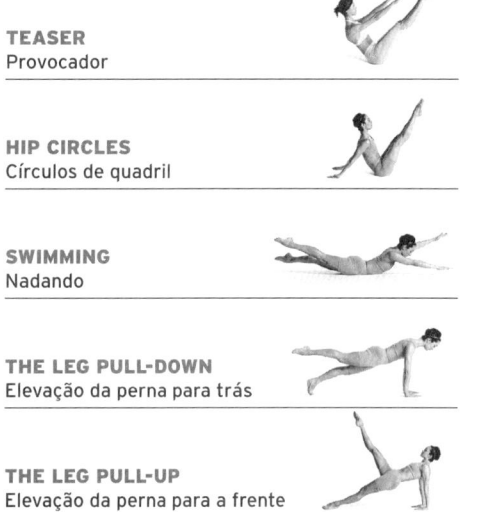

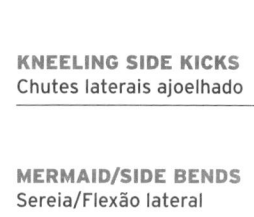

THE BOOMERANG
O bumerangue

THE SEAL
A foca

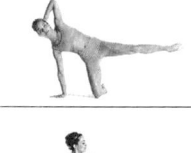

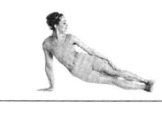

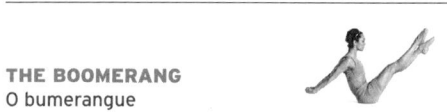

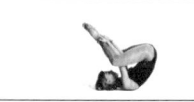

PUSH-UPS
Flexão de braços

Avançados extras

ROWING III
Remada III

ROWING IV
Remada IV

ROWING I
Remada I

TWIST I
Torção I

TWIST II
Torção II

ROCKING
Balanço

Série de braços na posição em pé

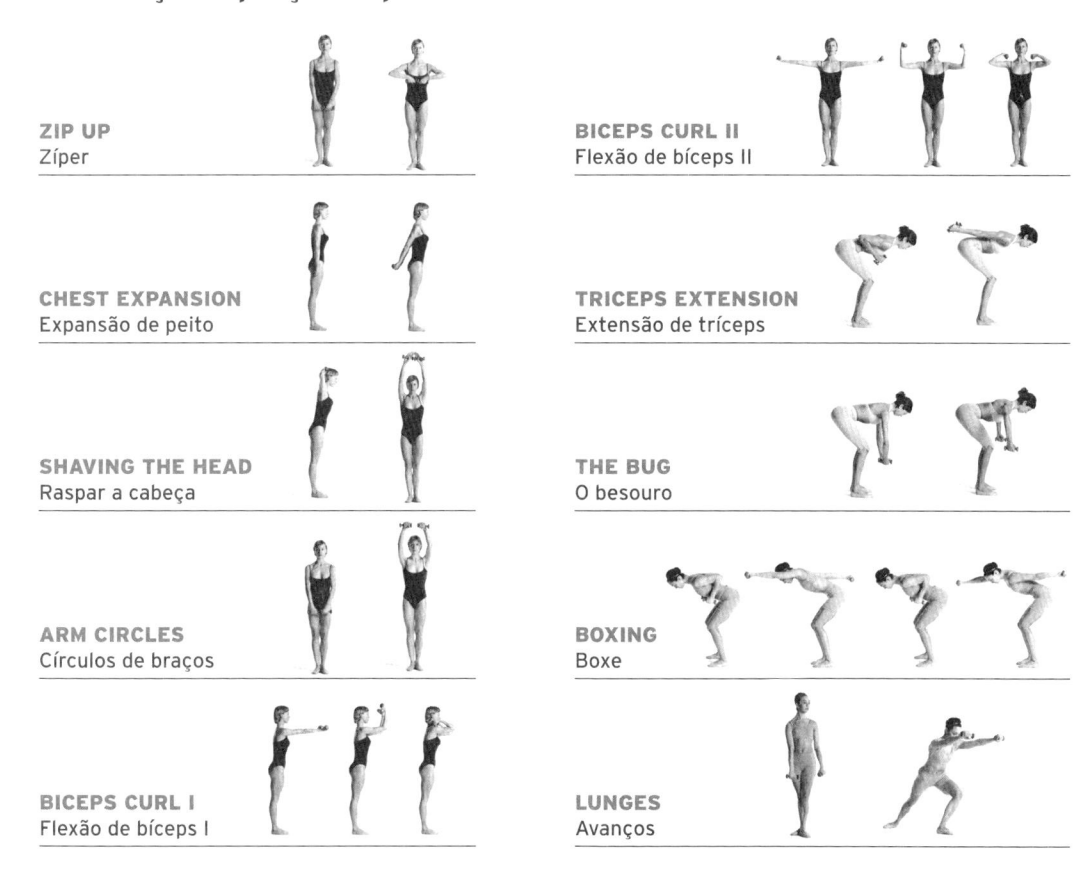

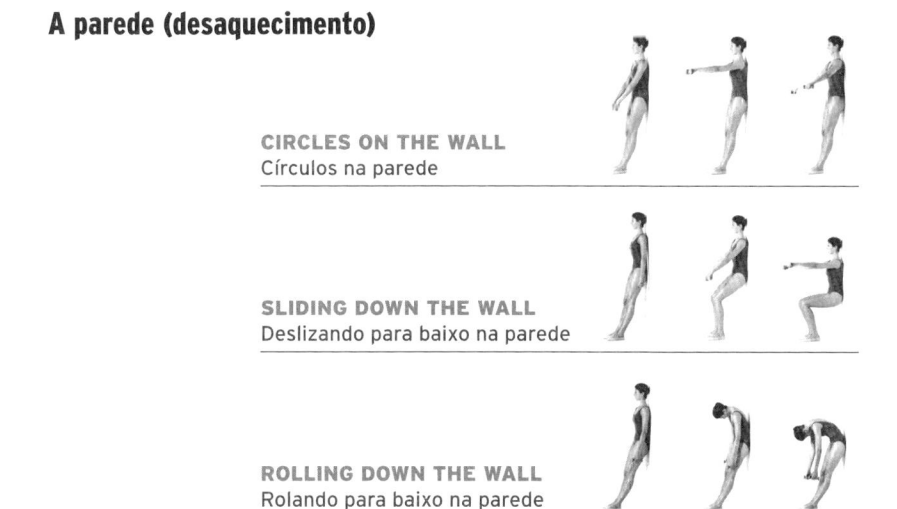

ZIP UP
Zíper

CHEST EXPANSION
Expansão de peito

SHAVING THE HEAD
Raspar a cabeça

ARM CIRCLES
Círculos de braços

BICEPS CURL I
Flexão de bíceps I

BICEPS CURL II
Flexão de bíceps II

TRICEPS EXTENSION
Extensão de tríceps

THE BUG
O besouro

BOXING
Boxe

LUNGES
Avanços

A parede (desaquecimento)

CIRCLES ON THE WALL
Círculos na parede

SLIDING DOWN THE WALL
Deslizando para baixo na parede

ROLLING DOWN THE WALL
Rolando para baixo na parede

A autora

Brooke Siler dirige o re:AB, renomado estúdio de Pilates em Nova York, Estados Unidos. Chamada de "treinadora das estrelas" e uma das mais importantes *personal trainers* daquele país, Brooke foi treinada no método Pilates de condicionamento físico por Romana Kryzanowska, a principal autoridade viva no assunto. Brooke passou mais de seiscentas horas aprendendo com Romana, e desde então construiu uma sólida reputação entre os praticantes do método.

Depois de obter certificação pelo Estúdio Pilates, em Nova York, Brooke começou dar aulas particulares em seu apartamento, em Greenwich Village. Em 1997, abriu, em sociedade com a *top model* e atriz Michele Hicks, o re:AB, estúdio para treinamento individual ou em grupo no método Pilates.

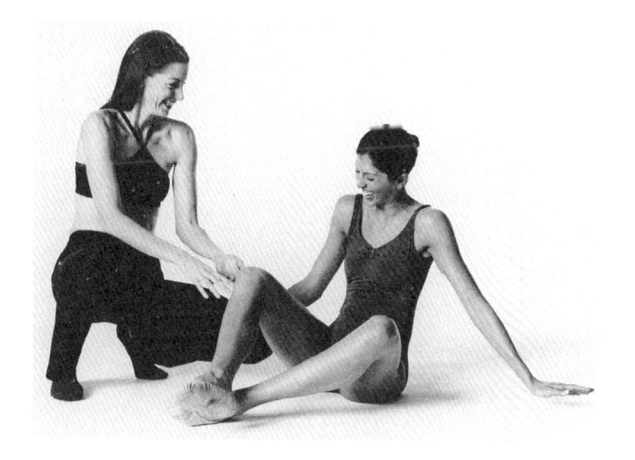

www.**gruposummus**.com.br

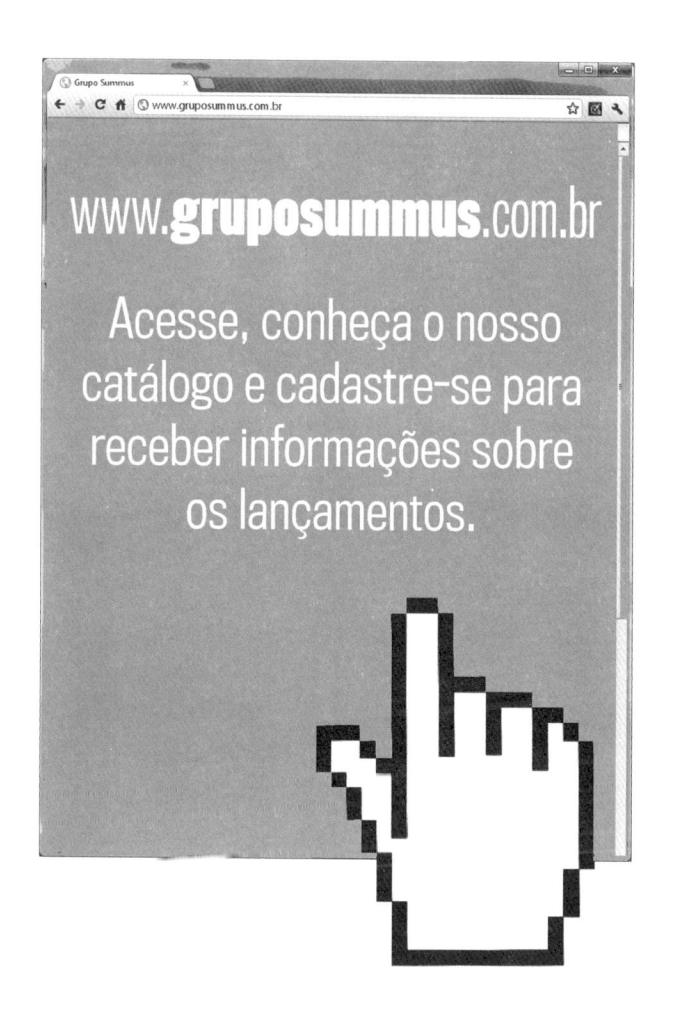

Acesse, conheça o nosso catálogo e cadastre-se para receber informações sobre os lançamentos.

www.gruposummus.com.br

IMPRESSO NA GRÁFICA sumago
sumago gráfica editorial ltda
rua itauna, 789   vila maria
02111-031   são paulo   sp
tel e fax 11 **2955 5636**
sumago@sumago.com.br